実験医学 増刊 Vol.43-No.7 2025

〈生体内外をつなぐ動的な臓器〉

皮膚
健康と疾患のサイエンス

免疫・代謝・バリアの恒常性から
個々の病態と老化を理解し、最適な治療へ

編集
椛島健治

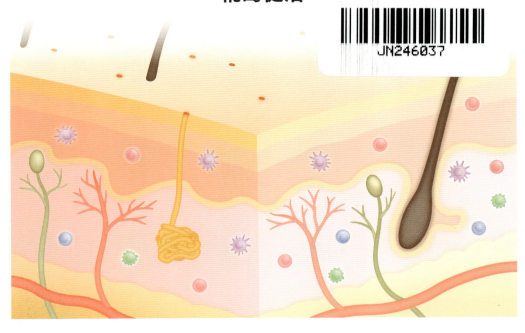

羊土社

表紙画像解説

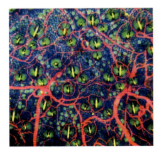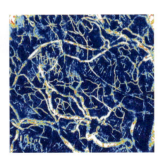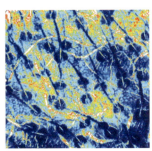

左）真皮構造の生体イメージング．中・右）生体内における血管透過性の可視化．詳細は第4章-3を参照．画像提供：江川形平（鹿児島大学大学院医歯学総合研究科）

【注意事項】本書の情報について

本書に記載されている内容は，発行時点における最新の情報に基づき，正確を期するよう，執筆者，監修・編者ならびに出版社はそれぞれ最善の努力を払っております．しかし科学・医学・医療の進歩により，定義や概念，技術の操作方法や診療の方針が変更となり，本書をご使用になる時点においては記載された内容が正確かつ完全ではなくなる場合がございます．また，本書に記載されている企業名や商品名，URL等の情報が予告なく変更される場合もございますのでご了承ください．

❖ 本書関連情報のメール通知サービスをご利用ください

メール通知サービスにご登録いただいた方には，本書に関する下記情報をメールにてお知らせいたしますので，ご登録ください．

- 本書発行後の更新情報や修正情報（正誤表情報）
- 本書の改訂情報
- 本書に関連した書籍やコンテンツ，セミナーなどに関する情報

※ご登録の際は，羊土社会員のログイン／新規登録が必要です

ご登録はこちらから

序

筆者は，皮膚科に入局してから約30年経ちますが，これまで皮膚を対象とした研究や皮膚科医としての臨床に従事してきて一度も「飽きた」と感じたことはありません．いつも新たな疑問が生じ，また皮膚という臓器のふしぎに魅了され続けています．

皮膚は，われわれの身体を外界から保護する重要なバリア機能を担うだけでなく，免疫，感覚，代謝といった多彩な機能を備えた生体における最大の臓器です．皮膚は，単なる外壁ではなく，免疫系や代謝ネットワークの中心として，生体内外の相互作用を調整する非常にダイナミックなシステムとして機能しています．さらに皮膚は，外界とダイレクトに接していることから，肉眼での観察も容易で，また，皮膚の組織サンプルの採取が他臓器に比べて容易であり，さらに多光子励起顕微鏡などの先端技術を導入しやすいという臓器の特異性があります．それ故，近年の技術革新により，皮膚の研究は目覚ましい進歩を遂げており，分子レベルでの皮膚の構造と機能の解明，疾患メカニズムの探求，新たな治療法の開発に至るまで，多方面での成果が蓄積されています．その一方で，未解明の課題も依然として多く，皮膚の健康と疾患の科学をさらに深化させる必要性がこれまで以上に高まっています．

本増刊号『生体内外をつなぐ動的な臓器 皮膚　健康・疾患のサイエンス』は，こうした背景を踏まえ，現代の皮膚科学が抱える課題に挑む最前線の研究を紹介し，基礎から臨床までをつなぐ知見を幅広く共有することを目的としています．各章では，皮膚の発生・構造から疾患メカニズム，さらには新規治療法の開発に至るまで，多岐にわたるテーマを取り上げ，各項では，第一線で活躍する研究者や臨床医が，それぞれの専門分野における最新の知見を詳述しており，読者の皆様にとって新たな視点や洞察を提供する内容となっています．

特に，本増刊号では学際的な観点に注力しています．皮膚科学は，免疫学，分子生物学，遺伝学，さらにはデジタル技術やAIといった最新技術とも密接にかかわっています．これらの分野との連携が新たな発見や治療の突破口となる可能性は非常に高いと考えられます．例えば，シングルセル解析や空間トランスクリプトミクス，さらには三次元培養モデルやオルガノイドの利用は，皮膚バリア機能や微生物叢，免疫細胞の動態に新たな視点をもたらしました．その結果の一例として，IL-31を標的とした治療薬やJAK阻害外用剤などの新規薬剤が国内で開発され，基礎研究から臨床応用への道程は一気に短縮されています．従来の治療法では十分に対処できなかった皮膚疾患に対する革新的な新薬の開発が望まれています．

最後になりましたが，本増刊号の編集にあたり，多くの執筆者の方々に多大なるご協力を賜りましたことに心より感謝申し上げます．実のところ，本増刊号の構成は，筆者自身が「個人的に興味がある領域であり，かつその領域のこれまでと今後に関するご意見をぜひ伺いたい」と感じる先生方に執筆を依頼しております．本誌を通じて，皮膚科学が他分野と連携しながら進化していく未来像を描き出し，読者の皆様が皮膚の科学の奥深さをさらに探求し，その発展に寄与されることを心より願っております．

2025年3月

椛島健治

実験医学 増刊 Vol.43-No.7 2025

生体内外をつなぐ動的な臓器
皮膚 健康と疾患のサイエンス
免疫・代謝・バリアの恒常性から
個々の病態と老化を理解し、最適な治療へ

序 ·· 椛島健治

概論 皮膚科学の深化と拡張
—多層的視点からの探究 ······································ 椛島健治 　8（986）

第1章 皮膚の恒常性維持と破綻

1. ヒトの皮膚の進化 ··· 高橋健造 　15（993）

2. 皮膚免疫の新展開 ··· 本田哲也 　26（1004）

3. ライブイメージングによる皮膚バリア恒常性維持機構の理解
·· 福田桂太郎，天谷雅行 　31（1009）

4. 皮膚細菌叢が皮膚疾患に与えるインパクト ··········· 玉井昌和，松岡悠美 　38（1016）

5. メラノソームの形成・輸送のしくみとその破綻による遺伝性疾患
·· 福田光則 　45（1023）

6. 皮膚の伸縮性を生み出すしくみ ····························· 中邨智之 　52（1030）

7. セラミドによる皮膚透過性バリア形成 ······················· 木原章雄 　60（1038）

8. 温度感受性TRPチャネルを介した皮膚温度感覚 ········· 富永真琴，岩田　萌 　68（1046）

CONTENTS

9. 皮膚における一次求心性かゆみ神経 ……………………… 津田　誠　76（1054）

10. 皮膚における力学的刺激の役割と創傷治癒に与える影響 ……………… 小川　令　83（1061）

第2章　皮膚疾患とそのメカニズム

1. アトピー性皮膚炎：2型炎症を中心とした病態理解と最新治療戦略
……………………………………………………………………… 中島沙恵子　89（1067）

2. 皮膚resident memory T細胞から考える乾癬の病態 ……………… 渡邉　玲　95（1073）

3. 全身性硬化症（強皮症） ………………………………………… 桑名正隆　101（1079）

4. 皮膚から見えるクローン進化
―正常細胞から皮膚がんへのはるかな旅 ……………………… 石田雄大　107（1085）

5. 重症薬疹における細胞死のメカニズム
―新規治療薬の開発をめざして ……………… 長谷川瑛人，阿部理一郎　113（1091）

6. 自己炎症症候群のメカニズム ……………… 松田智子，植木瑤子，神戸直智　118（1096）

第3章　皮膚幹細胞と再生・老化

1. 表皮幹細胞ダイナミクスから紐解く皮膚再生と老化 ……………… 佐田亜衣子　123（1101）

2. 皮膚老化と血管 ………………………………………… 一條　遼，豊島文子　128（1106）

3. 皮膚老化とケラチノサイト ……………… 長谷川達也，中溝　聡，椛島健治　133（1111）

4. 皮膚再生のための技術開発 …………………………… 難波大輔，上田敬博　138（1116）

5. 皮膚付属器官の多様性を支えるパターン形成 …………… 待田大輝，藤原裕展　144（1122）

実験医学 増刊

第4章 大規模解析・テクノロジー ─病態解明から治療・診断まで

1. 遺伝解析が明らかにするアトピー性皮膚炎の病態 ··········寺尾知可史 151（1129）

2. 多様な疾患病態を解明し精密医療を実現するためのデータ駆動型医学研究
　─アトピー性皮膚炎を対象とした研究事例と臨床マルチモーダルデータ管理と
　統合のベストプラクティス ··········柳田のぞみ，川崎　洋 158（1136）

3. 皮膚の二光子イメージング ··········江川形平 166（1144）

4. かたちの数理皮膚医学
　─皮疹の形状から生体内を推定しよう ··········李　聖林 173（1151）

5. 皮膚の体細胞ゲノム・エピゲノム異常モザイクと疾患
　··········久保亮治，齋藤苑子 181（1159）

6. 日本皮膚科学会がつくる AI 開発の礎
　─大規模画像データベースの今 ··········志藤光介，藤澤康弘，藤本　学 189（1167）

7. 栄養障害型表皮水疱症に対する新規治療法開発 ··········玉井克人 197（1175）

8. 皮膚領域の創薬動向 ··········大塚篤司 203（1181）

索　引 ··········209（1187）

実験医学 増刊 Vol.43-No.7 2025

〈生体内外をつなぐ
動的な臓器〉

皮膚
健康と疾患のサイエンス

免疫・代謝・バリアの恒常性から
個々の病態と老化を理解し、最適な治療へ

編集
椛島健治

概論

皮膚科学の深化と拡張
―多層的視点からの探究

椛島健治

皮膚は生体における最大の臓器としてバリア機能，免疫調節，感覚などを司り，ストレスや病原体との絶え間ない攻防の最前線にある．本稿では，フィラグリン変異によるバリア破綻からマイクロバイオームとの相互作用，神経−免疫ネットワーク，環境要因の影響に至るまで，最新の基礎・臨床研究と技術革新を紹介し，乾癬やメラノーマを含む各種疾患の病態解明と新規治療，老化対策，再生医療への応用など広範な展開を示す．さらに個別化医療やAI活用など異分野融合を通じた未来像を探究する．

はじめに

　皮膚は，単なる外界の防御壁ではなく，人体最大の臓器として多機能性を有し，生命維持に欠かせない役割を果たす．その主要な機能は，物理的バリア，生物学的・化学的防御，感覚受容，代謝調節など多岐にわたる．また，皮膚は心理的影響にも関与し，ストレスや情動が皮膚疾患に影響を及ぼすことが広く認識されている．このため，皮膚科学は単なる医学領域にとどまらず，心理学，社会学，環境科学とも密接に関係する学際的分野となっている．

　現代の医学において，皮膚科学の重要性はますます増加している．皮膚疾患の治療はもちろんのこと，皮膚科学は再生医療，抗老化（アンチエイジング）医療，AIを活用した診断支援，さらには個別化医療の推進など，多岐にわたる応用可能性を有する．例えば，乾癬やアトピー性皮膚炎のような慢性炎症性皮膚疾患では，免疫学や分子生物学の知見が治療法の開発を加速

[略語]
AI：artificial intelligence（人工知能）
DRG：dorsal root ganglion（脊髄後根神経節）
ILCs：innate lymphoid cells（自然リンパ球）
NMF：natural moisturizing factor（天然保湿因子）
QOL：quality of life（生活の質）
ROS：reactive oxygen species（活性酸素種）

Deepening and expanding dermatology: An exploration from multilayered perspectives
Kenji Kabashima：Department of Dermatology, Kyoto University Graduate School of Medicine（京都大学大学院医学研究科皮膚科学）

させている．一方で，皮膚腫瘍研究はがん研究全体におけるモデルとしての重要性を示しており，メラノーマのような悪性腫瘍の分子メカニズムの解明や免疫チェックポイント阻害薬などの新規治療法の開発が進んでいる．また，皮膚の老化に関する研究は，医療や美容の分野だけでなく，社会全体の高齢化への対応策としても注目されている．

こうした背景のなかで，本増刊号『生体内外をつなぐ動的な臓器 皮膚 健康と疾患のサイエンス』では，皮膚科学の基礎研究から臨床応用，さらには未来への展望まで，多層的な視点からその可能性を探究する．各章では，皮膚の恒常性維持や進化，感覚受容，再生医学，最新のテクノロジー応用など，多岐にわたるテーマを扱い，皮膚科学における最新の知見や課題，そして未来への展望を詳述し，基礎研究者や臨床医，さらには関連分野の研究者にとって有益な情報を提供することを目的としている．

本概論では，大まかな皮膚の機能を理解していただくために，皮膚の構造，皮膚の恒常性の維持とその破綻，そして皮膚科学の未来について概説する．

1．皮膚の構造

多くの読者は，皮膚の構造の詳細についてあまりなじみがないかもしれない．そこでまず，皮膚の構造について概説する．

皮膚は，表皮（epidermis），真皮（dermis），皮下組織（subcutaneous tissue, hypodermis）の3層構造を有する（**図1**）.

1）表皮（epidermis）

皮膚の最も外側の層であり，表皮角化細胞（ケラチノサイト）が主成分である．無血管であり，基底膜を介して真皮から栄養を受け取る．構成細胞として，ケラチノサイトのほかにメラノサイト（ただし，マウスでは真皮に存在），ランゲルハンス細胞，メルケル細胞などが存在する．ヒトでは約10層の表皮角化細胞からなるため厚さは0.2 mm程度であるが，マウスでは2〜3層程度と薄いのが特徴である（**図1**）.

表皮の層構造を表面から深部へ向かって説明する．

- 角質層（stratum corneum）：角層ともよばれる．厚さはわずか0.02 mm程度であり，食用品ラップ1〜2枚程度の厚みである．死細胞（角質細胞）が積み重なり，主にバリア機能を担う．天然保湿因子（NMF）やセラミドなどの角層細胞脂質が含まれ，水分保持の役割を果たす．
- 顆粒層（granular layer, stratum granulosum）：ケラトヒアリン顆粒をもち，角質層形成の準備をする．タイトジャンクションも顆粒層に存在する．
- 有棘層（spinous layer, stratum spinosum）：角化細胞が接着しながら分裂を続ける．ランゲルハンス細胞は主に有棘層に存在する．
- 基底層（basal layer, stratum basale）：ケラチノサイトの幹細胞があり，細胞分裂を行う．メラノサイトも存在し，メラニンを産生する．

2）真皮（dermis）

表皮の下に位置し，皮膚の弾力や強度を支える．血管，神経，毛包，汗腺，皮脂腺などが存在し，コラーゲン（主にⅠ型），エラスチン，ヒアルロン酸が豊富で，線維芽細胞がこれらの合成を担う．

真皮の構造を表面から深部へ向かって説明する．

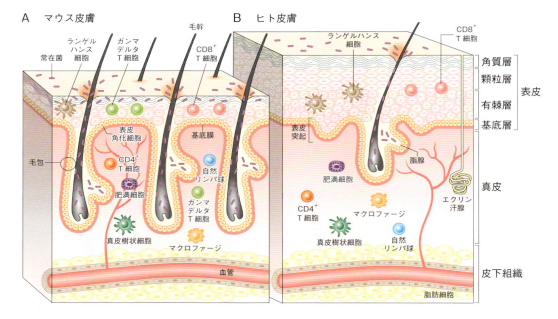

図1　マウスとヒトにおける皮膚の構造・構成要素の違い

マウス皮膚（パネルA）とヒト皮膚（パネルB）には，構造的および細胞組成において顕著な相違が認められる．マウス皮膚は毛包の密度が高いのに対し，ヒト皮膚では毛包が疎であり，毛包間皮膚の領域がより広範に分布する．さらに，ヒトの表皮はマウスの表皮よりも細胞層が厚く，真皮も相対的に厚みを増している点が特徴的である．加えて，ヒト表皮では表皮突起（rete ridges）が真皮方向へと顕著に侵入する形態を示し，この形態的特徴は特に乾癬病変において顕著に観察される．免疫細胞の分布に関して，ヒト表皮には主にランゲルハンス細胞およびCD8⁺ T細胞が局在する．一方，マウス表皮では，ヒト表皮には認められない$\gamma\delta$ T細胞（ガンマデルタT細胞）が優勢である．また，ヒトおよびマウスの真皮には，共通してマクロファージ，肥満細胞，従来型$\alpha\beta$ T細胞（conventional $\alpha\beta$ T cells），および自然リンパ球（innate lymphoid cells：ILCs）が存在し，免疫応答の調節に寄与している．Pasparakis M, et al：Nat Rev Immunol, 14：289–301, doi:10.1038/nri3646（2014）をもとに作成．

- 乳頭層（papillary dermis）：表皮直下にあり，毛細血管が多い．
- 網状層（reticular dermis）：コラーゲン線維が密に分布し，強度と弾力を支える．

3）皮下組織（subcutaneous tissue, hypodermis）

脂肪組織が主成分であり，外部からの衝撃吸収や体温保持の役割をもつ．また，大きな血管や神経が通るため，薬剤の皮下注射の部位としても利用される．

2．皮膚の恒常性維持とその破綻：基礎と応用の連携

皮膚の恒常性は，外界からの刺激やストレスに対応するための多層的なシステムによって維持される．表皮，真皮，皮下組織といった各層が，それぞれ独自の機能をもちながらも緊密に連携することで，皮膚の恒常性が保たれる．その際には，皮膚内で免疫応答，代謝変化，老化，創傷治癒などのさまざまな生体応答が誘導されている（図2）．

1）表皮：バリア機能の基盤とフィラグリン

角層は，水分保持や異物侵入防止の役割を担う物理的バリアとして機能する．この機能は，フィラグリンやケラチンを含むタンパク質と，セラミドや脂肪酸などの細胞間脂質によって支えられている．これらの構成要素が適切に形成されることで，皮膚は外界からの刺激や病原体

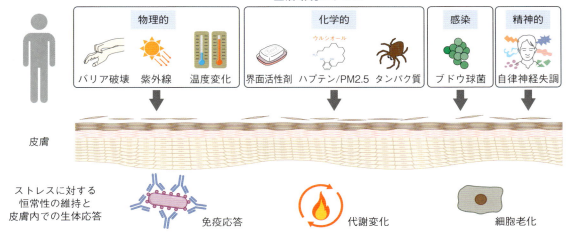

図2　皮膚の恒常性を支える生体応答
皮膚は外界と直接接触する最大の臓器であり，紫外線，温度変化，乾燥，大気汚染，微生物感染などの多様な環境ストレスに常時曝露されている．これらのストレスに対し，皮膚は適応的な生体応答を誘導し，恒常性を維持する高度な制御機構を有している．皮膚内部では，免疫系の活性化，代謝変化，細胞老化といった多岐にわたる生理的プロセスが恒常的に進行しており，これらの相互作用が皮膚の恒常性維持に不可欠である．

から生体を保護するとともに，水分蒸発を防ぐ．

　フィラグリン遺伝子の変異は，アトピー性皮膚炎の発症リスクを高めるだけでなく，食物アレルギーや喘息といった他臓器のアレルギー疾患にも深く関与する．これは，皮膚バリアの破綻により異物が経皮的に感作される「経皮感作」のプロセスが，全身の免疫系に影響を及ぼすことを示唆している．最近の研究では，アトピー性皮膚炎リスクのある乳幼児に対する早期スキンケアや外用ステロイドによる治療介入が，皮膚のみならず他臓器のアレルギー疾患の予防にも寄与する可能性が示されている．このような介入は，アレルギー疾患の発症予防戦略として今後の医療において重要な位置を占めると考えられる．

2）マイクロバイオームと皮膚免疫の相互作用

　皮膚表面には約1兆個の微生物が生息し，これらのマイクロバイオームは，病原体の侵入を防ぐ防御バリアとして機能するだけでなく，皮膚免疫応答を適切に調節するための情報伝達を担っている．

　アトピー性皮膚炎では，黄色ブドウ球菌（*Staphylococcus aureus*）の増殖に伴い，毒素や炎症性因子を分泌することで皮膚バリアを損傷し，皮膚炎を増悪させる．一方，健康な皮膚では，表皮ブドウ球菌（*Staphylococcus epidermidis*），コリネバクテリウム属といった「善玉菌」が黄色ブドウ球菌の増殖を抑制し，皮膚バリアを守る役割を果たす．

　近年，マイクロバイオームを標的とする治療法が注目されている．マイクロバイオームをリバランスする外用剤の臨床試験も進行中であり，これらの治療法は，アトピー性皮膚炎やにきび，乾癬などの疾患において大きな可能性を秘めている．

3）環境因子と皮膚恒常性

　紫外線，乾燥，大気汚染といった環境因子は，皮膚のバリア機能や恒常性に深刻な影響を与え，皮膚疾患の発症や悪化に関与するだけでなく，皮膚の老化（スキンエイジング）を加速

させる.

　特に紫外線は，ビタミンD合成のような功の面のみならず，DNA損傷や活性酸素種（ROS）の生成を介して皮膚細胞に直接的なダメージを与える罪の側面がある．このダメージは，バリア機能の低下を引き起こし，炎症や乾燥を誘発する．また，紫外線曝露による色素沈着やコラーゲンの分解は，光老化の主な原因とされる．環境因子によるスキンエイジングには，表皮細胞の再生能力の低下やコラーゲン・エラスチンの分解，血管機能の低下などが関与している．

　皮膚恒常性維持における多層的システムの理解とその応用は，皮膚科学の発展において中心的なテーマである．物理的ストレス（バリア破壊，紫外線，温度変化），化学的ストレス（石けんなどの界面活性剤の使用，漆や薬剤などのハプテン，PM2.5のような大気汚染），感染ストレス（ブドウ球菌などの細菌や真菌，ウイルス），精神的ストレスによる皮膚への影響（免疫応答，代謝変化，エイジング・老化）を包括的に理解することが重要である（**図2**）.

4）生体防御反応としての痛み・かゆみ：臨床応用への道

　痛みやかゆみは，皮膚疾患に共通する主要な症状であり，生体防御反応の1つであり，これらの制御は患者の生活の質（QOL）を大きく向上させるために不可欠である．近年の研究により，痛みやかゆみの分子メカニズムが詳細に解明され，治療法の開発が大きく前進している．神経-皮膚連携を理解することで，これまで制御が困難であった慢性症状への新たなアプローチが可能になりつつある．

　脊髄後根神経節（DRG）細胞の単一細胞RNAシークエンス解析により，末梢神経の多様なサブセットが明らかになった．これらの神経細胞は，痛みやかゆみを含む感覚の伝達に独自の役割を果たし，その皮膚内分布も疾患や個体差に応じて異なる．

　アトピー性皮膚炎のかゆみには，Th2細胞が産生するIL-31が重要な役割を果たす．IL-31は，末梢神経のIL-31受容体に作用し，かゆみ信号を活性化する．このメカニズムの解明により，IL-31受容体を標的とする薬剤としてネモリズマブが開発された．ネモリズマブはアトピー性皮膚炎患者のかゆみを軽減し，症状の改善に寄与する．

3. 皮膚科学の未来に向けて

　本増刊号を通じて示された多岐にわたるトピックや研究成果は，皮膚科学が単なる「外界のバリア」の学問にとどまらず，全身の健康と疾患，さらには社会全体に与える影響を理解するための重要な手段であることを改めて浮き彫りにする．ここでは，本増刊号が示唆する皮膚科学の未来像を掘り下げ，展望を述べる．

1）基礎研究と臨床応用の連携強化

　皮膚科学は，基礎研究と臨床応用の緊密な連携が不可欠である．近年，シングルセル解析や空間トランスクリプトミクスといった先端技術の進展により，皮膚の微小環境における細胞間相互作用や，病態進行に伴う分子動態の解明が飛躍的に進んでいる．これらの知見を基に，標的治療薬の開発や，より精緻な個別化医療の実現が可能となる．

　今後，基礎研究者と臨床医が一層緊密に協力し，疾患メカニズムの解明から治療法の実装に至るまで，シームレスな連携が求められる．テクノロジーの力を最大限に活用した皮膚科学の進化は，患者ケアの質を向上させるのみならず，医療全体の効率化と革新をもたらす原動力となるであろう．

2）学際的アプローチによる新しい知見の創出

　皮膚科学は，その広範な応用可能性ゆえに，異分野との融合を通じて新たな知見を創出する潜在力を秘めている．免疫学や分子生物学といった隣接領域にとどまらず，心理学，社会学，さらにはAI（人工知能）やバイオインフォマティクスといった先端技術との連携が，今後ますます不可欠となるであろう．

　すでにAIを活用した皮膚画像解析は臨床現場における診断精度の向上に寄与しており，さらなる技術革新により，患者の生活の質を飛躍的に向上させる可能性を有する．学際的アプローチを強化することで，皮膚疾患の原因解明や新規治療法の開発が一層加速することが期待される．例えば，メラノーマ，基底細胞がん，扁平上皮がんといった皮膚がんの診断においては，一部の研究においてAIの診断精度が専門医を上回ることが報告されており，この技術は特に皮膚科医が不足する地域において，遠隔医療を活用した早期診断の実現に向けた重要なツールとなりうる．

　将来的には，ウェアラブルデバイスやスマートフォンを活用したリアルタイム診断が可能となり，患者の皮膚状態を常時モニタリングすることで，迅速かつ適切な治療が提供されるようになることが期待される．さらに，AIが個々の患者のリスク因子を解析し，最適な予防策を提案することで，皮膚疾患の発症を未然に防ぐ未来が現実のものとなるかもしれない．こうしたテクノロジーの進展は，皮膚科学のみならず，医療全体の在り方を根本から変革する契機となるであろう．

3）地域特異性と個別化医療の重要性

　皮膚は環境適応の結果として進化してきた臓器であり，地域ごとの特異性を考慮した医療が必要である．例えば，紫外線量や気候，生活習慣の違いが皮膚疾患の発症リスクや治療反応に影響を与えることが知られている．ビタミンD欠乏症や皮膚がんリスクといった課題に対して，地域特異的な医療政策や予防プログラムを構築することが重要である．また，遺伝的背景に基づいた個別化医療の導入が，より効果的な治療法を提供するうえで不可欠となる．

4）高齢化社会における皮膚科学の役割

　高齢化が進む現代社会において，皮膚科学の果たす役割はますます大きくなっている．老化に伴う皮膚の機能低下や，美容的ニーズの高まりに対する研究が進んでいる．コラーゲンやエラスチンの分解を抑える治療法，幹細胞を活用した再生医療，さらには老化の予防や逆転をめざす治療が，社会全体の健康寿命を延ばすために貢献することが期待される．

5）テクノロジーのさらなる活用

　AIやビッグデータ解析，3Dバイオプリンター，オルガノイドなどの技術は，皮膚科学の未来を切り開く鍵となる．例えば，3Dバイオプリンティングやオルガノイド技術は，患者特異的な人工皮膚の開発や，疾患モデルの構築において大きな可能性を秘める．また，ゲノム編集技術やCRISPR-Cas9を用いた遺伝子治療は，遺伝性皮膚疾患の根治的治療に向けた新たな道を開きうる．これらの技術革新を活用することで，皮膚科学はさらに進化し，医学全体の発展にも寄与する分野となる．

おわりに

　本増刊号で取り上げたさまざまなトピックから，皮膚科学が単なる疾患治療にとどまらず，基礎研究の発展，テクノロジーの活用，社会への応用など，多様な視点からの発展が求められ

ていることが明らかになった．今後の皮膚科学の発展には，異分野との融合や先端技術の導入，そして社会との密接なかかわりが不可欠である．今後も，これらの視点を意識しながら，皮膚科学の未来を切り開くための研究と臨床応用の発展が期待される．

参考書籍

・『人体最強の臓器 皮膚のふしぎ―最新科学でわかった万能性』（椛島健治／著），講談社（2022）
・『皮膚，人間のすべてを語る―万能の臓器と巡る10章』（モンティ・ライマン／著，塩﨑香織／訳），みすず書房（2022）

＜著者プロフィール＞
椛島健治：1996年に京都大学医学部を卒業し，その後，米国海軍横須賀病院，京都大学（今村貞夫，宮地良樹，成宮周教授），ワシントン大学，UCSF（Jason Cyster教授），産業医科大学（戸倉新樹教授）などで研鑽を積む．アトピー性皮膚炎などの炎症性皮膚疾患の病態解明と創薬応用を中心とする皮膚免疫学の分野に従事．医学の領域を越えて，マラソン（自己ベスト2時間54分38秒）やトレイルランニング（UTMB完走），ゴルフなどが趣味．

第1章 皮膚の恒常性維持と破綻

1. ヒトの皮膚の進化

高橋健造

> ヒトの皮膚では，体毛が薄く短く矮小化し，毛包間表皮には色素細胞（メラノサイト）が定着し，表皮真皮間の凹凸であるrete ridge が発達する．表皮や真皮，皮下脂肪ともにきわめて厚く，エクリン汗腺が豊富で真の恒温性・冷却能をもつ．しかし，ヒトの皮膚の創傷治癒能力はきわめて低く，キズが治りにくい．ヒトの皮膚はきわめて異質で異能であるが，これらは必ずしもチンパンジーとの分岐後に獲得した構造や機能ではなく，あたかもヒト化するのを予見したように準備され，よい点も悪い点もある進化を遂げた．これらの全く独立した進化事象と考えられてきた事象が，最近，ヒト化する進化のなかでの必然として説明が付きつつある．

はじめに

　ヒトは裸のサル（the naked ape）とデズモンド・モリス博士が称したように，体毛[※1]を喪った類人猿[※2]であるとされる．「裸の」というのは多少ミスリードな形容であるが，皮膚以外の筋肉，消化管，肝臓，心臓，脈管等は，類人猿（ape：ヒト，チンパンジー，ボノボ，オランウータン，テナガザル）はおろか，マウスやラット，さらには魚類の臓器と顕微鏡観察で比較しても，ヒトとの区別は容易ではない．初期のヒトゲノムプロジェクトが完遂しヒトとチンパンジーとの網羅的なゲノム比較で，両者は98.7％の同一性をもつとされた．しかしランダムに1.3％のゲノム差異が散在するわけではなく，高頻度にゲノムに違いのある3領域として中枢神経機能と免疫機能，さらに皮膚の構造タンパク質遺伝子群に集中していた[1]．ヒトの皮膚の見た目や微細な構築は他の現生動物と大きく異なる．そこにどのような進化的必然があったのか考えてみる．

※1　ヒトの体毛：終毛性毛包と軟毛性毛包

ヒトには脂腺性毛包と軟毛性毛包，終毛性毛包がつくる体毛がある．終毛性毛包は頭髪や腋毛，陰毛，眉毛，睫など太く長い黒い剛毛で，長い成長期（anagen）をもち動物の体毛に該当する．一方，軟毛性毛包は四肢や躯幹の成長期が短い産毛で，細く短く白い．ヒトの体毛には体表の毛包密度の低下（乏毛化）と短い軟毛（矮小化）の両者による変化が生じた．ヒトを裸のサルというのは軟毛性毛包の体毛が長く伸びないためである．

※2　類人猿（ape）

ヒトに最も近縁な霊長類で尾をもたない霊長類の通称．（ヒト），チンパンジー，ボノボ，ゴリラ，オランウータン，テナガザルが含まれる．高度な知能を有し社会的な生活を営む．人類以外のヒト上科に属する種を指すが，ヒトを含める場合もある．ゲノム上もチンパンジーやゴリラはテナガザルよりも，ヒトの方がはるかに近縁である．ヒトの2番染色体は類人猿の12番染色体と13番染色体が融合しており，ヒトは23対と類人猿の24対よりも少ない．

Evolution of human skin
Kenzo Takahashi：Department of Dermatology, University of the Ryukyus Graduate School of Medicine（琉球大学大学院医学研究科皮膚科学講座）

1 ヒトの皮膚の特殊さと，哺乳動物の皮膚の普遍性

哺乳類の外観の大きな違いに，尻尾（しっぽ）と爪と体毛があげられる．類人猿以外の霊長類（monkey）[※3]は長い尻尾が特徴だが，類人猿ではヒトと同様に全く残存的な遺物となり尾はもたない．ニホンザルやアカゲザル等の旧世界ザルでは長い尾が運動機能を担うが，ゴリラやチンパンジーやヒトは手足のみでの行動となる．皮膚の付属器でもある爪は，マウスやペットとなる動物のほとんどがかぎ爪であるが，霊長類では平爪となっている．

爪や尻尾以上に，ヒトの外観の違いを際立たせるのは，顔面や躯幹・四肢の体毛の薄さと細さ短さである．ヒトは体毛が矮小化した数少ない哺乳類であるが，正確にはnaked apeといわれたような体の毛包が消失したわけではない．物理的に長く太い体毛を喪ったヒト族には，アフリカ大陸での生存にいろいろな障害が生じたことは予想される．日光や紫外線が直接皮膚に照射される．寒い．ヒトはどこにぶつけても痛く容易に怪我を負う．

矮小化した体毛を補うためにか，ヒトの皮膚は他の霊長類とは多くの組織学的な違いがある．類人猿以外の大部分の哺乳動物には，毛包間表皮に色素細胞（メラノサイト）は存在しない．イヌやネコ等で観察できるように，動物の皮膚の色素細胞は毛包上皮にのみ存在しメラニン色素は体毛へのみ供給されている．ペットショップや飼育場で毛を刈ると，犬や羊などの体の表皮は無色で皮下の毛細血管がピンク色に透見できる．一方，裸のサルとなったヒトの皮膚では，紫外線防御のために色素細胞は毛包のみならず毛包間表皮の基底層にも定着している．

象など特殊な動物を除くと，ヒトの皮膚は例外的に表皮・真皮・皮下脂肪ともに分厚い．ブッシュや小石など物理的脅威に対応するためか，ヒトの皮膚は全層が厚く，さらに表皮基底膜ではrete ridgeとよばれる表皮層の波打ちが特徴である．rete ridgeの存在は表皮と真皮の接着面積を大きく増大させ，ずり応力により基底膜で簡単に剥がれにくくする効果がある．一方，ヒトはエクリン汗腺を全身に豊富にもつ．他の哺乳動物も，四肢の足裏にはエクリン汗腺をもつが，これらは交感神経支配で運動時に発汗し滑り止め効果を担っている．これに加え，ヒトの全身に豊富に分布するエクリン汗腺は副交感神経支配で，気化熱により汗を熱エネルギーとして発散し，効率的に体温を低下させる．これには体毛の矮小化による風通しのよさと皮膚の乾燥は大きく貢献したと考えられる．実際，エクリン汗腺は皮丘の中央に開口し，漏出した汗は容易に蒸散する．エクリン汗腺の発達により，ヒト族は他の哺乳動物がもたない強い冷却能を獲得し長期間の運動や労働が可能な，真の恒温性を獲得した動物となった．

顔の体毛も矮小化し産毛となったが，ヒトは他の動物にはない眉毛をもつ．眼球の白目の存在とともに眉毛での表情づくりは他者とのコミュニケーションに大きく役立っている[2]〜[4]．

2 いつからヒト型の皮膚になったか？

ヒトの皮膚の多様な特異性が，いつの時代，猿人，原人，あるいはどのヒト族の段階で獲得したのかは簡単には観察できない．恐竜とは違い，ヒト族への系譜のサヘントロプスやアウストラロピテクス族の化石は非常に数が少なく，特に皮膚は化石に残っていない．化石化した恐竜や始祖鳥の皮膚は最近では電子顕微鏡での微細観察も行われ[5] [6]，毛包での色素細胞の並び位置などから恐竜の皮膚の色調や文様も類推され，映画の『ジュラシック・パーク』に登場する恐竜の皮膚模様にも反映されているが，非捕食動物としてのヒトは元来数が非常に少なく，死んだ後も屍肉として皮膚などは食べられてしまい観察可能な化石として保存されていない．

化石ではホモ族への皮膚の変化を観察できないので，原生動物での比較とゲノムの変異スピードによる進化時期の類推がされている．類人猿への介入実験も可能

※3　霊長類，monkey，primate

ヒトも霊長目サル類の一種であるが，一般的にはヒトを除いた総称，英語の「monkey」にあたる．アフリカとアジアに分布し，ニホンザルは最も高緯度に生息する．ヨーロッパにはマカク1種のみで，北アメリカ大陸にはヒトのみが存在する．霊長類では扁平な爪（平爪，nail）をもち，指趾先端から大きくは伸びないため，指先の器用さを確保できる．両目が顔の正面に位置し遠近感をとらえられる．哺乳類のなかでは齧歯類は霊長類に割と近い動物である．

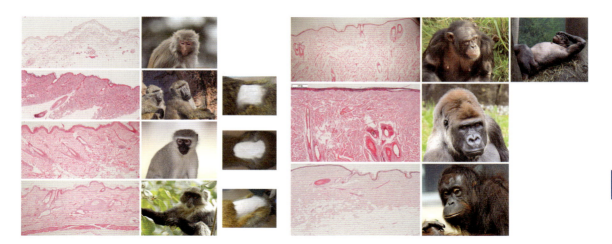

図1　現生の霊長類, 類人猿の皮膚の比較
旧世界ザル（霊長類）である. 左上からアカゲザル, アヌビスヒヒ, ベルベットモンキー, サイクスモンキーを剃毛した皮膚にみられるように, 表皮にはメラニン色素が観察されない. ヒト以外の類人猿のチンパンジー, ゴリラ, オランウータンの皮膚も表皮はきわめて薄く平坦であるが, 全身の脱毛症を罹患したチンパンジーやゴリラの皮膚では, 黒褐色や灰白色の色素が頭部, 顔面, 躯幹や四肢に観察される.

であった時代に, William Montagna博士が膨大な種の霊長類や類人猿の皮膚の形態や組織像を報告している[7)8)].

ヒトの皮膚の特徴のなかで, 体毛の乏毛化は, 実は類人猿・チンパンジーの段階で観察されている. ヒト, 類人猿や霊長類の毛包の体表密度を詳細に比較すると, 霊長類から類人猿へと進化する過程で毛包密度が顕著に減少し, 現生のヒトとチンパンジーには大きく違いはない[9)]. 哺乳類の毛包は胎生早期（ヒトでは9週頃）の一時期にのみ表皮より陥凹し形成され, その後は一生に新たに増えることはなく, 誕生後に体が成長することで毛包密度は疎になる.

マカク（ヒヒやニホンザルと同じオナガザル科の旧世界ザルで, 比較的類人猿に近い霊長類）, チンパンジー（ヒトに最も近い類人猿）とヒトの3種の霊長類の額や背中や胸, 大腿, 前腕の5部位の皮膚の毛包とエクリン汗腺の密度を定量化したところ, ヒトとチンパンジーの毛包密度はほぼ同じであるが, マカクははるかに濃く毛包を有する. 動物園や図鑑でチンパンジーやゴリラとヒヒやニホンザルの体毛の短めの腹部を観察すると, 類人猿では毛包密度が薄いのがわかる. ヒトの場合は, 頭髪以外の体毛の成長期（anagen）が著しく短いため剛毛化せず, 細く数ミリ程度のちびた軟毛である. 乏毛化と矮小化があいまって裸であるように見える.

ニホンザルにイメージできる霊長類までは色素細胞は毛包のみに存在するが, 類人猿, チンパンジーやゴリラではヒトと同様に毛包間表皮に色素細胞が存在する. 実際, チンパンジーやゴリラの顔の皮膚は金茶色や黒色だが, 露天温泉に浸かっているニホンザルの顔にはメラニン色素は乏しく, 拡張した毛細血管が直接赤く透見される. 時に類人猿にも生じる自己免疫性脱毛症, いわゆる, ヒトの汎発型の円形脱毛症に罹患した類人猿の躯幹にはメラニンの色が全身に観察される（図1）. およそ2,000万年前に霊長類のなかより類人猿へと進化した段階で梳毛化しつつあり, 色素細胞は紫外線防御のために毛包上皮から毛包間表皮へと存在部位を拡大したようである. このように毛包密度の低下と毛包間表皮での色素細胞の存在は, ヒト化する前段階の類人猿の時代に確立されている.

ヒトの皮膚はゴリラの皮膚よりもずっと厚い. 皮膚の厚さ[※4], 特に表皮と真皮の厚さは, 大型類人猿で徐々に厚くはなっているがヒトほどの厚さはもたない. われわれも霊長類や類人猿や他の動物の表皮と真皮の厚さを比較したところ, ヒトほど表皮や真皮層が厚い動物は, 同サイズの哺乳類には全く存在しない[10)]. ヒト

表1　各種の哺乳類の皮膚の病理像と，表皮の厚さの比較

	表皮細胞（個数）	表皮厚（μm）			表皮細胞（個数）	表皮厚（μm）	
チンパンジー	4〜6	20		マーラ	1〜3	7	
ウサギ	1〜2	5		マウス	1〜2	15	
オランウータン	2〜3	10		ゴリラ	3〜5	30	
カンガルー	2〜4	15		アグー豚	5〜8	40	
シカ	1〜2	12		ヒヒ	2〜4	18	
バク	5〜7	20		ヒト	7〜9	70	

ヒトの皮膚はゴリラの皮膚と比較しても，圧倒的に表皮，真皮，（皮下脂肪）とも厚い．このなかで，チンパンジー，オランウータン，ゴリラ，ヒトの表皮基底層のみに，メラニン色素が多数観察される．

の表皮は1層の基底層と5〜10層程の有棘層，3層の顆粒層と角層からなるが，マウスは全層で1〜2層，オランウータンで2〜3層，ゴリラは3〜5層，チンパンジーは4〜6層くらいの薄さである（**表1**）．

ヒト以外の皮膚では表皮突起と真皮乳頭の組合わせによる凹凸であるrete ridgeは発達せず，真皮乳頭層と網状層の違いも明確ではない．しかし霊長類でも毛包のない掌蹠の皮膚にはrete ridgeが形成されている．

Montagna博士はゴリラ，チンパンジーなど類人猿の皮膚に，数は少ないながらエクリン汗腺が存在することを観察している[7]．先ほどの毛包密度の観察にあわせエクリン汗腺の密度も報告されており，毛包とは

※4　皮膚の厚さ

哺乳動物の皮膚は，表皮，真皮，皮下組織の3層で構成される．ヒトの角層は0.01〜0.03mm程でテープストリップで容易に剥離できる．表皮全体は0.1〜0.3mm程で手掌足底では特に厚い．真皮は薄いまぶたで1mm程から厚い頭部や上背部では10mm以上に及ぶ．皮下脂肪は数mmから肥満した腹部では数cm以上になる．真皮浅層と真皮深層，脂肪織内の3層に血管叢が横走し，毛細血管は真皮乳頭層や毛包バルジ領域，毛乳頭など，幹細胞やその娘細胞近傍に発達する．肘窩や上腕内側では真皮や皮下脂肪共に薄く，採血する際の脂肪織の血管が容易に透見できる．ヒトの皮膚は他の動物と比較してきわめて厚い．

対照的にエクリン汗腺の密度は，チンパンジーやマカクザルの汗腺密度は大きく違いがないが，ヒトでは平均して10倍以上多く汗腺を発達させている（**表2**）．

チンパンジーや霊長類の躯幹での少数の汗腺の存在が，実際にヒトの皮膚のようにクーリングに役立っているのか？アフリカの研究室にサウナを建て発汗実験が行われた[11]．半世紀以上前でこそ可能であった介入実験である．サウナ室に閉じ込められたガラゴ（キツネザル科の系統的に古い霊長類），ヒヒ（ニホンザルと同様にオナガザル科の類人猿に近い霊長類），チンパンジーへの熱曝露により，ヒヒとチンパンジーの皮膚水分損失は増加したが，ガラゴでは増加しなかった．ガラゴにはアセチルコリンの刺激効果もなかった．すなわち，ガラゴザルには汗腺はほぼ存在しない．また3つの霊長類ともに直腸温度が上昇し，チンパンジーの少数のエクリン汗腺では機能的な冷却効果はなかった．

類人猿とともに乏毛化したヒトの体毛が，矮小化しごく短くしか伸びなくなった進化時期は，少なくともチンパンジーとの共通祖先と分枝以降の進化イベントとなるので，現生動物での比較観察は役立たない．しかし，皮膚科医ならお馴染みのシラミ症を鍵として，シラミ虫ゲノムの変化スピードより類推が可能である．

表2 哺乳類の皮膚の構造と機能の差異

	マウス	ニホンザル	チンパンジー	ヒト	ウマ
体毛の長さ	+++	+++	+++	±	+
毛包の密度	+++	+++	+	+	?
汗腺	− 掌蹠のみ	− 掌蹠のみ	+ 機能は弱い	+++ 抜群の発汗	++ 抜群の発汗
表皮の色	−	−	+++	+++	+++
厚さ／表皮	+	+	+	+++	+++
真皮／脂肪織	+	+	++	+++	+++
rete ridge（表皮の波打ち）	±	±	+	+++	++
真皮乳頭層と網状層の区別	−	−	+	+++	+
創傷治癒スピード	+++	+++	+++	±	?

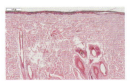

ゴリラの皮膚

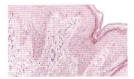

ヒトの皮膚

霊長類，類人猿からヒトへと進化する過程で，体毛は乏毛化（毛包密度の低下）し，矮小化（体毛が短く細くなる）した．ヒトの皮膚は全層にわたり厚くゴワゴワした皮膚であり，rete ridge が発達する．類人猿の毛包間表皮には色素細胞が分布し皮膚自体に色がつく．ヒトはエクリン汗腺を多数もち，真の冷却能を獲得し，長時間の運動が可能となった．哺乳動物のなかでより遠縁なウマもヒトと同じような機能を収斂進化として獲得している．ウマの創傷治癒に関しては，不明である．

ヒトにはアタマジラミ（頭髪），ケジラミ（陰毛や腋毛），コロモジラミ（衣類）の3種のシラミが寄生する．一方，毛繕いとしてシラミ取りを行うニホンザルやチンパンジーにみられるように，ヒト以外の霊長類や類人猿に寄生するシラミは種ごとに違うが，体毛全体に1種のみである．ヒトの3種のシラミゲノムの分子進化スピードを計算することで，化石には残らないヒトの皮膚の進化を推定できる．ゴリラのシラミより派生したヒトのケジラミは，そのゲノム変異のスピードよりおよそ300～400万年の間に発生したと計算される．その頃にヒトは体毛は短く細く矮小化し，シラミが棲みつけなくなり，シラミの生息地が頭髪と陰毛に限られたと推定される[12)13)]．ホモ・エレクトスやホモ・ハビリスとしてホモ族に進化した頃に該当する．その頃にはエクリン汗腺による体温調節がより有効に機能し，裸となったヒト族に特有な長時間運動が可能となったと考えられる．さらに，コロモジラミは約7万年前にアタマジラミより分枝したと計算され，ホモ・サピエンスである現生人が衣類を使い始め，アフリカ大陸を出て世界中へ居住地を広げていった時期に該当する[14)]．

まとめると，体毛が短く矮小化・軟毛化するのはヒトのみである．体表の毛包密度の低下はチンパンジーとヒトに共通して観察される（他の類人猿では定量的な観察はされていない）．毛包間表皮への色素細胞の定着はゴリラやチンパンジー，オランウータンなどの類人猿の皮膚には観察される．表皮や真皮はヒトで一気に厚くなる．一方，エクリン汗腺はチンパンジーにわずかに存在するが体温を低下させる機能はない．ヒトの皮膚はこれらの点で異質で異能であるが，必ずしもチンパンジーとの分岐後にすべてを獲得したわけではなく，あたかもヒト化するのを予見したように準備されつつあった．

3 ヒトの皮膚での創傷治癒の遅延・欠損

次に，形態には現れないが，新規の機能的特性として，ヒトの皮膚の創の治りの悪さがある．

皮膚のケガ，損傷，潰瘍，熱傷などは，真皮の筋線維芽細胞が主体となる創収縮（wound contraction）と，表皮角化細胞による再上皮化（re-epithelialization）による創傷治癒反応で修復される[15)]．深部2度以上の熱傷や皮膚がん切除術後の完全皮膚欠損などでは，表皮幹細胞も毛包上皮のバルジ領域の幹細胞も損傷や欠損しており，医療行為として皮膚の移植手術が必要になる．しかし，ヒト以上に常に外傷を負っている野生動物，霊長類や類人猿などペット以外の動物には決して

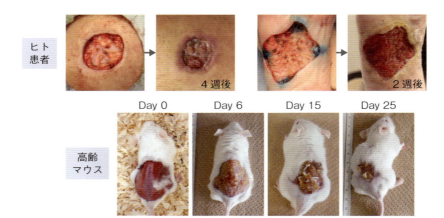

図2 ヒト患者とマウスの全層欠損皮膚の治癒の比較
高齢マウス（月齢18〜24ヵ月）や若齢マウス（週齢8〜12週）のマウスでの背中の半分に及ぶ全層欠損皮膚も，1月ほどで完全に治癒する．一方，二期的植皮手術を待機中のヒト患者の潰瘍は，ほとんど縮小せず自然治癒はしない．マウスの創傷治癒は速すぎ，ヒトのモデルとしては適さない．ヒト皮膚の創傷の治りは齧歯類よりもきわめて遅い．

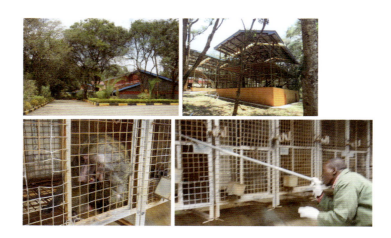

図3 ケニア霊長類研究所（Kenya Institute of Primate Research-KIPRE）の風景
創立当時より海外からの霊長類学者を迎えており，沖縄から参加した際は，研究者一人につきドライバーとメイドを研究費で雇用する規定であった．研究所内には多様な霊長類が飼育されており，創傷治癒実験では毎回，吹き矢によるケタミン注射を現地の獣医研究者が実施してくれた．百発百中であったそうである．研究所のウェブサイトは https://primateresearch.org

そのような医療介入は行われない．糖尿病モデルマウスやヘアレスマウス等を用いて創傷治癒実験が行われるが，これら実験動物の創治癒は非常に優れており，マウスの背面の半分を欠損するような創傷も，ヒトとは全く比較にならない速いスピードであっという間に治癒してしまう．実験動物のこの急速な治癒は，大部分が創収縮によってもたらされる（**図2**)[16)17)]．

ヒトが特別にキズの治りが悪いのか？　あるいは齧歯類の創治癒が特殊で速いのか？　どちらが進化上の特異動物なのかを決定するために，私たちはケニアの霊長類研究所において実験飼育されている霊長類3種（サイクスモンキー，ベルベットモンキー，アヌビスヒヒ）（**図3**）や，国内でのカニクイザル，飼育ブタ，齧歯類への介入実験とともに，琉球大学病院で植皮を待機している患者の創治癒スピードの観察結果を比較した（**図4, 5**）．すると，ヒト以外の齧歯類，霊長類など観

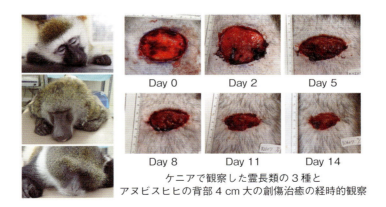

ケニアで観察した霊長類の3種と
アヌビスヒヒの背部4cm大の創傷治癒の経時的観察

図4　3種の霊長類の皮膚の創治癒の観察
ケタミン麻酔，上から各6匹のベルベットモンキー，アヌビスヒヒ，サイクスモンキーの背部を剃毛後，4cm×4cmの全層欠損皮膚を作製し，2〜3日ごとにサイズを測定し，治癒スピードを測定した．

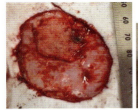 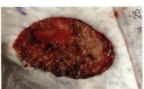 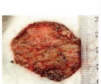 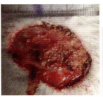

欠損創作製13日目（2回目辺縁創採取直後）　欠損創作製17日目（2回目辺縁創採取4日後）　欠損創作製19日目（2回目辺縁創採取6日後）　欠損創作製21日目（2回目辺縁創採取8日後）　欠損創作製24日目（2回目辺縁創採取11日後）

欠損創作製26日目（2回目辺縁創採取13日後）　欠損創作製28日目（2回目辺縁創採取15日後）　欠損創作製31日目（2回目辺縁創採取18日後）　欠損創作製35日目（2回目辺縁創採取22日後）　欠損創作製42日目（2回目辺縁創採取29日後）　欠損創作製52日目（2回目辺縁創採取39日後）

図5　カニクイザルでの創傷治癒実験
飼育実験ザルであるカニクイザルでの創傷治癒実験を，新日本科学（株）の鹿児島県の前臨床検証実験動物センターでも行った．

察したすべての哺乳動物は，ヒトの治癒速度の4〜6倍のスピードを共有していた．すなわち，ヒトのみが皮膚の創治癒システムにおける何かを欠損した動物であるといえる[18]（**図6**）．ここで皮膚の創傷治癒の悪さ遅さも，ヒトの皮膚の進化上の新たな特性に加えられることになる．

4 ヒトの皮膚の進化の鍵となる？マスター因子のengrailed1

体毛が薄く物理的防御ができない，創が治らない，しかし高度な発汗機能で長時間運動が可能で生息域が広がった等，ヒトの皮膚には進化上の欠点と利点が目立つ．なぜ，あたかも全く独立した複数の事象が類人猿からヒトへと進化する過程で生じえたのか，最近になって理解されつつある．

発端はマウスの皮膚で，唯一毛包とエクリン汗腺が

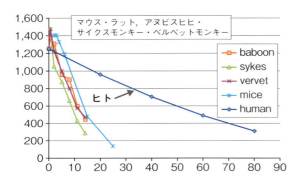

図6 ヒト患者と，齧歯類，霊長類の治癒スピードの比較
ヒト以外の動物は，ほぼ同じスピードでの治癒（特に創収縮）を共有しており，ヒトの数倍速かった．結局，ヒトだけが創傷治癒速度が著しく遅かった．野生のチンパンジーの治癒速度を含めた解析は，文献18を参照．

共在している四肢の足底の観察による．Clifford J Tabin博士等から始まる一連の研究で，実験動物として近交系マウスやラットの足底の毛包とエクリン汗腺の数を詳細に調べると，マウスでも系統により違いがあった．ヒトとマウスでの観察結果などとは異なり，これらは自由に掛け合わせられる利点があり，彼らはC57BL/6とFVL/Nマウスを掛け合わせ多数のF1の足底を観察し，連鎖解析と組織型を対応させることでマスター転写因子であるengrailed1の発現量により，マウスの足底のエクリン汗腺と毛包の数を相反するように制御していることを明らかにした[19) 20)]．

さらにengrailed1のヘテロのノックダウンで，マウスの足底のエクリン汗腺の数が減少し毛包数が増加した．ヒト，チンパンジー，マウス，ラットのengrailed1タンパク質のアミノ酸配列に違いはないが，特にヒトのエンハンサー領域に多数の変異が蓄積されていた[21)]．ヒトのエンハンサー活性はマウスやチンパンジーよりも著しく強く，マウスのゲノムをヒトのエンハンサー領域で置き換えると足底のエクリン汗腺の数がさらに増える結果となった．600〜700万年前頃の猿人とチンパンジーの祖先の分岐後に連綿と生じたengrailed1のエンハンサー領域遺伝子への蓄積性の変異により，ヒトは躯幹の毛包を矮小化しつつ，エクリン汗腺を発達させたと考えられる（図7）．実際，engrailed1はヒトのエクリン汗腺上皮細胞に強く発現し病理学マーカーとなっている[22)]．

続いて，engrailed1の皮膚の創傷治癒への関与も明らかになった．シングルセルRNA発現解析により，マウスの真皮線維芽細胞は大きく，engrailed1の発現で陽性と陰性の細胞に大別される[23) 24)]．engrailed1を高発現する線維芽細胞では，創収縮が損なわれることも見出された．培養線維芽細胞でのengrailed1のノックアウトにより，in vitroでの遊走能は高まった[25)]．胎盤由来のエクソソームの投与等によりマウス皮膚の創部のengrailed1を阻害することで，マウスの創傷治癒がさらに早まり，瘢痕化することなく，毛包も回復し治癒することが示された[26) 27)]．

すなわち，engrailed1を高発現するヒトの皮膚では，汗腺が発達し毛包が矮小化し，創収縮が著しく低下することが，1つの遺伝子の発現事象で説明された．私どもの類人猿皮膚間でのトランスクリプトーム解析比較でも，ヒトの皮膚ではチンパンジー，ゴリラ，オランウータンの皮膚の2.2〜5.2倍程，engrailed1を高発現しており，これをシングルセル解析で個別の線維芽細胞種で比較するとさらに違いがあるかと考えられる[10)]．

数十万年から数百万年以上かけたであろうengrailed1のエンハンサー領域への変異の蓄積が，果たしてわずかの汗腺量を徐々に引き起こすだけでも，中間形態も常に進化上有効であったのか，なぜ，キズが治らない以上に生存に有利なのか疑問であったが，これも同時期に中枢神経でのengrailed1の重要性が理解され大いに納得させられた[28) 29)]．

前述のengrailed1のヘテロ欠失マウスでは，中枢神経でのドーパミン産生神経の数が減少し，パーキンソン病のモデルとして知られる．このマウスにengrailed2タンパク質の補充でドーパミン産生細胞が増大し，歩行等のパーキンソン病様の行動症状も改善している．

すなわち，engrailed1の高発現は，知的興味，新規性や挑戦性等のヒトをヒトたらしめる能力を付与した

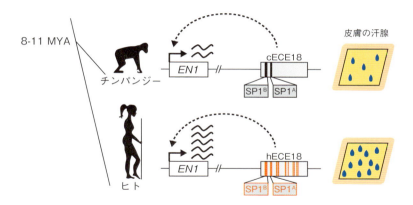

図7　engrailed1遺伝子のエンハンサーの蓄積性変異がヒト化を促進したのか？
ヒト族では，EN1（engrailed1）の構造タンパク質の変異ではなく，エンハンサー領域への変異が蓄積することで，胎生期のEN1遺伝子の発現が亢進し，ヒトではエクリン汗腺が発達し毛包が減少していった．このEN1の発現亢進の影響は，皮膚付属器の多寡のみならず，創収縮にかかわる線維芽細胞や中枢神経でのドーパミン神経の発達などの，ヒトの根源にかかわる進化的影響をもったと考えられる．図は文献21の図4より引用．

ドーパミン神経の発達をもたらしたと考えられる．ドーパミン神経の逐次性な増強は，わずかな変化量でもヒトとしての進化に常に寄与すると考えられ，エンハンサーへの度重なる変異が常に有効な表現型となり選択されたのかもしれない．その結果，ヒトの皮膚は，体毛，汗腺，表皮色，皮膚の厚さ，キズの治りなどに，よい点も悪い点もある進化を遂げたのかと考える．

5　他の臓器や他の動物では？

線維芽細胞はすべての臓器に存在し，皮膚では胸，腰，上腕，前腕，下腿，顔など細かな部位により遺伝子発現が異なる部位特異的な存在であることが知られている[30]．Engrailed1陽性の線維芽細胞に部位特性があるかないかはまだ知られていないが，顔面には毛包や付属器が発達し，創収縮が他の部位よりも強く創が早く治り瘢痕が残りにくいことが経験的に知られている．顔の線維芽細胞は必ずしもすべてが中胚葉由来ではなく，一部は神経堤（neural crest）由来であり，発生期にはこの神経堤由来の線維芽細胞が毛包の誘導に役立っている．創傷治癒においても，少なくとも顔面では創収縮に優位に働くengrailed1の発現の弱い線維芽細胞が多いのかもしれない．将来的には，真皮線維芽細胞におけるengrailed1の人為的な阻害により創傷治癒や，毛包の再生や成長に何らかの寄与が可能かもしれない．

他の動物種に目を向けるとウマの存在がある．ウマは哺乳類の系譜のなかではヒトとは進化的に隔たりのある種であるが，ヒトと非常によく似た皮膚をもつ．競走馬を頭にイメージすると，ウマの体毛も矮小化し，表皮にメラニンの色をもち，レース後は大量の汗を掻き，ウマもヒトと同様に熱中症にならずに長時間の運動が可能である．ウマの皮膚の創傷治癒過程に関しては介入実験はできないし，皮膚の怪我の治癒過程を他の動物と比較した報告は見当たらない[31]．

6　ケラチン遺伝子群の哺乳動物での変遷

ヒトやウマとは違い，哺乳動物は進化の過程で少なくとも6度，完全に体毛を消失し，そのなかで少なくとも3度，水棲化や海棲化，すなわち海や川・池の中に住む種へと進化している[32]．この無毛化や海棲化は哺乳類の進化樹のなかで異なった系譜の動物群に独立して生じた進化事象である．例えば，イルカやクジラは牛や羊に近縁な海棲動物で，マナティやジュゴンは象に，トドやアザラシ，アシカは犬や猫と近縁であり，3群の海棲動物自体は必ずしも進化的に近い動物種ではない[33]．

ここで動物の皮膚に関連するゲノム進化として，多

数のケラチン遺伝子群の存在と，独立して数度生じた海棲動物における有棘層ケラチンの欠損の例がある．ケラチンは外胚葉と内胚葉由来の皮膚や上皮組織に発現する中間径線維で，少なくとも外胚葉臓器においては，組織に物理的な剛性を付与する機能が共通して知られている．ケラチン遺伝子の特に重合阻害性の先天性の変異があると，その発現組織の剛性は著しく低下し，先天性表皮水疱症や魚鱗癬等の脆弱な上皮として発症する[34]．

フグでも25種，ヒトには54種のケラチン遺伝子群がゲノム上に存在し発現する．ヒトの表皮では基底層，有棘層，顆粒層，あるいは角膜，口腔粘膜，毛包上皮など，あらゆる細胞種や分化度により発現するケラチン分子が動的に変化する．コラーゲンやアクチンなどよりはるかに進化的に新しく，魚類の段階で誕生したケラチンタンパク質に，なぜ，これほど多くの分子種が存在しなければならないのかは，いまだ上手く説明がついていない[34]．ケラチンタンパク質の機能が，上皮組織への物理的剛性の付与のみであれば，ほとんどすべてのケラチンタンパク質は，ケラチン5/14あるいは，進化的に始原型であるケラチン8/18のペアで置き換えても機能すると考えられる．

しかし，必ずしもケラチンタンパク質の機能が一様ではなく，一部のケラチンタンパク質の有無が生存進化に必然であったことは，海棲哺乳類のゲノムに共通した遺伝子喪失から見て取れる．非常に興味深い点に，ジュゴンやアシカとイルカの3群の海棲動物のゲノムに共通して，かつ進化的に独立して，表皮の有棘層・顆粒層に発現するケラチン1, 2/9, 10遺伝子を喪失している[33]．ケラチン2/9は，土中に生活し体毛のないハダカデバネズミやメクラネズミにおいても，やはり独立して遺伝子喪失を生じている．

海棲の哺乳類にとってこれらのケラチンの存在は非常に強い負の進化圧をもつと考えられるが，ケラチン1, 2/9, 10タンパク質の何が海中や土中の生息環境にとって不都合で，進化上何度も排除することが必須であったのか全くわかっていない．海棲哺乳類で特定のケラチン遺伝子がくり返し欠損してきた現象をみると，ヒト族は一時期，海中生活をしていたために体毛を消失したのではないかという人類のアクア説：水棲進化説には合致しない．

おわりに：生活環境とともに変化してきた生物の皮膚の将来は，どんな皮膚？

ヒトの皮膚は出アフリカ以降にも紫外線量に合わせ，皮膚色を白く黒く褐色に微調節することで活性型ビタミンD3や葉酸の体内濃度を一定化し[35]，特に強い発汗機能とあいまって人類の生活範囲の拡大に大きく寄与してきた．今後のヒトの皮膚にいかなる進化圧が加わり，どんな形態や機能へ変化・進化するのかは，気象変動を含め人類がいかなる環境下での生活を余儀なくされるのかに規定されるのかもしれない．

文献

1）The Chimpanzee Sequencing and Analysis Consortium：Nature, 437：69-87, doi:10.1038/nature04072（2005）
2）「Atlas of Normal Human Skin」（Montagna W, et al），Springer（1992）
3）Wheeler PE：J Hum Evol, 13：91-98, doi:10.1016/S0047-2484(84)80079-2（1984）
4）Sutou S：Genes Cells, 17：264-272, doi:10.1111/j.1365-2443.2012.01592.x（2012）
5）Carney RM, et al：Nat Commun, 3：637, doi:10.1038/ncomms1642（2012）
6）Cincotta A, et al：Nature, 604：684-688, doi:10.1038/s41586-022-04622-3（2022）
7）Montagna W：Am Zoologist, 12：109-124, doi.org/10.1093/icb/12.1.109（1972）
8）Montagna W：J Hum Evol, 14：3-22, doi:10.1016/S0047-2484(85)80090-7（1985）
9）Kamberov YG, et al：J Hum Evol, 125：99-105, doi:10.1016/j.jhevol.2018.10.008（2018）
10）Arakawa N, et al：Genome Biol Evol, 11：613-628, doi:10.1093/gbe/evz007（2019）
11）Hiley PG：J Physiol, 254：657-671, doi:10.1113/jphysiol.1976.sp011251（1976）
12）Reed DL, et al：BMC Biology, 5：7, doi:10.1186/1741-7007-5-7（2007）
13）Allen JM, et al：Parasitic lice help to fill in the gaps of early hominid history.「Primates, Pathogens, and Evolution」（Brinkworth JF & Pechenkina K, eds），pp161-186, Springer（2013）
14）Toups MA, et al：Mol Biol Evol, 28：29-32, doi:10.1093/molbev/msq234（2011）
15）Snowden JM：J Surg Res, 37：453-463, doi:10.1016/0022-4804(84)90213-0（1984）
16）Giacometti L & Montagna W：J Invest Dermatol, 50：273-275, doi:10.1038/jid.1968.42（1968）
17）Lux CN：Vet Dermatol, 33：91-e27, doi:10.1111/vde.13032（2022）
18）Matsumoto-Oda A, et al：Proc R Soc B, in press（2025）
19）Kamberov YG, et al：Proc Natl Acad Sci U S A, 112：9932-9937, doi:10.1073/pnas.1511680112（2015）

20) Chen Z, et al：BMC Vet Res, 18：316, doi:10.1186/s12917-022-03416-z（2022）
21) Aldea D, et al ： Proc Natl Acad Sci U S A, 118：e2021722118, doi:10.1073/pnas.2021722118（2021）
22) Miura K, et al：Histopathology, 72：1199-1208, doi:10.1111/his.13486（2018）
23) Chen CJ, et al：Front Immunol, 13：875407, doi:10.3389/fimmu.2022.875407（2022）
24) Jiang D, et al：Nat Cell Biol, 20：422-431, doi:10.1038/s41556-018-0073-8（2018）
25) Mascharak S, et al：Science, 372：eaba2374, doi:10.1126/science.aba2374（2021）
26) Zhang Y, et al：Front Bioeng Biotechnol, 10：1044773, doi:10.3389/fbioe.2022.1044773（2022）
27) Zhang Y, et al：Nat Commun, 14：3431, doi:10.1038/s41467-023-39129-6（2023）
28) Rekaik H, et al：FEBS Lett, 589：3786-3794, doi:10.1016/j.febslet.2015.10.002（2015）
29) Ma X, et al：Genesis, 62：e23557, doi:10.1002/dvg.23557（2024）
30) Lynch MD & Watt FM：J Clin Invest, 128：26-35, doi:10.1172/JCI93555（2018）
31) Ribeiro G, et al：Animals (Basel), 14：1500, doi:10.3390/ani14101500（2024）
32) Foote AD, et al：Nat Genet, 47：272-275, doi:10.1038/ng.3198（2015）
33) Sun X, et al：Front Zool, 14：41, doi:10.1186/s12983-017-0225-x（2017）
34) Redmond CJ & Coulombe PA：Curr Opin Cell Biol, 68：155-162, doi:10.1016/j.ceb.2020.10.009（2021）
35) Lucock MD ： Am J Biol Anthropol, 180：252-271, doi:10.1002/ajpa.24564（2023）

＜著者プロフィール＞

高橋健造：北海道・札幌南高出身．1986年京都大学医学部卒業後，今村貞夫教授時代の京大皮膚科に入局．大学院は中西重忠教授の研究室でタキキニン受容体遺伝子群の単離．ジョンス・ホプキンス大学のPierre A Coulombe博士のもとでは創傷過程にかかわるケラチンの研究．大学同級生の高橋淳CiRA所長には本稿のドーパミンニューロンに関する示唆をもらう．偉大な後輩の椛島健治教授からの実験医学の原稿依頼に定年の土産と感謝しています．大学院生時代から今も沖縄の医局に購入している実験医学に執筆でき，ちょっと感慨があります．

> 第1章　皮膚の恒常性維持と破綻

2. 皮膚免疫の新展開

本田哲也

皮膚は生体と外界を区切るバリア臓器であり，そのバリア機能には皮膚免疫が大きく関与する．皮膚免疫は種々の細胞間相互作用によって織りなされるが，効率的な応答のために皮膚には独特の「場」が形成される．Inducible skin associated lymphoid tissue や tertiary lymphoid structure はそのような「場」の1つであり，皮膚炎症，がん，自己免疫疾患等の病態の進展・制御に大きく関与している可能性が示唆されている．免疫応答の「場」の理解は，皮膚疾患の病態理解と新規治療開発の切り口として期待されている．

はじめに

皮膚の重要な生理的機能の1つは「外的異物の侵入防御」である．この機能を発揮するために，皮膚は角質層やタイトジャンクションを代表とする「物理的バリア」と，種々の免疫応答を介した「免疫学的バリア」というバリア機構を有している．「免疫学的バリア」とは，皮膚に侵入した多種多様な微生物・抗原などの外的異物に対し，皮膚に存在する種々の免疫細胞が迅速に応答し，相互に影響し合いながら，それら異物の排除を担うバリア機構を指す．一方で，過剰な免疫応答は自己の障害につながるため，過剰な免疫応答が生じないように，生体は免疫応答を負に制御するメカニズムを複数有している．その制御メカニズムのバランスが何らかの理由で崩れると，接触皮膚炎を代表とする

[略語]
iSALT：inducible skin associated lymphoid tissue
SALT：skin associated lymphoid tissue
TLS：tertiary lymphoid structure

種々のアレルギー反応やアトピー性皮膚炎，乾癬といったさまざまな皮膚免疫疾患が生じると考えられる[1)2)]．

皮膚には大きく上皮・間葉系細胞群と，血球系細胞群が存在する．上皮・間葉系細胞群には，表皮角化細胞，線維芽細胞，血管内皮細胞，リンパ管内皮細胞などが含まれる．血球系細胞群には，樹状細胞，マクロファージ，肥満細胞，リンパ球（T細胞），自然リンパ球等が含まれる．炎症時には好中球，好酸球，好塩基球，B細胞等さらに多種類の細胞が浸潤する．皮膚にはまた神経系細胞や付属器（毛包，脂腺，汗腺，爪など）構成細胞などが存在する．これら皮膚に存在するあらゆる細胞はそれぞれ独自に，また種々の細胞と相互作用を行い，直接的・間接的に皮膚の免疫反応に関与する．

従来，皮膚免疫の理解はそれら細胞個別の，あるいは細胞間相互作用の機能解析が中心となってきた．一方で，それら細胞機能を発揮するための「場」の理解は，必ずしも十分に進んでいなかった．しかし近年，皮膚にはその免疫応答を効率的に行うために独特の「場」が形成されること，さらに皮膚には tertiary lym-

---

Advances in cutaneous immunology
Tetsuya Honda：Department of Dermatology, Hamamatsu University School of Medicine（浜松医科大学皮膚科学講座）

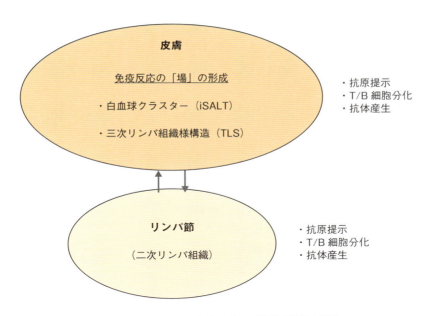

図1 皮膚における免疫反応の「場」形成の概念

phoid structure（TLS）が形成され，独立した免疫臓器として機能している可能性が示唆されるなど，免疫応答の「場」としての皮膚免疫の理解が進んでいる（**図1**）．本稿では，皮膚免疫細胞・免疫応答の基本を述べた後，それらが織りなす多様な皮膚免疫機構について「免疫応答の場の形成」という観点から概説する．

1 皮膚免疫の基本：自然免疫系と獲得免疫系

　他の臓器の免疫機構と同様，皮膚の免疫系は大きく自然免疫系と獲得免疫系に分類される．自然免疫系とは，微生物などに特徴的なある一定の分子構造を認識して，迅速に異物排除にとりかかる免疫機構，あるいは種々の外的刺激に反応して生じる炎症誘発など細胞の応答機構である．迅速に反応する長所をもつが，抗原特異性はない．自然免疫系の代表的な皮膚の血球系細胞は，肥満細胞，マクロファージ，好中球，樹状細胞，自然リンパ球，好塩基球等である．表皮角化細胞，線維芽細胞，血管内皮細胞，神経細胞も，刺激に応じさまざまなサイトカインやケモカインを産生し，異物排除に貢献する．一方獲得免疫系は，ある特定の抗原（異物）を特異的に認識できる免疫機構である．獲得免疫系は自然免疫系と比べ迅速性は劣るものの，過去に侵入した異物に対しても免疫学的記憶をもち，強力な異物排除能を発揮する．皮膚の獲得免疫系細胞の代表はT細胞であり，さまざまなサブセット（Th1，Tc1，制御性T細胞，レジデントメモリーT細胞等）が定常時・炎症時に存在・出現する．また病態によってはB細胞，形質細胞も皮膚に多く出現する．皮膚を含め生体のあらゆる臓器はこれら自然免疫系，獲得免疫系を協調させ，免疫応答を行っている．

2 皮膚免疫のプロトタイプ：接触皮膚炎（アレルギー性接触皮膚炎）

　皮膚免疫のプロトタイプとして，接触皮膚炎（アレルギー性接触皮膚炎）を例にあげる．アレルギー性接触皮膚炎はⅣ型アレルギー（遅延型アレルギー）に分類される，抗原特異的免疫反応である[3]．この反応は本来，結核菌を代表とする病原体を排除するために重要な免疫反応であるが，金属など何らかの外界の抗原に感作が成立してしまうと，その抗原に対する抗原特異的免疫反応が生じてしまい，皮膚炎症が惹起される．感作とは，ある物質に対して特異的に反応（攻撃）するリンパ球（抗原特異的リンパ球）が所属リンパ節で

誘導される状態を指し，皮膚の真皮樹状細胞が感作誘導に主要な役割を果たす．一方，再度同一の抗原が皮膚に侵入すると，その抗原によって抗原特異的リンパ球が皮膚で活性化され，さまざまな炎症性サイトカインを放出し，皮膚炎症が惹起される（惹起）．これがアレルギー性接触皮膚炎の基本的病態である．臨床的には，抗原曝露後数時間〜半日後頃より抗原曝露部位に一致したそう痒が出現し，24〜48時間後には紅斑，浮腫，漿液性丘疹，水疱が形成される．

3 アレルギー性接触皮膚炎における免疫応答の場の形成：白血球クラスター（inducible skin associated lymphoid tissue：iSALT）

上述のように，惹起反応とは皮膚局所での抗原特異的T細胞の活性化である．惹起時の大まかなメカニズムとしては，まずハプテン〔それ自体では抗原性をもたないものの，生体のタンパク質と結合することで抗原性を発揮する低分子量の物質（おおむね500ダルトン以下）〕が再度皮膚に侵入すると，ケラチノサイト，肥満細胞などが活性化され，さまざまな炎症性サイトカインやケモカインの誘導，引き続く血管拡張，透過性亢進，血管内皮細胞の活性化などを生じ，これに伴い抗原特異的メモリーT細胞が皮膚に浸潤する．皮膚浸潤したエフェクターT細胞は，真皮樹状細胞から抗原提示を受け活性化し，抗原特異的反応を惹起する[3]．

Natsuakiらは，多光子励起顕微鏡を用いた生体イメージングの手法により，マウス接触皮膚炎モデル（contact hypersensitibity）での惹起時のリンパ球，樹状細胞（真皮樹状細胞）の動体を観察した[4]．すると，惹起前には皮膚にランダムに比較的均等に存在していた樹状細胞は，ハプテン塗布後に真皮のある特定の部位に集積することが観察された．さらに，当初ランダムに皮膚（真皮）内を動いていたT細胞は，その樹状細胞の集積部位で樹状細胞と接触し，その動態が低下した．すなわち，T細胞は樹状細胞集積部位で樹状細胞から抗原提示を受け，活性化が誘導されていると考えられた．さらに検討を進めたところ，樹状細胞の集積にはマクロファージが必須であること，樹状細胞はpost capillary venule（後毛細血管静脈）周囲に集積

すること，血管周囲M2マクロファージからのCXCL12により樹状細胞の血管周囲への集積が誘導されること，マクロファージからのCXCL12産生には表皮角化細胞などから放出されるIL-1αが重要であること，惹起時にこの樹状細胞集積を阻害すると抗原特異的T細胞の活性化が著明に低下することが示された．すなわち，接触皮膚炎では抗原特異的T細胞を効率的に活性化するための新たな免疫応答の「場」が形成されることが明らかとなった．このように，臓器局所でT細胞への抗原提示の場が形成されるという概念は，腸管や気管支など粘膜臓器ではmucosa associated lymphoid tissue（MALT）やbronchus associated lymphoid tissue（BALT）に代表されるように，比較的知られていた．一方，皮膚においてはskin associated lymphoid tissue（SALT）という概念自体は1980年代から提唱されていたものの[5]，その実態は不明であった．この研究で明らかとなった白血球クラスター（マクロファージ／樹状細胞／T細胞）は，BALTやMALTのようなtertiary lymphoid structure（後述）としての特徴を必ずしもすべて満たしているわけではないものの，効率的な抗原提示の「場」の形成という意味ではBALTやMALTに近い点をもつ．そのような意味で，また炎症時に一過性に誘導されるという特徴から，この皮膚での白血球クラスターについてinducible SALT（iSALT）という呼称を提唱している（図2）[4]．

4 皮膚における免疫反応の場：tertiary lymphoid structure（TLS）

Tertiary lymphoid structure（TLS：三次リンパ様構造）の厳密な定義は必ずしも定まってはいないが，一般的には末梢組織に形成される，secondary lymphoid organ（二次リンパ組織：リンパ節や脾臓）類似の構造を指す[6]．リンパ節のように被膜はもたないものの，T細胞，B細胞など免疫細胞によって構成され，リンパ節のように濾胞構造をもつ．また，リンパ節における特殊な血管（high endothelial venules）のマーカー（PNAd）を発現する血管も出現する．TLSとして前述のMALT，BALTが代表的であるが，炎症やがん，自己免疫疾患などの病態ではさまざまな臓器でTLSは形成される[7]．皮膚においては，TLS類似構造

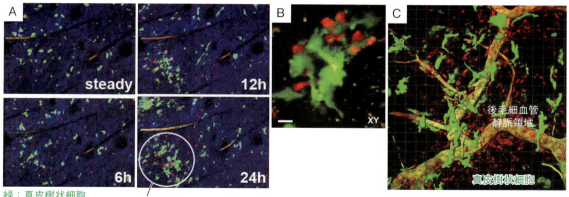

図2　白血球クラスター (inducible SALT) の形成
A) ハプテン塗布後の真皮樹状細胞とT細胞分布の経時的変化 (多光子顕微鏡観察). B) 真皮樹状細胞とT細胞の相互作用. C) 後毛細血管静脈における白血球クラスター形成. 文献4より引用.

はいくつかの皮膚疾患で認められるものの, 病態での意義は不明な点が多い[8]. しかし皮膚がんの一種である悪性黒色腫のマウスモデルを用いた検討では, TLSにおいてT細胞が分化・活性化し, 腫瘍免疫を高めている可能性が報告されている[9]. さらに近年, 皮膚の自己免疫疾患の1つである尋常性天疱瘡において皮膚でTLSが形成され[10], 自己抗体産生・治療抵抗性に寄与している可能性が報告された[11]. 皮膚疾患病態形成におけるTLSの意義の例として, 同報告を紹介する.

5 尋常性天疱瘡におけるTLSの形成と意義

尋常性天疱瘡とは, 表皮角化細胞の接着分子 (デスモグレイン1, デスモグレイン3) に対する自己抗体 (抗デスモグレイン1/3抗体) により表皮に水疱が形成される, 自己免疫性水疱症の1つである. 治療はステロイドの全身投与が多くの場合第一選択となるが, 種々の免疫抑制剤, 近年は生物学的製剤 (抗CD20抗体) も使用される. Panらのグループは, 尋常性天疱瘡の病変部にTLS類似構造が存在すること, またそこにはcentroblasts, plasmablasts, plasma cellsなど, B細胞のさまざまな分化段階の細胞が存在していること, BLIMP-1, IRF4, BLC-6などのB細胞分化関連転写因子が増加していることを報告した[10]. さらにその構造において, 病原性抗体産生のB細胞がクローナルに増殖していることを見出した. すなわち, 皮膚において自己抗体が産生され, 病態形成に寄与している可能性が示された. さらに近年になり, この皮膚でのTLS構造が, 尋常性天疱瘡における治療抵抗性と関連している可能性も報告されている. Kimらのグループは尋常性天疱瘡におけるTLSについて, Bulk RNAシークエンス, single cell RNAシークエンス, 多重免疫染色等の手法により解析を行った[11]. その結果, TLSは慢性的に続いた病変部 (4カ月程度) に形成されること, TLS内にはデスモグレイン特異的B細胞が存在し, またCXCL13産生CD4T細胞と制御性T細胞との相互作用がTLS形成に重要である可能性が示された. さらに, 症例数は少ないものの, TLSが形成された尋常性天疱瘡皮膚病変にステロイドを局所投与するとTLSが消失し, 治療反応性が改善することが示された. すなわち, 尋常性天疱瘡においてTLSは疾患の遷延・治療抵抗性につながること, 逆にTLS形成の阻害が治療につながる可能性が示された (図3).

6 細菌防御機構としてのTLSの役割

最後に, "非炎症病態下"での皮膚でのTLSの形成とその細菌防御機構としての意義について, 最近の研究を紹介する. Belkaidらのグループは, 表皮ブドウ球

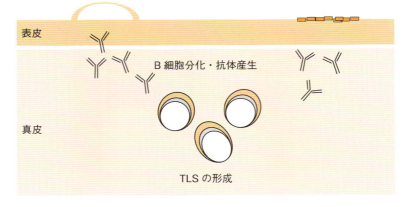

図3　TLS形成と皮膚疾患・皮膚恒常性維持の役割

菌の皮膚へのcolonizationはリンパ節における抗体産生（IgG1, IgG3）誘導のみならず，皮膚においてTLS形成を誘導し，制御性T細胞が濾胞T細胞に分化し，TLS内でIgG2b, IgG2c産生誘導を行い，細菌からの防御機構に決定的な役割を果たしていると，マウスを用いた研究から報告した[12]．ヒトで同様の現象が生じるかどうかは不明であるが，炎症によらずTLSが形成されうること，また細菌との共生メカニズムという観点からも，興味深い報告である．

おわりに

このように，従来リンパ節など二次リンパ組織でのみ生じると考えられていた現象が皮膚においても生じ，さまざまな病態形成，さらには皮膚の恒常性維持に寄与している可能性が示唆され，皮膚免疫は新展開を迎えている．したがってiSALT，TLSなど皮膚に生じる免疫の「場」の形成メカニズムの解明は，皮膚の新たな機能や皮膚疾患理解，ひいては新規治療戦略開発のために非常に重要な切り口と考えられる．このような観点からわれわれは現在，TLSの特徴の1つであるhigh endothelial venuleのマーカー（PNAd）を発現する特殊な血管（HEV-like vessels）について，その皮膚での形成機序と生理的意義について，研究を進めている．

文献

1) Kabashima K, et al：Nat Rev Immunol, 19：19-30, doi:10.1038/s41577-018-0084-5（2019）
2) Dainichi T, et al：Nat Immunol, 19：1286-1298, doi:10.1038/s41590-018-0256-2（2018）
3) Honda T, et al：J Invest Dermatol, 133：303-315, doi:10.1038/jid.2012.284（2013）
4) Natsuaki Y, et al：Nat Immunol, 15：1064-1069, doi:10.1038/ni.2992（2014）
5) Streilein JW：J Invest Dermatol, 80 Suppl：12s-16s, doi:10.1111/1523-1747.ep12536743（1983）
6) Schumacher TN & Thommen DS：Science, 375：eabf9419, doi:10.1126/science.abf9419（2022）
7) Pitzalis C, et al：Nat Rev Immunol, 14：447-462, doi:10.1038/nri3700（2014）
8) Kogame T, et al：Front Immunol, 12：733484, doi:10.3389/fimmu.2021.733484（2021）
9) Peske JD, et al：Nat Commun, 6：7114, doi:10.1038/ncomms8114（2015）
10) Zhou D, et al：J Invest Dermatol, 140：309-318.e8, doi:10.1016/j.jid.2019.07.717（2020）
11) Han D, et al：J Clin Invest, 133：e166357, doi:10.1172/JCI166357（2023）
12) Gribonika I, et al：Nature, doi:10.1038/s41586-024-08376-y（2024）

<著者プロフィール>

本田哲也：2000年京都大学医学部卒業．皮膚科医．京都大学大学院医学研究科皮膚科学講座，神経細胞薬理学講座，National Institutes of Health等を経て，'20年より現職．臨床・研究ともに専門は皮膚免疫・炎症．皮膚樹状細胞やT細胞などの免疫細胞機能に興味をもってきましたが，最近は表皮角化細胞による皮膚バリア制御機構にも興味をもっています．

第1章　皮膚の恒常性維持と破綻

3. ライブイメージングによる皮膚バリア恒常性維持機構の理解

福田桂太郎，天谷雅行

> 表皮最外層の角層，表皮顆粒層の角化細胞間に存在するタイトジャンクション（TJ）は，皮膚バリアとして機能する．これまで，角層・TJの解析方法は限られていたため，角層形成のための角化細胞死や角層が恒常性を維持するしくみについて未解明のことが多かった．しかし，ライブイメージング技術の進歩により，角化細胞が炎症を起こすことなくオルガネラを消失させるためには，細胞内Ca^{2+}が上昇し，ある一定時間後に起こる細胞内pHの酸性化が必要であること，角化細胞は死後もなお分化して角層pH三層構造を形成し，角層恒常性を維持することが明らかになった．

はじめに

　皮膚は，私たちの体を物理的な刺激や病原体の侵入から保護すると同時に，水分や栄養素の喪失を防ぐバリアとして機能し，生体の恒常性を保つ．皮膚は，表面から順に表皮，真皮，皮下組織の三層から構成される．表皮は，角化細胞が層状に重なった角化型重層扁平上皮組織であり，基底層で増殖した角化細胞が，有棘層，顆粒層，角層へと分化しながら上昇していくことで形成される（図1）[1]．

　表皮に存在する角層とタイトジャンクション（TJ）は，皮膚バリアとして機能する．顆粒層（SG）の角化細胞は表面から順にSG1，SG2，SG3細胞と名づけられ，SG2細胞間にTJは存在する（図1）．TJは，4回

[略語]
Asprv1：aspartic peptidase retroviral like 1
　（レトロウイルス様アスパラギン酸プロテアーゼ1）
DRP1：dynamin-related protein 1
　（ダイナミン関連タンパク質1）
KHG：keratohyalin granule
　（ケラトヒアリン顆粒）
KLK：kallikrein-related peptidase
　（カリクレイン関連ペプチダーゼ）
LC：Langerhans cell（ランゲルハンス細胞）
LEKTI：lympho-epithelial Kazal-type-related inhibitor（リンパ上皮Kazal型関連阻害因子）

SASPase：skin-specific retroviral-like aspartic protease（皮膚特異的レトロウイルス様アスパラギン酸プロテアーゼ）
SG：stratum granulosum（顆粒層）
TJ：tight junction（タイトジャンクション）
TRPA1：transient receptor potential ankyrin 1
　（一過性受容体アンキリン1）
TSLP：thymic stromal lymphoprotein
　（胸腺間質性リンパ球新生因子）
VFP：violet fluorescent protein
　（バイオレット蛍光タンパク質）

Power of intravital imaging to understand skin barrier homeostasis
Keitaro Fukuda/Masayuki Amagai：Laboratory for Skin Homeostasis, RIKEN-IMS/Department of Dermatology, Keio University School of Medicine（理化学研究所生命医科学研究センター皮膚恒常性研究チーム/慶應義塾大学医学部皮膚科学教室）

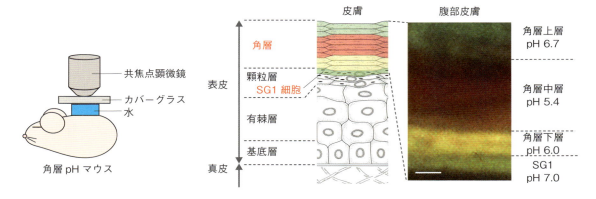

図1 角層pHライブイメージングによる角層pH三層構造
酸性のpHに高感受性のVenus（緑色）とpHに低感受性のmCherry（赤色）の融合タンパク質を発現した角層pHマウスの皮膚に水を垂らし，共焦点顕微鏡を用いて角層pHライブイメージングを行った結果，あらゆる部位の角層は弱酸性（pH 6.0）-酸性（pH 5.4）-中性（pH 6.7）と分化し，三層構造を形成することが明らかになった．スケールバーは1μm．文献9をもとに作成．

膜貫通タンパク質のClaudin-1が細胞膜上で重合して形成されるTJストランドとよばれる構造をつくり，隣接する細胞のTJストランド同士がジッパーのように結合し，細胞膜間を密着させ，細胞間を通る物質の移動を制限する[2]．皮膚最外層の角層は，死んだ角化細胞（角質細胞）と角層間脂質によって構成され，乾燥や物理的な損傷から身体を保護している．角層は，SG1細胞が，炎症を引き起こさずに核・ミトコンドリアなどのオルガネラが消失する特殊な細胞死を起こし，数層〜数十層の死細胞が堆積することで，形成される．死んだ細胞からなる角層だが，角層は自身の厚さを保つ機能や，皮膚バリア機能を有し，角層恒常性を維持することが可能である．これまで，角層や顆粒層の解析手法が限られていたため，角層形成におけるSG1細胞死や角層恒常性維持機構について多くの未解明な点が存在していた．しかし，ライブイメージング技術の進展により，これらの謎が徐々に解明されつつある．

1 角化細胞の機能的細胞死：コルネオトーシス

細胞死には，アポトーシス，ネクローシスなど多様な形態が存在するが，死後に残された細胞体は，核やミトコンドリアなど多くの起炎物質を含み，不要なものとして貪食細胞によって除去される．しかし，角化細胞は，炎症を引き起こすことなくオルガネラを消失させ，表皮顆粒層にて細胞死を遂げ，残された死後の細胞体は，バリア機能をもつ角層の形成に使用される．われわれは，独自にSG1細胞のカルシウムイオンおよびpHの挙動を可視化するプローブを開発し，SG1細胞が死に至る過程を解析した．その結果，SG1細胞死の過程において，細胞内のカルシウムイオン（Ca^{2+}）濃度が約1時間上昇した後（phase Ⅰ），Ca^{2+}濃度が高い状態で細胞内が酸性化する（phase Ⅱ）ことを発見した（図2）．この酸性化がないと，核の消失が起こらず，正常な角質細胞（corneocyte）に分化しなかった．表皮細胞死は，「死して機能する」機能的細胞死であり，今まで知られているアポトーシス，オートファジーとは異なる機序を有することから，コルネオトーシス（corneoptosis）と命名した[3]．

SG1細胞にはプロフィラグリンやロリクリンなどの疎水性タンパク質を含んだ，液-液相分離※1によって形成される細胞小器官ケラトヒアリン顆粒（KHG）が存在する．プロフィラグリンは，10〜12個のフィラグリンモノマーが結合したフィラグリンの前駆体で，ヒ

> **※1 液-液相分離**
> 細胞内で特定の分子が局所的に集まり，液体のような性質をもつ生体分子の凝集体（液滴）を形成する現象．よく振ったドレッシング瓶のなかの油滴のように，最初は分散していた小滴が素早く融合して，大きい液滴を形成する現象．

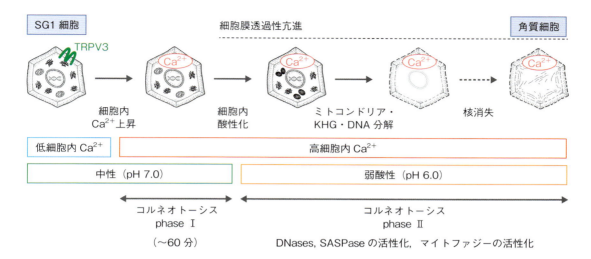

図2 SG1細胞死（コルネオトーシス）の過程
SG1細胞死は，細胞内カルシウムイオン濃度（Ca^{2+}）が約1時間上昇した後（phase I），細胞内Ca^{2+}が高いまま細胞内が酸性化する（phase II），2つのphaseからなる．Phase IIでは，DNases（DNase1L2, DNase2）やSASPase，マイトファジーが活性化することで，オルガネラが炎症を起こすことなく消失し，SG1細胞は角質細胞となる．文献3をもとに作成．

スチジンに富み，液－液相分離によりKHGの形成を促進させ，KHGの粘性を高める．また，プロフィラグリンは，細胞質内のケラチン1とケラチン10のネットワークと結合し，硬い細胞質網を形成する．これにより，KHG同士の融合が制限され，SG1細胞の構造が安定化することがわかっている[4]．ヒスチジンの生理学的酸解離定数（pK_a）は約6.1であり[5]，蛍光相分離プローブを用いたヒト角化細胞株を用いた研究で，pHが7.4から6.2に変化するとKHGが溶解し始め，プロフィラグリンが細胞質全体に拡散する[4]．このように拡散した細胞質内のプロフィラグリンをフィラグリンに分解する酵素が，レトロウイルス型アスパラギン酸プロテアーゼ（SASPase）で，至適pHは5.8であることが知られている[1,6]．さらに核のDNAを分解するDNase1L2およびDNase2も，酸性pHで最適な活性を示す[7]．ゆえに，コルネオトーシスphase IIにおける酸性化は，SASPase，DNase1L2，DNase2の作用を促進させ，細胞小器官の効率的な分解につながると考えられる．さらに最近，ヒト表皮の組織培養のライブイメージングにより，表皮上層の角化細胞は，ミトコンドリアに局在するオートファジー受容体のNIXの発現を上昇させ，GTPaseのDRP1を介してマイトファジー[※2]を誘導することで，ミトコンドリアの分解およびSG1細胞から角質細胞への転換が行われることが示された[8]．以上の結果から，コルネオトーシスphase IIでは，SASPase・DNase1L2・DNase2の活性化，マイトファジーの誘導が生じ，炎症を起こすことなくオルガネラが消失すると推察される（図2）．

2 角層：皮膚バリア防御の最前線

角化細胞がコルネオトーシスを経て角質細胞となり，そして数層から数十層の角質細胞（死細胞）が重なり合うことで角層が形成される．どのようにして角層は恒常性を維持するのか，そのメカニズムはこれまで明らかにされていなかった．コルネオトーシスにおいて細胞内のpHが酸性化することが重要であり，角層間脂質にはpHによって活性が調整される酵素が多く含まれていることから，われわれは，角層恒常性はpHによって維持されるという仮説を立てた．

> **※2 マイトファジー**
> ミトコンドリア選択的オートファジーのこと．オートファジーでは，隔離膜とよばれる膜小胞が伸長し，細胞質成分を包み込み，オートファゴソームを形成する．そして，オートファゴソームとリソソームが融合し，リソソーム内の加水分解酵素により細胞質成分は分解される．

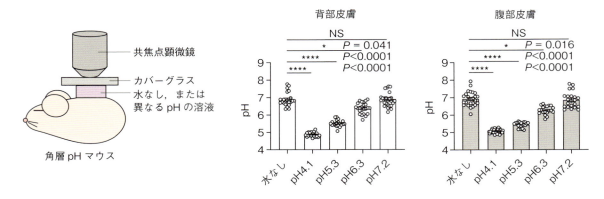

図3 角層上層は外部環境に応じてpHを変化させる
異なるpHの液体を角層pHマウスの皮膚につけると角層上層のpHは変化した．グラフは文献9より引用．

1）角層pH三層構造の発見

われわれは，角層のpH分布を明らかにするため，SG1細胞特異的に発現する酵素SASPaseの遺伝子（$Asprv1$）の片方のアレルに，酸性pHに対して高い感受性（蛍光が減弱する）をもつVenusと，酸性pHに対して低い感受性（蛍光が減弱しにくい）を示すmCherry（赤色蛍光タンパク質）を結合させ，異なる2波長の蛍光強度比によりpHの可視化と定量を実現したpHプローブのVenus-mCherryをノックインした$Asprv1^{VmC/+}$マウス（角層pHマウス）を作製し，角層のpHをライブイメージング解析した．その結果，角層pHは従来の中性から酸性へと徐々に変化するのではなく，SG1細胞は角質細胞となった後，弱酸性（pH 6.0）から酸性（pH 5.4），そして中性（pH 6.7）へと段階的に分化し，健常状態では体の部位にかかわらず，あらゆる角層でpH三層構造が維持されていることを明らかにした（**図1**）[9]．さらに，TJが角層pH三層構造に与える影響を調べるため，Claudin-1欠損角層pHマウスにおいて角層pHのライブイメージング解析を行った．その結果，角層pH三層構造が消失し，角層全体が中性化することが確認された．角層pH三層構造の形成には，正常に機能するTJの存在が不可欠であることが示唆された[9]．

2）角層pH上層は，外部環境に応じてpHを変化させる

角層pHに対する外部環境の影響を調べるため，異なるpHの緩衝液を角層pHマウスの皮膚につけ，角層pHを測定した．その結果，角層中層および角層下層のpHは一定に保たれたが，角層上層は，外部の環境に応じてpHが変動した．また，無菌角層pHマウスの角層pHを観察したところ，中性の角層上層は消失したが，皮膚細菌叢を有するSPFマウスと同居させたところ，1週間後には無菌角層pHマウスでも中性の角層上層が認められた．角層上層は外部環境のpHに順応し，さらに皮膚細菌叢により中性を呈することが示唆された（**図3**）[9]．

3）角層pH中層は，黄色ブドウ球菌の侵入を防ぐバリアとして機能する

角層pHマウスおよびアトピー性皮膚炎に類似した皮膚炎を発症させるMC903という薬剤を塗布した角層pHマウス（MC903皮膚炎マウス）の耳に，VFP（青紫色の蛍光タンパク質）を発現する黄色ブドウ球菌を塗布し，非炎症下と炎症（皮膚炎）下における角層pHと黄色ブドウ球菌の挙動を観察した．その結果，角層pHマウスでは既報通り，角層表面に黄色ブドウ球菌が認められた．しかし，角層上層に侵入し，角層上層と中層の境界面に定着する黄色ブドウ球菌も認められた．MC903皮膚炎マウスでは，黄色ブドウ球菌が，角層上層と中層の境界面で水平方向に増殖するものの，角層pHマウス同様，角層中層には侵入しないことを発見した．しかし，MC903皮膚炎マウスにアルカリ溶液を4日間塗布し，酸性の角層中層を中性化した後に，VFP発現黄色ブドウ球菌を塗布すると，黄色ブドウ球菌は角層中層を越えて，顆粒層まで侵入した．酸性の角層中層は，黄色ブドウ球菌などの病原体の侵入を防ぐバリアとして機能することが示唆された（**図4**）[9]．

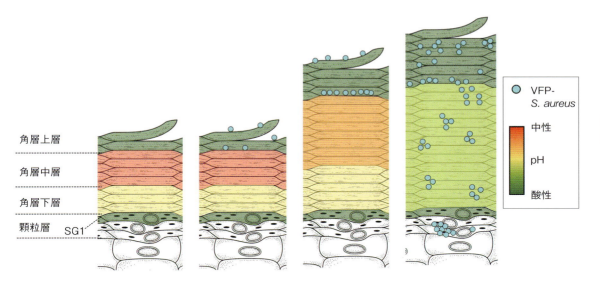

図4　角層中層は黄色ブドウ球菌の侵入を阻止するバリアとして機能する
健常皮膚にVFP発現黄色ブドウ球菌（VFP-*S. aureus*）を塗布したところ，VFP-*S. aureus*は角層上層表面および角層上層と中層の境界面に定着した．MC903を塗布して皮膚炎を起こした角層pHマウス（MC903皮膚炎マウス）にVFP-*S. aureus*を塗布した場合も，VFP-*S. aureus*は，角層上層と中層の境界面に定着し，水平方向に増殖した．しかし，アルカリ溶液塗布によって角層が中性化すると，VFP-*S. aureus*は角層全体および顆粒層へ侵入した．文献9をもとに作成．

4）角層pH三層構造の生物学的意義

　角層の厚みは，角化細胞が産生するタンパク質分解酵素のカリクレイン関連ペプチダーゼ（KLK）が，角質細胞の接着分子を分解し，角質細胞を剥離する（落屑する）ことで一定に保たれる．KLKの最適pHは7.8で，酸性下では酵素活性が低いこと，そして，KLKに結合してKLKの酵素活性を制御する因子のリンパ上皮Kazal型関連阻害因子（LEKTI）は，酸性の環境下でKLKから外れることが知られている[10]．数理モデルを用いて角層内のKLKの酵素活性を計算したところ，角層pH三層構造において，KLKは弱酸性を呈する角層下層で，LEKTIによって不活性化されていた．そして，酸性の角層中層で，LEKTIが外れるものの，KLKは不活性化の状態にあり，中性の角層上層でのみKLKは活性化した．角層pH三層構造は，皮膚表面でのみ落屑を促進させ，角層の厚みを一定に保つために適した構造であることが示唆された[9]．角層は単なる死んだ角化細胞が堆積した層ではなく，異なるpHをもつ三層構造を形成し，角層恒常性を維持することが明らかになった．

3 TJとランゲルハンス細胞との相互作用

　表皮には，角層とタイトジャンクション（TJ）による物理的な皮膚バリアに加え，ランゲルハンス細胞（LC）という免疫機能を有する皮膚バリアが存在する．LCは，自身の樹状突起を角層側（体外の方向）に向けて伸ばしており，健常状態では，ほとんどのLCの樹状突起の先端はTJバリアの内側にとどまっている．しかし，テープストリップなどの物理的刺激やIL-1，TNF-αといったサイトカインに曝露されると，LCは活性化し，樹状突起を伸ばす．これにより，樹状突起の先端がTJバリアとドッキングするか，あるいはTJバリアを越えて角層の底面にまで達する[11)12)]．LCは樹状突起の先端から抗原を取り込み，外来抗原を取り

込んだLCは，約48時間で表皮から真皮へ移動し，リンパ管を経てリンパ節に至る．そして，LCはT細胞に抗原提示を行い，Th2免疫を誘導する[13]．巧妙なことに，抗原取り込みを行う際には，SG2細胞とLCとの間に新たなTJバリアが形成され，TJバリアが漏れないしくみが構築される[14]．しかし，角層バリア機能が生まれつき脆弱な場合，LCを介した経路によるアレルギー感作が起こりやすくなる．実際，角層の重要な構成要素であるフィラグリンに変異をもつ尋常性魚鱗癬の患者では，健常者と比較して高頻度でアレルギー感作がみられ，アトピー性皮膚炎（AD）発症の主要なリスク因子の1つである．そして，AD病変部では，AD非病変部や健常皮膚と比較し，約5倍，TJバリアの外側まで樹状突起を延長したDC（樹状細胞）の数が多いことが報告されている[12]．このほか，①角層およびTJの機能が低下すると，角化細胞がアレルゲンや病原体に曝露された際に，角化細胞はケモカイン（CCL1，CCL2，CCL5，CCL11，CCL13，CCL17，CCL18，CCL20，CCL26，CCL27），アラーミン（TSLP，IL-18，IL-25，IL-33）を放出し，免疫細胞（T細胞，ILC2，好酸球，肥満細胞，好塩基球，単球，LC，樹状細胞）の皮膚への浸潤を促進させる．②さらにアラーミンは，ILC2，Th2細胞，好塩基球より2型炎症のサイトカイン（IL-4，IL-13，IL-31，IL-33，TSLP）の放出を促す[15]～[19]．③またIL-4，IL-13はフィラグリン，Claudin-1のタンパク質発現を低下させる．この一連の反応により，角層とTJのバリア機能はさらに低下し，よりアレルゲンおよび病原体の透過性が亢進する[19]．このように角層とTJのバリア機能が低下している状況下で，皮膚炎が生じると，炎症はポジティブフィードバックによって増悪していくことがわかっている[20]．

4 TJと感覚神経との相互作用

表皮内に存在する感覚神経は感覚知覚において重要な役割を担い，外部からの刺激に応答して脳に信号を送る．健常皮膚では，表皮神経終末はTJの下で頻繁に伸長と収縮をくり返す．さらに，表皮神経終末は新しくできたTJとの交差点で局所的な剪定を受けることによりTJの下にとどまる[21]．しかし，炎症が生じると，剪定プロセスに異常が発生し，神経終末がTJの外側に伸びたままとなる．この突出した部分が感覚神経の異常な活性化とかゆみの引き金になることが明らかになった．また，TRPA1というイオンチャネルの阻害によって，この感覚神経の異常な活性化とかゆみの両方が抑制されることが示された[21]．皮膚炎におけるかゆみのメカニズムの一端が解き明かされた．TJは皮膚バリアの完全性と恒常性を維持する重要な制御中枢であることが示唆された．

おわりに

角層の内側には角層pH三層構造の形成に必須のTJが存在している．表皮は，その構成細胞がターンオーバーすることで皮膚バリアを常に新しい状態に保つとともに，ターンオーバーの過程でバリアが漏れないようにする精緻な機構を備えている．さらに，TJバリアとランゲルハンス細胞，TJバリアと末梢神経との相互作用を通じて，皮膚バリアは免疫系および神経系と動的に連携し，皮膚を介して外部環境をモニタリングするしくみを形成している．ゆえに，これらのしくみによって実現される外敵の侵入に備える経皮免疫機構，外敵を検出する神経反応，そして排除する炎症反応を理解することで，炎症性皮膚疾患に対する新規治療戦略の開発に進展することが期待される．

文献

1）Matsui T & Amagai M：Int Immunol, 27：269-280, doi:10.1093/intimm/dxv013（2015）
2）Kubo A, et al：J Clin Invest, 122：440-447, doi:10.1172/JCI57416（2012）
3）Matsui T, et al：Proc Natl Acad Sci U S A, 118：e2020722118, doi:10.1073/pnas.2020722118（2021）
4）Quiroz FG, et al：Science, 367：eaax9554, doi:10.1126/science.aax9554（2020）
5）Mackay JA, et al：Biomacromolecules, 11：2873-2879, doi:10.1021/bm100571j（2010）
6）Matsui T, et al：EMBO Mol Med, 3：320-333, doi:10.1002/emmm.201100140（2011）
7）Shiokawa D & Tanuma S：Biochemistry, 40：143-152, doi:10.1021/bi001041a（2001）
8）Simpson CL, et al：Cell Rep, 34：108689, doi:10.1016/j.celrep.2021.108689（2021）
9）Fukuda K, et al：Nat Commun, 15：4062, doi:10.1038/s41467-024-48226-z（2024）
10）Miyai M, et al：J Invest Dermatol, 134：1665-1674, doi:10.1038/jid.2014.3（2014）

11) Kubo A, et al：J Exp Med, 206：2937-2946, doi:10.1084/jem.20091527（2009）

12) Yoshida K, et al：J Allergy Clin Immunol, 134：856-864, doi:10.1016/j.jaci.2014.08.001（2014）

13) Ouchi T, et al：J Exp Med, 208：2607-2613, doi:10.1084/jem.20111718（2011）

14) Yokouchi M, et al：Elife, 5：e19593, doi:10.7554/eLife.19593（2016）

15) Kim BS, et al：J Immunol, 193：3717-3725, doi:10.4049/jimmunol.1401307（2014）

16) Mashiko S, et al：J Dermatol Sci, 88：167-174, doi:10.1016/j.jdermsci.2017.07.003（2017）

17) Hardman CS, et al：Sci Immunol, 2：eaan5918, doi:10.1126/sciimmunol.aan5918（2017）

18) Leyva-Castillo JM, et al：Nat Commun, 4：2847, doi:10.1038/ncomms3847（2013）

19) Beck LA, et al：JID Innov, 2：100131, doi:10.1016/j.xjidi.2022.100131（2022）

20) Yokouchi M, et al：J Dermatol Sci, 77：28-36, doi:10.1016/j.jdermsci.2014.11.007（2015）

21) Takahashi S, et al：Sci Rep, 9：8625, doi:10.1038/s41598-019-44866-0（2019）

＜著者プロフィール＞

福田桂太郎：2005年慶應義塾大学医学部卒業．'07年，同大学皮膚科学教室（慶應皮膚科）に入局．メラノーマの転移機構の研究に従事した後，'16年よりマサチューセッツ大学医学部皮膚科ジョン・ハリス研究室でポスドクとして，皮膚がん免疫や尋常性白斑の研究に従事．'19年に帰国．'21年より，理化学研究所と慶應皮膚科を兼務しながら，角層やコルネオトーシスなどの皮膚バリアおよび皮膚がんの研究を行っている．

天谷雅行：1985年慶應義塾大学医学部卒業．'89年医学博士．'89〜'92年米国NIH留学．'96年慶應義塾大学医学部皮膚科専任講師，2005年同教授．'17〜'21年慶應義塾大学医学部長．'21年より慶應義塾常任理事（研究担当）．'13年より理化学研究所統合生命医科学研究センター チームリーダーを兼務．National Academy of Medicine（米国）国際会員（'16〜），日本学術会議会員（24〜25期）．専門は皮膚科学，免疫学．

第1章　皮膚の恒常性維持と破綻

4. 皮膚細菌叢が皮膚疾患に与える インパクト

玉井昌和，松岡悠美

> 皮膚常在菌叢は宿主の皮膚免疫系のバランスを保つ不可欠な役割を担っており，皮膚菌叢の乱れがさまざまな皮膚疾患の発症や増悪の原因となることが近年明らかとなってきている．特にアトピー性皮膚炎においては *Staphylococcus aureus* を中心として細菌による疾患の発症・増悪の機序解明が進んでいる．*S. aureus* の Agr クオラムセンシングシステムはアトピー性皮膚炎発症・増悪に重要な役割を果たすと考えられており，こちらをターゲットとした治療戦略の試みも始まっている．

はじめに

　人体最大の臓器である皮膚は，ヒトの健康を維持するうえで非常に重要な役割を果たしている．皮膚は細菌やウイルス，その他の病原性微生物などの有害な微生物や物質から人体を守る物理的な障壁であるのと同時に，その表面には細菌，真菌，ウイルス，その他の原生生物などからなる多様な微生物の集団が存在し，これらは互いに干渉し合いながら微生物叢を形成している．近年，次世代シークエンサーを用いた16Sリボソーム RNA 菌叢解析などを皮切りとした技術の進歩

により，主に腸管，皮膚，口腔内などの菌叢解析がさかんに行われてきた．これらの解析により，人体に存在する細菌叢が正常免疫構築において重要な役割を果たすことや，細菌叢の乱れ（dysbiosis）が疾患の発症や増悪に寄与しているといった新たな知見が得られている．本稿では，皮膚細菌叢が皮膚疾患に与える影響について，筆者らのグループがこれまで研究対象としている黄色ブドウ球菌（*Staphylococcus aureus*）とアトピー性皮膚炎（atopic dermatitis，以下 AD）の関連を中心に概説する．

1 皮膚常在細菌叢と皮膚免疫

　成人の皮膚は毛包やエクリン汗腺，アポクリン汗腺，皮脂腺内の上皮を含めると表面積としておよそ30 m^{2}に達するとされ，そこには多様な常在微生物が存在し，

[略語]
AD：atopic dermatitis（アトピー性皮膚炎）
CoNS：coagulase negative *Staphylococcus*（コアグラーゼ陰性ブドウ球菌）
QS：quorum sensing（クオラムセンシング）

The impact of the skin microbiota on skin diseases
Masakazu Tamai[1] /Yumi Matsuoka[2] ：Department of Dermatology, Osaka University Graduate School of Medicine[1] /Cutaneous Allergy and Host Defense, Immunology Frontier Research Center, Osaka University[2]（大阪大学大学院医学系研究科皮膚科学教室[1] /大阪大学免疫学フロンティア研究センター皮膚アレルギー生体防御学[2]）

1 cm^{2}あたり10^{6}個ほどの細菌が確認されている[1) 2)]. 新生児の皮膚細菌叢は主に分娩時に獲得され，その構成は分娩様式によって異なる．経腟分娩で生まれた新生児は，母体の腟微生物叢に近い特徴を有しているが，帝王切開で生まれた新生児は母体の皮膚細菌叢に近い特徴を示す[3)]．こうした差異は，その後の皮膚細菌叢および免疫系の発達に長期的な影響を及ぼす可能性が報告されており，周産期からの微生物環境の重要性が認識されている．成長に従い皮膚細菌叢は徐々に変動し，思春期には特に皮脂腺が発達する領域で大きな変化が起こり，成人では比較的安定した状態に落ち着く[4) 5)]．このような過程を経て得られた正常な皮膚細菌叢は，宿主の免疫系の形成において重要な役割を担う[6)]．ヒトの皮膚は新生児期から成人期にかけてメモリー制御性T細胞を段階的に獲得し，常在細菌に対する免疫寛容を得る．マウス新生仔において皮膚常在菌の代表種である*Staphylococcus epidermidis*がコロニー形成すると，CD4$^+$制御性T細胞が皮膚に移動し，常在菌に対する免疫寛容が生じることが報告されている[7) 8)]．さらに*S. epidermidis*は，皮膚上において病原性微生物に対する防御機構を担うIL-17A$^+$ CD8$^+$ T細胞の誘導を促進し，*Candida albicans*や*Leishmania major*などの病原体に対する自然免疫を強化する[7) 9)]．*Staphylococcus*属のうち，*S. epidermidis*，*S. hominis*は，ヒト皮膚に常在する代表的なコアグラーゼ陰性ブドウ球菌（coagulase negative *Staphylococcus*，以下CoNS）であり，*S. aureus*などの病原細菌を標的とした抗菌ペプチドを産生する[10)]．加えて，常在性*Staphylococcus*は宿主を刺激して病原性微生物の排除を助けるβ-ディフェンシン-2などの抗菌ペプチドを産生させる働きもすることが報告されている[11)〜14)]．また，皮膚上の*Staphylococcus*属による抗菌ペプチド産生制御だけでなく，従来，ざ瘡で中心的な役割を果たす悪玉菌として考えられていた*Cutibacterium*（旧*Propionibacterium*）*acnes*が放出する代謝産物が皮膚バリア機能や免疫反応を強化する可能性も報告されており，皮膚細菌叢全体としての総合的な機能が見直されている[15)]．

2 皮膚細菌叢と皮膚疾患

皮膚常在細菌叢と皮膚疾患のかかわりについてはこれまでさまざまな報告がある．しかし，それらの多くは疾患の患者と健常人との比較で皮膚細菌叢に変化があることを指摘するものであった．つまり皮膚細菌叢の変化が疾患による単なる結果をみているものなのか，それとも疾患の原因や病態形成に関与しているかは正しく解析されてこなかった．近年，研究技術の進歩により，この側面から疾患解析が見直されるようになり，AD，尋常性乾癬，尋常性ざ瘡などで皮膚細菌叢が疾患の発症や増悪に関連することが示されてきた．特にADにおいては，その発症や増悪に皮膚細菌叢の乱れ（dysbiosis）がかかわっていることが明確になっており，新たな治療介入のポイントとしても注目を集めている．ADについては後の項で詳しく述べ，この項では尋常性乾癬と尋常性ざ瘡（にきび）における皮膚細菌叢のかかわりについて概説する．

1) 尋常性乾癬

尋常性乾癬と皮膚細菌叢のかかわりについては，これまで尋常性乾癬の病変部において健常部と比して細菌の多様性が低下し*Streptococcus*属や*Staphylococcus*属の増大，*Cutibacterium*属の減少が認められること，そして真菌の割合の増大，特に*Candida albicans*の割合が増加していることが報告されている[16)]．微生物が乾癬を増悪させるメカニズムについては，例えば乾癬病変部では*Streptococcus pyogens*由来のスーパー抗原を認識するT細胞の割合が増加していることが示されている[17)]．他にも*C. albicans*を定着させたマウス皮膚にイミキモドを用いて乾癬様皮膚炎を誘発すると，*C. albicans*由来の抗原により誘導されるIL17産生CD4$^+$エフェクターT細胞の増加と，好中球の皮膚浸潤によるneutrophil extracellular traps（NETs）形成が皮膚炎の悪化に貢献することが報告されている[18)]．他にも*S. aureus*によるTh17炎症の亢進や*Malassezia*属による好中球の活性化が乾癬の皮疹の増悪に関連しているとの報告もある[16)]．

2) 尋常性ざ瘡

尋常性ざ瘡の発症や増悪にはホルモンバランスや脂質代謝の異常による皮脂の過剰産生や角化異常と，*C. acnes*を中心とした細菌の増殖とそれによる炎症の誘発

を中心として，複雑にさまざまな因子が関与して発症する．尋常性ざ瘡の患者の皮膚細菌叢は*C. acnes*を中心に研究が行われており，健常者と患者の間で菌叢を構成する細菌の種類の変化よりもむしろ，活性化し病原性を示す*C. acnes*の株の割合が異なる可能性があることが示されてきている[19]．病原性の高い*C. acnes*はバイオフィルムを形成する能力がより高いことや，Christie-Atkins-Munch-Petersen（CAMP）因子の発現や活性酸素の生成を通して宿主の炎症性サイトカインを誘導し，ざ瘡の悪化に寄与する．尋常性ざ瘡患者においてはこのような病原性の高い*C. acnes*の株が相対的に増えていることが報告されている[20]．

3 アトピー性皮膚炎における皮膚細菌叢の重要性

ADは，表皮バリア異常やアトピー素因などの遺伝的背景に加え，衛生仮説[※1]に代表される環境因子の相互作用で発症するとされる．このような環境要因の1つが皮膚細菌叢のdysbiosisであると考えることもできる．

1）アトピー性皮膚炎におけるdysbiosisの特徴

1960年代の初期の研究で，AD患者の病変部に*S. aureus*が存在することがすでに明らかになっていた[21]．また，1974年には感染徴候がない症例でもAD患者の病変部にかなりの量の*S. aureus*が検出されたと報告された[22]．このようにAD患者の皮膚のdysbiosis自体は近年明らかになったものではなく，古くから知られていた．最近の次世代シークエンサーを用いた解析によって，AD患者の病変部では菌叢の多様性の低下や*Staphylococcus*属の増加を特徴とするdysbiosisが起こり[23]，健常者の皮膚には定着しない*S. aureus*のコロニー形成や，*S. epidermidis*の異常増殖がしばしばみられることがわかってきた[24) 25]．AD病変部に*S. aureus*を保有する人の割合は報告によって異なるが，AD患者を対象とした95の観察研究のメタアナリシスによると，AD

患者の*S. aureus*保有率はおよそ70％であり，疾患の重症度とともに増加すると報告されている[26]．さらに*S. aureus*は変異を起こしながらヒト皮膚に適応し，家族内で世代を超えて引き継がれることも指摘されており，これがADの遺伝性に一役買っている可能性もある[27) 28]．

常在細菌叢に存在する*S. epidermidis*はセリンプロテアーゼであるEspの産生により，*S. aureus*によるバイオフィルム形成を阻害し定着を防ぐことで常在細菌叢を安定させるという善玉菌としての役割が報告されている[29]．一方では，AD患者の病変皮膚においてEcpAを産生する*S. epidermidis*が増加し皮膚炎に寄与することも報告されている[30]．ADにおける*S. epidermidis*の病原性は*S. aureus*の病原性ほど確立されておらず，増殖する菌株によって異なることも指摘されており[28]，いまだ議論が残る．

ADでは細菌以外の微生物の関与も報告されている．皮膚常在真菌で最も一般的にみられる*Malassezia*属のコロニー形成がADの重症度とともに増加することが報告され，*Malassezia*のタンパク質抗原が炎症性サイトカインの産生を亢進させることによってADの皮疹の増悪にかかわっていることが指摘されている[31]．

2）*S. aureus*がアトピー性皮膚炎を増悪させるメカニズムの解明

*S. aureus*はさまざまな病原因子によってADを増悪させることが報告されている．そのなかでも重要な役割を果たすのがaccessory gene regulator（*agr*）と呼称される遺伝子群によって制御されるクオラムセンシング（quorum sensing，以下QS）システム[※2]であり，*S. aureus*はこのシステムを用いて自身の菌の生息密度を感知し毒素の産生をコントロールしている[32]．われわれのグループは*S. aureus*のAgr-QSの下流で発現するδ-toxin（phenol-soluble modulin γ：PSMγ）やPSMαといった毒素がADの皮膚症状を悪化させることを明らかにしてきた[33) 34]．具体的にはδ-toxinはマ

※1　衛生仮説

幼少期における微生物や寄生虫などへの十分な曝露がないと，免疫系の発達が適切に進まず，免疫応答をアレルギー優位に傾ける結果，アレルギー性疾患のリスクが高まるとする考え方．

※2　Agr-QSシステム

Agr-QSシステムは，黄色ブドウ球菌が自身の生息密度を検知し，病原因子の発現などを制御するしくみ．フェロモン様の自己誘導ペプチドの産生と検知により病原因子発現を促す．病原体の競合，適応に重要なシステムであることが知られている．

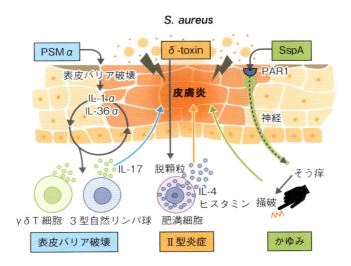

図1　S. aureusによる皮膚炎の増悪の機序
S. aureusから分泌されるPSMαをケラチノサイトは感知し，Myd88を介してアラーミンとしてIL-1αやIL-36αを放出する．それによってγδT細胞やILC3によるIL-17産生が誘導され皮膚炎を惹起する．一方，δ-toxinは肥満細胞の脱顆粒を誘導し，Th2型の皮膚炎症誘導に寄与する．V8プロテアーゼ（SspA）は，末梢神経のPAR1を介して皮膚のかゆみを引き起こし，宿主の掻破行動を介して皮膚バリアにダメージを与える．

スト細胞の脱顆粒を引き起こすことでTh2炎症を引き起こし[33]．PSMαは表皮バリア破壊を引き起こすことで，ケラチノサイトからのアラーミンであるIL-1αおよびIL-36αなどのサイトカインの放出を誘導し，IL-17依存性の皮膚炎を惹起することを示した[34]．

最近の研究では，S. aureusのAgr-QS下流のV8プロテアーゼ（SspA）がかゆみの発生において重要な役割を果たしていることが報告されている．このプロテアーゼは，神経系のPAR1受容体を介してかゆみを誘発することがわかっており，自発的なかゆみやアロネーシス（痒覚過敏）が動物モデルで誘発されることが確認された．また，AD患者の病変部では，S. aureus由来のSspAが高発現していることが確認されている．このことは，SspAがかゆみを引き起こす主要な因子の1つであり，ADの症状悪化に寄与していることを強く示唆している[35]．

これらの研究成果により，S. aureusがADの3つの重要な病態であるTh2免疫と表皮バリア破壊，かゆみ，そのすべてをAgr-QSの活性化により悪化させることが判明した（図1）．

3）S. aureusとアトピー性皮膚炎発症の関連の探索

S. aureusがADを悪化させることが明らかとなってきた一方で，なぜS. aureusがADの皮膚に偏って存在し，健常な皮膚にはほとんど存在しないのかは不明であった．そこで，われわれは日本人乳児の生後1カ月と6カ月の頬からS. aureusを時系列的に取得するコホート研究を実施し，生後6カ月の時点でS. aureusが皮膚に定着している乳児ではAD発症のリスクが有意に高くなることを見出した．さらに，これらの乳児から得られた株の全ゲノムシークエンスを行い，健常群とAD群で変異を比較するとagr領域がAD群では保存されている一方で，健常群では機能喪失型の変異が皮膚定着中に獲得されやすくなっていた．さらにマウスモデルを用いてAgr-QSシステムがS. aureusの皮膚生着に重要かを検討すると，S. aureusのagr欠損株は野生型に比して皮膚から排除されていくことが明らかとなり，乳幼児期のADの発症にもagr領域の維持が重要な役割を果たすことが明らかになった[36]（図2）．

4 皮膚細菌叢をターゲットとしたアトピー性皮膚炎治療

皮膚細菌叢が疾患の増悪，発症に寄与することが明らかになるなかで，皮膚細菌叢をターゲットとした治

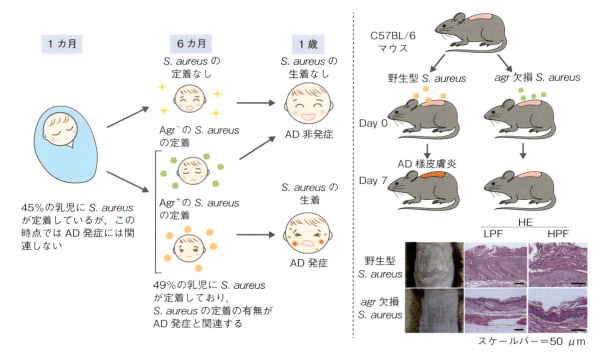

図2 AD乳児におけるS. aureusの皮膚コロニー形成にAgr-QSシステムが果たす役割
ADの発症リスクは，6カ月時点でS. aureusが定着していた乳児で有意に高かった．S. aureusのagr変異は，ADを発症しなかった健常乳児の株で認めた一方で，ADを発症した乳児では同定されなかった．マウスモデルにより，Agr-QSシステムがAD様炎症の発症に重要な役割を果たしていることが明らかになった．マウスの写真および病理組織画像は文献36より引用．

療および予防法の探索も始まっている．

　ADの治療においては，当初S. aureusの除菌を目的とした抗菌薬やブリーチバスによる治療が試みられたがあまり効果的ではなく，むしろさらなるdysbiosisや多剤耐性菌出現のリスクを高めることがわかった．そこで現在，よりS. aureusに特異的に効果のある治療が求められており，Agr-QSが治療標的として研究者の注目を集めている．例えば，われわれのグループでも炎症性皮膚疾患マウスモデルにおいて，Agr-QS阻害剤がS. aureusの病原性を抑制し，皮膚炎症を抑制することを報告している[37]．現在Agr-QS抑制効果を含むプロバイオティクスの試みとしてS. aureusに対する競合菌を利用した新規治療法が開発中である．第Ⅰ相臨床試験において，S. aureusへの直接的な抗菌作用とAgr-QS抑制効果の双方を有するS. hominisのShA9株をAD患者の病変皮膚に1週間塗布することで，S. aureus増殖の抑制，dysbiosisの是正，局所湿疹の改善などの効果が示された[38]．さらに，小規模な臨床試験では，AD患者からCoNSを採取し，自家移植により病変部に再導入することで病原性S. aureusを競合的に抑制・駆除し，皮膚症状の改善を認めたことが報告されている[39]．これらの知見から，病原性の高い菌に対してAgr-QSを中心に競合する常在菌や阻害する化合物を用いることは，AD症状の改善戦略として大きな可能性を示しているが，依然その効果は試験段階で限定的なものであり，何らかのさらなる工夫が臨床応用には必要であろう．

　また，われわれのグループでは乳児期のAD予防法および新たな発症バイオマーカーの探索を行っている．保湿剤を用いたスキンケア介入コホートにおいて，出生直後からの皮膚細菌叢を経時的に採取し，種々の臨床アウトカムと比較解析を行った．すると，生後3日目の時点におけるStreptococcus属の増加と，C. acnesの減少というdysbiosisが，1歳時でのAD発症に関連していることが明らかとなった．また興味深いことに新生児期にみられるこのAD発症に関連するdysbiosis

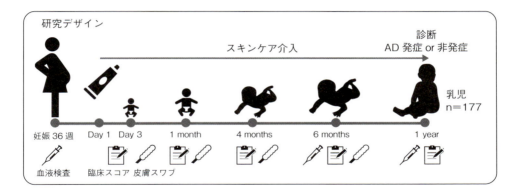

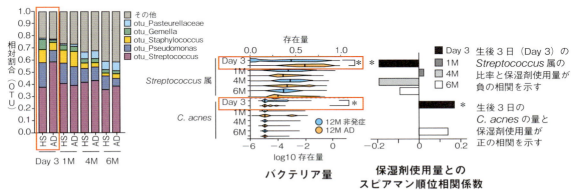

図3 新生期の皮膚dysbiosisがAD発症に及ぼす影響
乳児に対し,出生直後からスキンケア介入コホートを行った.AD群で生後3日目の時点における有意な*Streptococcus*属の増加と,*C. acnes*の減少を認めた.生後3日目において*Streptococcus*属は保湿剤の使用量と負の相関,*C. acnes*は保湿剤の使用量と正の相関を示した.菌叢解析,相関解析の図は文献40より引用.

は保湿剤の適切な使用によって改善可能であるという結果から,保湿剤の適切な使用がプレバイオティクス的に作用し,AD発症のリスクを低減できる可能性を示したと考えている[40].これらの結果は,新生児期のdysbiosisは乳児期のAD発症の新たなバイオマーカーとして有用であるとともに,細菌叢を介した皮膚微小環境の改善が新たなAD予防法につながっていく可能性が示された(図3).

おわりに

皮膚微生物叢が皮膚疾患に与えるインパクトが近年の研究で徐々に明らかとなっている.皮膚微生物叢と疾患に関する研究は,両者の関連が解き明かされるフェーズから,治療や予防法への応用のフェーズへと着々と歩みを進めている.わが国においては,腸内細菌に関しては発酵食品や乳酸菌飲料をはじめとしてプロバイオティクス的な試みが経験的に古くから実践されてきており,皮膚についても,この分野において世界をリードする研究を行う素地は十分あると考える.今後,発症の予防が難しい疾患や,寛解が得られにくい疾患において皮膚細菌叢をターゲットとした治療が大きな解決策となることを期待している.

文献

1) Belkaid Y & Segre JA：Science, 346：954-959, doi:10.1126/science.1260144（2014）
2) Gallo RL：J Invest Dermatol, 137：1213-1214, doi:10.1016/j.jid.2016.11.045（2017）
3) Mueller NT, et al：Trends Mol Med, 21：109-117, doi:10.1016/j.molmed.2014.12.002（2015）
4) Oh J, et al：Genome Med, 4：77, doi:10.1186/gm378（2012）
5) Si J, et al：BMC Genomics, 16：992, doi:10.1186/s12864-015-2131-y（2015）

6) Chen YE, et al：Nature, 553：427-436, doi:10.1038/nature25177（2018）

7) Naik S, et al：Nature, 520：104-108, doi:10.1038/nature14052（2015）

8) Scharschmidt TC, et al：Immunity, 43：1011-1021, doi:10.1016/j.immuni.2015.10.016（2015）

9) Belkaid Y, et al：J Immunol, 168：3992-4000, doi:10.4049/jimmunol.168.8.3992（2002）

10) Byrd AL, et al：Nat Rev Microbiol, 16：143-155, doi:10.1038/nrmicro.2017.157（2018）

11) Nagy I, et al：Microbes Infect, 8：2195-2205, doi:10.1016/j.micinf.2006.04.001（2006）

12) Gallo RL & Hooper LV：Nat Rev Immunol, 12：503-516, doi:10.1038/nri3228（2012）

13) Zipperer A, et al：Nature, 535：511-516, doi:10.1038/nature18634（2016）

14) Nakatsuji T, et al：Sci Transl Med, 9：eaah4680, doi:10.1126/scitranslmed.aah4680（2017）

15) Lesiak A, et al：Front Immunol, 15：1502242, doi:10.3389/fimmu.2024.1502242（2024）

16) Lewis DJ, et al：Clin Dermatol, 37：160-166, doi:10.1016/j.clindermatol.2019.01.011（2019）

17) Leung DY, et al：J Clin Invest, 96：2106-2112, doi:10.1172/JCI118263（1995）

18) Hurabielle C, et al：Proc Natl Acad Sci U S A, 117：16465-16474, doi:10.1073/pnas.2003022117（2020）

19) Fitz-Gibbon S, et al：J Invest Dermatol, 133：2152-2160, doi:10.1038/jid.2013.21（2013）

20) Sánchez-Pellicer P, et al：Microorganisms, 10：1303, doi:10.3390/microorganisms10071303（2022）

21) Selwyn S：Br J Dermatol, 75：26-28, doi:10.1111/j.1365-2133.1963.tb13529.x（1963）

22) Leyden JJ, et al：Br J Dermatol, 90：525-530, doi:10.1111/j.1365-2133.1974.tb06447.x（1974）

23) Tay ASL, et al：J Allergy Clin Immunol, 147：1329-1340, doi:10.1016/j.jaci.2020.09.031（2021）

24) Kong HH, et al：Genome Res, 22：850-859, doi:10.1101/gr.131029.111（2012）

25) Byrd AL, et al：Sci Transl Med, 9：eaal4651, doi:10.1126/scitranslmed.aal4651（2017）

26) Totté JE, et al：Br J Dermatol, 175：687-695, doi:10.1111/bjd.14566（2016）

27) Key FM, et al：Cell Host Microbe, 31：593-603.e7, doi:10.1016/j.chom.2023.03.009（2023）

28) Saheb Kashaf S, et al：Cell Host Microbe, 31：578-592.e6, doi:10.1016/j.chom.2023.03.010（2023）

29) Iwase T, et al：Nature, 465：346-349, doi:10.1038/nature09074（2010）

30) Cau L, et al：J Allergy Clin Immunol, 147：955-966.e16, doi:10.1016/j.jaci.2020.06.024（2021）

31) Glatz M, et al：Acta Derm Venereol, 95：191-196, doi:10.2340/00015555-1864（2015）

32) Tamai M, et al：Front Cell Infect Microbiol, 13：1178650, doi:10.3389/fcimb.2023.1178650（2023）

33) Nakamura Y, et al：Nature, 503：397-401, doi:10.1038/nature12655（2013）

34) Nakagawa S, et al：Cell Host Microbe, 22：667-677.e5, doi:10.1016/j.chom.2017.10.008（2017）

35) Deng L, et al：Cell, 186：5375-5393.e25, doi:10.1016/j.cell.2023.10.019（2023）

36) Nakamura Y, et al：Sci Transl Med, 12：eaay4068, doi:10.1126/scitranslmed.aay4068（2020）

37) Nakagawa S, et al：Antibiotics (Basel), 9：149, doi:10.3390/antibiotics9040149（2020）

38) Nakatsuji T, et al：Nat Med, 27：700-709, doi:10.1038/s41591-021-01256-2（2021）

39) Nakatsuji T, et al：JAMA Dermatol, 157：978-982, doi:10.1001/jamadermatol.2021.1311（2021）

40) Aoyama R, et al：Allergy, 79：1618-1622, doi:10.1111/all.16095（2024）

＜筆頭著者プロフィール＞

玉井昌和：2018年3月，大阪大学医学部医学科を卒業後，'20年4月，大阪大学大学院医学系研究科皮膚科学教室に入局．'22年より同大学大学院入学，大学院生として松岡悠美教授のもとで研究活動に従事中．

第1章 皮膚の恒常性維持と破綻

5. メラノソームの形成・輸送のしくみとその破綻による遺伝性疾患

福田光則

> 皮膚や毛髪の色を規定するメラニンは，皮膚の基底層や毛球に存在するメラノサイトで合成されている．メラノサイトはメラノソームとよばれる特殊な細胞小器官をもち，その内部でメラニンの合成と貯蔵を行っている．成熟したメラノソームはメラノサイトの細胞辺縁部まで輸送された後，隣接するケラチノサイトや毛母細胞に受け渡されることで，皮膚や毛髪へのメラニンの沈着が起こる．本稿では，皮膚や毛髪の暗色化を司るメラノソームの形成・輸送の分子機構を概説し，それらの破綻による白皮症を伴う遺伝性疾患について紹介する．

はじめに

　メラニンは私たちの皮膚や毛髪の色合いを決める色素で，メラノサイトとよばれる皮膚の基底層や毛球に存在する特殊な色素細胞でのみ合成されている．メラノサイトは，リソソームと一部共通の性質を有するメラノソームとよばれる特殊な細胞小器官（リソソーム関連オルガネラ[※1]の一種）をもち，その内部でメラニンの合成・貯蔵の役割を担っている[1]．紫外線などの刺激によって表皮のメラノサイトは活性化され，メラノソームの形成・成熟が核周辺で促進される．メラノ

ソームの形成は段階的に行われ，形態学的に4つのステージ（ステージⅠ～Ⅳ）に分類されている（**図1**，「①メラノソームの形成・成熟」）．黒く成熟したメラノソームは，細胞骨格に沿って細胞辺縁部（樹状突起の先端部）まで輸送された後（**図1**，「②メラノソームの輸送」），隣接するケラチノサイトに受け渡される（**図1**，「③メラノソームのケラチノサイトへの転移」）．ケラチノサイトに取り込まれたメラノソームは，最終的に核の上部まで輸送され，メラニンキャップを形成することで有害な紫外線から核（DNA）を保護する役割を担う．このように，メラニンの合成場所（メラノサイト）と沈着場所（ケラチノサイトあるいは毛母細胞）が全く異なるため，皮膚や毛髪の暗色化には適切なメラノソームの形成・輸送・転移が不可欠である[2]～[4]．これらのいずれかの過程が損なわれると，白皮症（albinism）に代表される遺伝性疾患が発症することが知ら

> **※1　リソソーム関連オルガネラ**
> 低pHなどリソソームと共通の性質を有し，一部共通した機構で形成される細胞小器官の総称．メラノソームに加えて，血小板の濃染顆粒や細胞傷害性T細胞の溶菌性顆粒などが含まれ，特定の生理活性物質の合成・貯蔵・分泌に関与する．

Molecular mechanisms of melanosome biogenesis and transport and their defects observed in human genetic disorders
Mitsunori Fukuda：Laboratory of Membrane Trafficking Mechanisms, Graduate School of Life Sciences, Tohoku University（東北大学大学院生命科学研究科膜輸送機構解析分野）

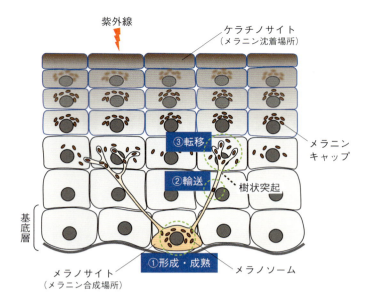

図1 皮膚におけるメラニンの合成場所と沈着場所
紫外線の刺激により，皮膚の基底層に存在するメラノサイトが活性化され，メラノソームの形成・成熟が促進される（ステップ①：形成・成熟）．核の周辺で成熟したメラノソームは，細胞骨格に沿って樹状突起の先端部まで輸送される（ステップ②：輸送）．メラノソームはここから隣接するケラチノサイトへと受け渡され（ステップ③：転移），ケラチノサイトの核上部でメラニンキャップを形成することで，紫外線防御の役割を担う[1)3)]．

れている[5)]．本稿では，メラノサイトで生まれたメラノソームがケラチノサイトで機能を果たすまでの「メラノソームの一生」に焦点を当て，メラノソームの形成・輸送の分子機構を解説するとともに，それらの機構の破綻により発症する白皮症を伴うヒトの遺伝性疾患を紹介する．

1 メラノソームの形成・輸送・転移のしくみ

メラノソームの起源は内部に小胞を有する初期エンドソームと考えられており（ステージⅠ），この小胞を起点にPMEL（premelanosome protein）とよばれるタンパク質のアミロイド状の原線維が形成され，シー

[略語]
AP complex：adaptor protein complex（アダプタータンパク質複合体）
BLOC：biogenesis of lysosome-related organelles complex（BLOC複合体）
DCT：dopachrome tautomerase（ドーパクロムトートメラーゼ）
GS：Griscelli syndrome（グリセリ症候群）
HPS：Hermansky-Pudlak syndrome（ヘルマンスキー・パドラック症候群）
LAMP1：lysosomal-associated membrane protein 1
LYST：lysosomal trafficking regulator
MITF：microphthalmia-associated transcription factor
MLPH：melanophilin
MREG：melanoregulin
MYO5A：myosin-Ⅴa（ミオシンⅤa）
OCA：oculocutaneous albinism（眼皮膚白皮症）
PMEL：premelanosome protein
RILP：RAB-interacting lysosomal protein
SKIP：SifA and kinesin-interacting protein
SNAP23：synaptosome-associated protein 23
SNARE：soluble NSF-attachment protein receptor（可溶性NSF付加タンパク質受容体）
TYRP1：tyrosinase-related protein 1（チロシナーゼ関連タンパク質1）
VAMP7：vesicle-associated membrane protein 7
VARP：VPS9 ankyrin repeat protein

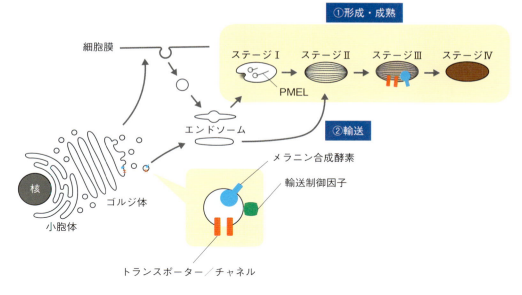

図2　メラノソームの段階的形成と成熟のしくみ
初期エンドソームに由来するステージⅠのメラノソームでは，内部に小胞を含み，ここからPMELの原線維が伸長する．ステージⅡのメラノソームでは，将来メラニンが沈着するPMELのシート状の構造が形成され，メラノソームに特徴的なラグビーボール状の形態をとる．ステージⅡのメラノソームにメラニン合成酵素やメラニン合成に必要な環境を整える分子（トランスポーターやチャネル）を輸送制御因子によって運搬することで，メラニン合成が開始する（ステージⅢ）．メラニンが十分に沈着し，シート状の構造が見えなくなった状態のものが，成熟メラノソーム（ステージⅣ）である[1)〜4)]．

ト状の線維構造をもつ楕円形のステージⅡのメラノソームとなる．ステージⅡまでのメラノソームには，メラニン合成にかかわるメラニン合成酵素が存在せず透明なため，プレメラノソーム（あるいは未成熟メラノソーム）とよばれている．ステージⅡのメラノソームにメラニン合成酵素やメラノソームの成熟に必要なタンパク質（トランスポーターやチャネルなど）が小胞輸送により運ばれてくることで，メラニン合成が開始され，PMELのシート上にメラニンが沈着する（ステージⅢ）．メラニン沈着が進行し，PMELのシート状構造が見えなくなった状態のものがステージⅣの成熟メラノソームである（**図2**）[1) 3) 4)]．核周辺で成熟したメラノソームは細胞骨格（微小管やアクチン線維）に沿って細胞辺縁部まで輸送された後，ケラチノサイトに受け渡される．メラノソームはケラチノサイトの核上部でメラニンキャップを形成し，最終的に分解されることで，皮膚へのメラニン沈着が起こる（**図3**）[1)〜4)]．以下に，メラノソームの形成・成熟・輸送のステップを制御する分子群について，ステップごとにそれらの機能を述べる．

1）メラノソームの形成・成熟の分子機構

メラノソームの形成・成熟は，例えてみるとステージⅠ〜Ⅱで将来メラニンを貯蔵する袋（小胞）をまずつくり，ステージⅢで，この袋の中にメラニンの合成に必要な部品（基質）や合成を行う役者（メラニン合成酵素）を運び込む過程といえる．メラノソームの膜上には，メラニンの合成にかかわる3種類の酵素〔チロシナーゼ，チロシナーゼ関連タンパク質1（TYRP1：tyrosinase-related protein 1），ドーパクロムトートメラーゼ（DCT：dopachrome tautomerase）〕に加え，メラニン合成に必要な基質などを取り込むトランスポーターやメラノソーム内のイオン環境（pHなど）を整えるチャネルが存在するが，これらはいずれも袋ができてから，後からステージⅡのメラノソームに運搬される．これらの分子はいずれも膜貫通型のタンパク質であるため，小胞体で膜に挿入された後，ゴルジ体で糖鎖などの修飾を受けてから，エンドソームを経由して，小胞輸送によりステージⅡのメラノソームへと輸送さ

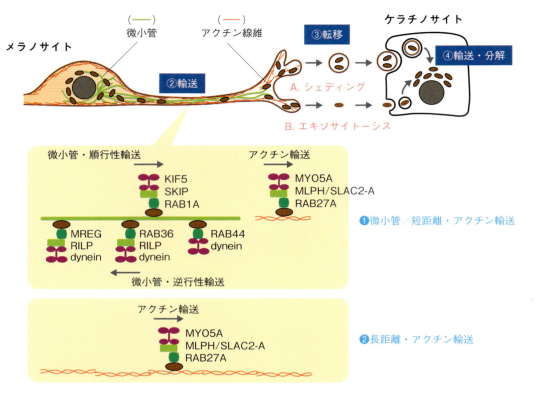

図3　メラノソームの輸送と転移のしくみ
メラノサイト内でのメラノソームの分布は，主に微小管逆行性輸送とアクチン輸送のバランスによって規定されている[2)3)9)]．各輸送を制御するモーター分子複合体はすでに報告されているが，微小管順行性輸送のメラノソーム分布への寄与は限定的である．メラノサイトからケラチノサイトへのメラノソームの転移については複数のモデル（A. シェディング，B. エキソサイトーシスなど）が提唱されており，コンセンサスは得られていない．同様に，ケラチノサイト内でのメラノソームの輸送・分解についても不明な点が多い（詳細は，本文参照）．

れる（図2）．この小胞輸送には，輸送を担う制御因子が不可欠で，BLOC（biogenesis of lysosome-related organelles complex）とよばれる3種類のタンパク質複合体（BLOC-1～3），小胞の形成にかかわるアダプタータンパク質複合体（AP complex：adaptor protein complex），輸送にかかわる低分子量Gタンパク質のRAB[※2]，膜融合にかかわる可溶性NSF付加タンパク質受容体（SNARE：soluble NSF-attachment protein receptor）タンパク質などの関与が知られている[2)3)]．

※2　低分子量GタンパクRAB
Rasスーパーファミリーに属する低分子量Gタンパク質で，最大のサブファミリー（約60種）を形成する．GTPを結合した活性化型のときにエフェクター分子と結合することにより，メラノソーム輸送を含むさまざまなタイプの小胞輸送を制御する．

ここでは誌面の都合上，最も解析の進んでいるチロシナーゼの輸送にかかわる一連の分子群の機能に焦点を当てる．HPS1とHPS4〔ヘルマンスキー・パドラック症候群（HPS：Hermansky-Pudlak syndrome）の原因遺伝子産物の一種，後述〕のヘテロダイマーからなるBLOC-3複合体は，低分子量Gタンパク質のRAB32およびRAB38（以下，RAB32/38）の活性因子として作用する[6)]．活性化したGTP型のRAB32/38はVARP（VPS9 ankyrin repeat protein）とよばれるエフェクター分子と結合することで，チロシナーゼを含む小胞の輸送を促進する[7)]．VARPはSNAREタンパク質のVAMP7（vesicle-associated membrane protein 7）とさらに結合し，輸送小胞は最終的にSNARE複合体〔VAMP7-SNAP23（synaptosome-associated protein 23）-Syntaxin3/13〕の作用によりステージⅡメラノソー

ムと融合することで，チロシナーゼの輸送が完結する．役目を終えたVAMP7などの輸送制御因子は，再びBLOC複合体の作用によりリサイクルされ，次の輸送に備える[8]．

2）メラノソーム輸送の分子機構

一般的に，細胞内には核周辺から放射状に伸びる微小管と辺縁部に存在するアクチン線維という2種類の細胞骨格が存在する．核の周囲で成熟したメラノソームは，まずこれらの細胞骨格に沿ったモーター分子複合体の作用により，樹状突起の先端部へと輸送される（**図3**，②輸送）．ここからメラノソームは複数の機構（複数のモデルが提唱されている，後述）で隣接するケラチノサイトへと受け渡される（③転移）．ケラチノサイトの核の上部まで輸送されたメラノソームはメラニンキャップを形成し，やがて分解されメラニン沈着が起こる（④輸送・分解）．ここでは，これまでに明らかになっているモーター分子輸送複合体や転移のモデルをステップごとに紹介する．

ⅰ）メラノサイトにおけるメラノソーム輸送

オルガネラの細胞内分布は，微小管上の両方向性の輸送（細胞辺縁部へと向かう順行性輸送と核周辺へと向かう逆行性輸送）とアクチン線維上の一方向性の輸送のバランスによって規定されている．しかし，メラノサイトにおけるメラノソームの細胞内分布は，微小管逆行性輸送とアクチン輸送によって主に制御されると考えられている[9）10]．一般的に，細胞辺縁部へのオルガネラの輸送は微小管順行性輸送と短距離のアクチン線維の組合わせによって起こるが（**図3**，❶），メラノソームの順行性輸送の細胞内分布への関与は限定的で，長距離のアクチン輸送の重要性が提唱されている（**図3**，❷）．実際，メラノサイトを微小管重合阻害剤であるノコダゾールで処理しても，メラノソームの細胞内分布にはほとんど影響がない．これとは対照的に，魚類や両生類に存在するメラノフォアとよばれる色素細胞では，微小管順行性輸送はメラノソーム分布（体色の変化）にきわめて重要である[11]．哺乳動物のメラノサイトで，メラノソームの微小管順行性輸送の重要性が低下した明確な理由は明らかではないが，微小管順行性輸送を司るRAB1A-SKIP（SifA and kinesin-interacting protein）-KIF5複合体の存在量が少ないことが一因ではないかと筆者は考えている[12]．一方，本

来哺乳動物のメラノサイトでは必須ではない微小管逆行性輸送には，3種類もの輸送複合体が関与しており〔MREG（melanoregulin）-RILP（RAB-interacting lysosomal protein）-dynein複合体，RAB36-RILP-dynein複合体，およびRAB44-dynein複合体〕[13]，その活性も非常に強いが，その生理的な意義は不明である（**図3**，❶）．アクチン線維へのメラノソームの受け渡しやその輸送には，RAB27A-melanophilin（MLPH/SLAC2-A）-MYO5A（myosin-Va）複合体の関与がよく知られており（**図3**，❶❷），これらの機能不全によりアクチン線維へのメラノソームの捕捉ができないと，微小管順行性輸送によりメラノソームが核周辺で凝集するというグリセリ（Griscelli）症候群に特有の症状を示す（白皮症については，後述）[2）4]．

ⅱ）メラノサイトからケラチノサイトへのメラノソームの転移

メラノソーム転移のしくみについては，これまで少なくとも4つの異なるモデルが提唱されているが[14]，現在ではシェディング-ファゴサイトーシスモデルとエキソ-エンドサイトーシスモデルの2つに主に絞られている（**図3**，③転移：他の2つのモデルについては，文献14を参照）．前者のモデルでは，樹状突起や細胞膜の一部がくびり取られてメラノソームを含む小胞を形成し，この小胞をケラチノサイトがファゴサイトーシスにより取り込む（メラノソームは，ケラチノサイト由来の膜とメラノサイト由来の二重の膜に包まれる）．一方，後者のモデルでは，メラノソームの膜と細胞膜が融合することで，エキソサイトーシスにより内部のメラノコアを放出し，エンドサイトーシスによりケラチノサイトがメラノコアを取り込む（ケラチノサイト由来の1枚の膜に包まれる）．両者は全く異なる機構であるが，どちらが正しいのか，あるいは両者が混在して存在するのかなどコンセンサスは得られていない．前者は主にライブセルイメージングによる観察から支持されているが[15）〜17]，後者は主に電子顕微鏡による観察結果をもとに提唱されており，RAB3AやRAB11Bの関与が報告されている[18）19]．今後，後者のプロセスがライブイメージングで検証されることが期待される．

ⅲ）ケラチノサイトにおけるメラノソーム輸送と分解

ケラチノサイトに取り込まれたメラノソームを含む

膜画分はdyneinモーター依存的に核の上部まで輸送されるが[20]，通常のエンドサイトーシス経路（最終的にリソソームと融合し，内容物が分解）とは異なり，リソソーム（LysoTrackerという試薬で陽性の分解活性の高い酸性オルガネラ）とはすぐに融合しないが，LAMP1（lysosomal-associated membrane protein 1）陽性であることが明らかになっている[21)22]．この膜画分ではメラニンの分解は起こらないが，PMELやチロシナーゼなどのタンパク質成分はRAB7B（別名RAB42）依存的に分解を受ける[23]．また，ケラチノサイト内のメラノソームの分解には細胞質成分の分解機構であるオートファジーの関与も知られている[24]．ケラチノサイトの角質化に伴う細胞内のオルガネラ分解に，オートファジーを含めた細胞内の分解機構がどのようにかかわるのか今後の発展を待ちたい．

2 メラノソームの形成・輸送機構の破綻による白皮症の発症

メラノソームの形成・輸送不全は，眼皮膚白皮症（OCA：oculocutaneous albinism）に代表される種々の遺伝病の原因となる[5]．白皮症を引き起こす原因としては，メラノサイト自身の分化や移動の異常，メラニン合成などメラノソームの形成不全〔チロシナーゼの発現制御にかかわる転写因子・MITF（microphthalmia-associated transcription factor）なども含む〕，メラノソームの輸送異常などが知られている．本稿では，メラノサイトにおけるメラノソームの形成・輸送不全に起因する白皮症についてのみ，簡単に紹介したい．上述したように，メラノソームの形成にはメラニン合成酵素（チロシナーゼ，TYRP1，DCT）やトランスポーター（SLC45A2，SLC45A5，OCA2）が不可欠であり，これらをコードする遺伝子の欠損によりOCAが発症する．メラニン合成酵素のメラノソームへの輸送には，BLOC-1～3複合体やAP-3複合体などが関与しており，これらのサブユニットの機能不全は白皮症と出血傾向を伴うヘルマンスキー・パドラック症候群（HPS1～11）の原因となる[25]．また，LYST（lysosomal trafficking regulator）の機能不全により，メラノソームの形成不全を伴うチェディアック・東（Chédiak-Higashi）症候群が発症する．

メラノソームの輸送に関しては，アクチン依存性の輸送複合体（RAB27A-MLPH-MYO5A）のサブユニットの機能不全により，グリセリ症候群（GS1～3：Griscelli syndrome 1～3）が発症する[2]．GS患者のメラノサイトでは，メラノソームの形成・成熟に異常はみられないが，アクチン線維に受け渡されなかったメラノソームが微小管逆行性輸送により核の周辺で凝集するという症状を呈する．また，MYO5Aを欠損するGS1の患者では白皮症に加えて神経疾患の症状を，RAB27Aを欠損するGS2の患者では免疫不全の症状を併発する．なお，メラノソームの微小管輸送の異常に直接起因する白皮症は現在までに報告されていない．

おわりに

本稿では，メラノサイトにおけるメラノソームの形成・輸送の分子機構に関する最新の知見と，その破綻による白皮症発症について概説した．メラノソームはメラノサイトで形成された後，長い旅路を経てケラチノサイトへと受け渡され，そこで機能を果たすことで一生を終える．メラノソームの形成・輸送については，これまでの研究で多くの知見が蓄積しているが，メラニンが沈着するケラチノサイトにおけるメラノソームの輸送や分解についてはいまだ不明な点が多い．ケラチノサイトでのメラニンの過剰な沈着はシミやそばかすの原因となるが，メラノソームの輸送や分解の遅延との関連性はほとんどわかっていない．今後，ケラチノサイトへのメラノソームの転移やその後の輸送・分解の詳細な分子機構が解明され，将来的にシミやそばかすの予防や治療などにつながることを期待したい．

文献

1）Raposo G & Marks MS：Nat Rev Mol Cell Biol, 8：786-797, doi:10.1038/nrm2258（2007）
2）Fukuda M：Pigment Cell Melanoma Res, 34：222-235, doi:10.1111/pcmr.12931（2021）
3）Fernandes B, et al：Biology (Basel), 12：290, doi:10.3390/biology12020290（2023）
4）石田森衛，他：顕微鏡，48：26-32, doi:10.11410/kenbikyo.48.1_26（2013）
5）Tomita Y & Suzuki T：Am J Med Genet C Semin Med Genet, 131C：75-81, doi:10.1002/ajmg.c.30036（2004）
6）Gerondopoulos A, et al：Curr Biol, 22：2135-2139, doi:10.1016/j.cub.2012.09.020（2012）

7) Tamura K, et al：Mol Biol Cell, 20：2900-2908, doi:10.1091/mbc.e08-12-1161（2009）

8) Bowman SL, et al：J Cell Biol, 220：e202005173, doi:10.1083/jcb.202005173（2021）

9) Evans RD, et al：Curr Biol, 24：1743-1750, doi:10.1016/j.cub.2014.06.019（2014）

10) Alzahofi N, et al：Nat Commun, 11：3495, doi:10.1038/s41467-020-17212-6（2020）

11) Tuma MC & Gelfand VI：Pigment Cell Res, 12：283-294, doi:10.1111/j.1600-0749.1999.tb00762.x（1999）

12) Ishida M, et al：Sci Rep, 5：8238, doi:10.1038/srep08238（2015）

13) Maruta Y & Fukuda M：J Biol Chem, 298：102508, doi:10.1016/j.jbc.2022.102508（2022）

14) Tadokoro R, et al：Dev Biol, 449：83-89, doi:10.1016/j.ydbio.2018.04.016（2019）

15) Ando H, et al：J Invest Dermatol, 132：1222-1229, doi:10.1038/jid.2011.413（2012）

16) Wu XS, et al：Proc Natl Acad Sci U S A, 109：E2101-E2109, doi:10.1073/pnas.1209397109（2012）

17) Murai H, et al：Dev Growth Differ, 57：232-241, doi:10.1111/dgd.12201（2015）

18) Tarafder AK, et al：J Invest Dermatol, 134：1056-1066, doi:10.1038/jid.2013.432（2014）

19) Cabaço LC, et al：JID Innov, 2：100139, doi:10.1016/j.xjidi.2022.100139（2022）

20) Byers HR, et al：J Invest Dermatol, 121：813-820, doi:10.1046/j.1523-1747.2003.12481.x（2003）

21) Correia MS, et al：J Invest Dermatol, 138：637-646, doi:10.1016/j.jid.2017.09.042（2018）

22) Hurbain I, et al：J Invest Dermatol, 138：647-656, doi:10.1016/j.jid.2017.09.039（2018）

23) Marubashi S & Fukuda M：Cell Struct Funct, 45：45-55, doi:10.1247/csf.19039（2020）

24) Murase D, et al：J Invest Dermatol, 133：2416-2424, doi:10.1038/jid.2013.165（2013）

25) Li W, et al：Pigment Cell Melanoma Res, 35：290-302, doi:10.1111/pcmr.13030（2022）

＜著者プロフィール＞

福田光則：1990年東北大学理学部生物学科卒業．'92年同大学院理学研究科修士課程修了．'96年東京大学大学院医学系研究科博士課程修了（医学博士）．日本学術振興会特別研究員，理化学研究所脳科学総合研究センター・研究員，同研究所福田独立主幹研究ユニット・ユニットリーダーを経て，2006年より東北大学大学院生命科学研究科・教授．専門は細胞生物学で，低分子量Gタンパク質RABによる細胞内小胞輸送のしくみ解明に従事．

第1章 皮膚の恒常性維持と破綻

6. 皮膚の伸縮性を生み出すしくみ

中邨智之

> 組織の力学的特性はおおまかに細胞外マトリクス※1が規定している．そのなかでも引っ張り
> 強度は線維性コラーゲン※2（膠原線維）が付与しているのに対し，伸縮性を担うのは弾性線維
> である．弾性線維はターンオーバーがきわめて遅く，加齢や紫外線により壊れた皮膚の弾性線
> 維が再生することはないとされる．一方，加齢皮膚露光部で生じる日光弾性線維症ではエラス
> チンの過剰な沈着を認めるが，正常な弾性線維としての形と機能はもっていない．本稿では，
> 弾性線維形成の分子機構を概説し，加齢皮膚での弾性線維再生が起こらない理由，弾性線維再
> 生への展望を考察する．

はじめに

　組織の伸縮性は肺や動脈など多くの組織の機能に必須であるが，皮膚もその1つである．一般に組織の硬さと引っ張り強度は線維性コラーゲン（膠原線維ともいう），伸縮性は弾性線維という細胞外マトリクスが規定している．線維性コラーゲンは引っ張りに非常に強いが全く伸び縮みせず，弾性線維はゴムのように2倍に引き延ばしても元に戻るという性質をもっている．上記の組織では，生理的な力の大きさで張力がかかる間は弾性線維の特性が，それ以上の張力がかかると線維性コラーゲンの特性が全面に出てくるように，あらかじめ線維性コラーゲンが弛ませてつくられている[1]．線維化を起こした組織では線維性コラーゲンが過剰につくられ，最初から線維性コラーゲンに張力がかかるようになってしまうため，硬く伸縮性がないという力学的特性を示す．

　弾性線維のターンオーバーは動脈や肺で測定すると半減期70年以上，すなわち基本的に入れ替わることはないとされている[2]．加齢により弾性線維が劣化すると，動脈中膜硬化や肺気腫の直接原因となる．皮膚では加齢とともに弾性線維が壊れて皮膚のたるみを起こすが，やはり弾性線維が再生される様子はない．なぜ

[略語]
LOX：lysyl oxidase
LTBP：latent TGFβ-binding protein
LTQ：lysine tyrosyl quinone
RGD：Arginine-Glycine-Asparagine

※1　細胞外マトリクス

細胞外につくられる構造物の総称．コラーゲンやエラスチンなどのタンパク質のみならずヒアルロナンなどの糖鎖，骨のようにミネラルを取り込んだ構造も含まれる．組織の力学的特性を決めるほか，基底膜に代表されるように細胞へさまざまなシグナルを伝える役割もある．

※2　線維性コラーゲン

コラーゲンには基底膜を形づくるⅣ型コラーゲンのような非線維性コラーゲンと組織を力学的に支える線維性コラーゲン（Ⅰ，Ⅱ，Ⅲ，Ⅴ，Ⅺ型）がある．真皮に存在する線維性コラーゲンは主にⅠ型とⅢ型である．

Molecular mechanism underlying skin elasticity
Tomoyuki Nakamura：Department of Pharmacology, Kansai Medical University（関西医科大学医学部薬理学講座）

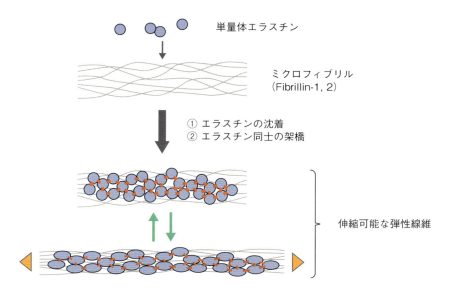

図1　弾性線維形成の概略
弾性線維の主体は架橋されたエラスチンタンパク質であるが，その形成過程には①単量体エラスチンがミクロフィブリルに沈着すること，②エラスチン同士がリシルオキシダーゼによって架橋されること，というプロセスが含まれる．

　弾性線維は再生されないのか，その理由を探すには弾性線維の形成機構を知る必要がある．弾性線維はエラスチンというタンパク質が重合し架橋されてできるが，その形成過程には何種類もの「組み立てツール」ともいうべきタンパク質（ここでは弾性線維形成タンパク質と称する）を必要とすることを筆者らは明らかにしてきた．

1 弾性線維の構成タンパク質：エラスチンとミクロフィブリル

　弾性線維の伸縮性は架橋されたエラスチンに由来する．エラスチンは脊椎動物にのみみられる分子量72 kDのタンパク質である[3]．小さな無脊椎動物でもミクロフィブリルという伸縮性のある細胞外線維（Fibrillinという分子量200 kD以上の直鎖状タンパク質のポリマー）をもっているが，伸縮性を保ちつつ脊椎動物の高い動脈圧に適合するヤング率を達成するためにエラスチンというタンパク質がミクロフィブリルに付加されるようになったと考えられる．したがって，弾性線維はエラスチンがミクロフィブリル上に沈着して架橋されるという方法でつくられる（**図1**）．エラスチンは体温付近で液–液相分離（コアセルベーションという）する性質があり，それがこのプロセスに重要ではないかと考えられている．ミクロフィブリルを構成するFibrillin-1のヘテロ変異で生じる疾患としてはMarfan症候群が有名であるが，インテグリン結合モチーフであるRGD配列に変異がある場合はstiff skin syndromeという皮膚の硬化が起こることが知られている[4]．

　皮膚の弾性線維は真皮でつくられるが，表皮との境界では表皮に垂直な細い線維（オキシタラン線維とよばれる），より深い真皮では体表面に平行に走行する太い線維として存在する．オキシタラン線維はミクロフィブリルが主体でエラスチンはあまり沈着していないとされるが，蛍光免疫染色ではエラスチンも十分検出される（**図2**）．

2 エラスチンをミクロフィブリル上に沈着させるツール：Fibulin-5とLTBP-4

　Fibulin-5は筆者が大学院生のときにクローニングした分子量60 kDの分泌タンパク質であるが，そのノックアウトマウスは弾性線維形成不全のため皮膚のたる

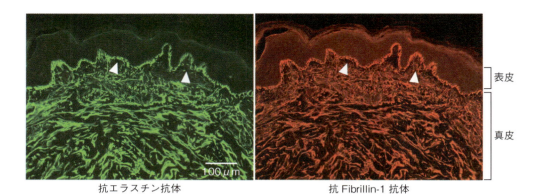

図2 14歳のヒト皮膚（腕・露光部）における弾性線維の走行（抗エラスチン抗体と抗Fibrillin-1抗体の二重蛍光免疫染色）
表皮に近い真皮には表皮面と垂直に細く短い弾性線維（オキシタラン線維）が密集している（矢頭）．より深い真皮では太い弾性線維が体表面に平行に走行している．自験例．文献16より引用．

み，肺気腫，大動脈の硬化と蛇行といったヒトの老化のような表現型を示した（**図3**）[5]．線維芽細胞培養でリコンビナントFibulin-5タンパク質を加えると弾性線維が増えたが，これにはエラスチンやミクロフィブリルの発現増加を伴っていなかったため，「弾性線維構成タンパク質の発現」ではなく「弾性線維の組み立て」に必要なタンパク質が存在する，ということが初めて示された．Fibulin-5はエラスチンと結合してそのコアセルベーションを促進し，ミクロフィブリル上への沈着を増加させることが明らかになった[6]．

Latent TGFβ-binding protein（LTBP）-1～4はFibrillinによく似たタンパク質で，ミクロフィブリル上に共局在する．サイトカインTGFβを不活性なフォームで結合して細胞外マトリクス中に貯蔵し，必要な場所・タイミングで活性型TGFβを提供するタンパク質として名づけられたが，実はその機能はLTBP-1，3に限られており，LTBP-4はほとんど，LTBP-2に至っては全くTGFβと結合しない[7]．LTBP-4のノックアウトマウスの表現型はTGFβとは無関係で，弾性線維形成不全を示した．特徴的なことに塊状のエラスチンとFibulin-5の沈着を組織中に認めた．線維芽細胞培養でLTBP-4をノックダウンすると，ミクロフィブリル上へのFibulin-5とエラスチンの線維状沈着が阻害され，Fibulin-5とエラスチンは凝集塊をつくった．逆にFibulin-5をノックダウンしてもLTBP-4はミクロフィブリルに共局在していることから，LTBP-4の局在するミクロフィブリル上にFibulin-5がエラスチンをリクルートする，という機序が考えられた（**図4**）[8]．

ヒトにおいても*FBLN5*あるいは*LTBP4*のホモ変異がcutis laxa（皮膚弛緩症）の原因となることが報告されている[9][10]．

3 エラスチンを架橋するツール：リシルオキシダーゼ（LOX）とFibulin-4

LOXはリジン残基の側鎖を酸化して反応性の高いアルデヒドに変化させる酵素である．できたアルデヒドが近傍のリジン残基あるいはアルデヒドと反応して共有結合をつくる結果，タンパク質内あるいはタンパク質同士が架橋される．LOXはエラスチンだけではなくコラーゲンの架橋酵素でもあるため，細胞外マトリクスの強度を規定するきわめて重要な酵素といえる．LOXノックアウトマウスはコラーゲンの架橋とエラスチンの架橋が阻害されるため大動脈の破裂，横隔膜の破裂などにより生後すぐに死亡する[11][12]．

Fibulin-4はFibulin-5と非常によく似た分泌タンパク質（パラログ）であるが，そのノックアウトマウスはFibulin-5とは異なり，LOXノックアウトマウスとほとんど同じ表現型を示す[13]．Fibulin-4ノックアウト細胞から産生されるLOXはSDS-PAGEでやや流れ方が遅く，酵素活性が著しく低いことがわかった．Fibulin-4ノックアウトマウス組織ではエラスチンの架橋

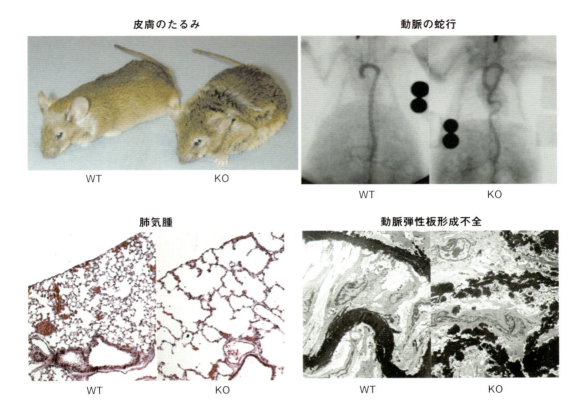

図3　Fibulin-5ノックアウトマウスの表現型
全身の弾性線維形成不全のため，皮膚のたるみ，動脈の蛇行（および硬化），肺気腫をきたす．文献5より引用．

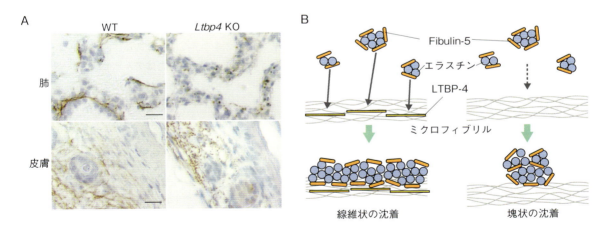

図4　LTBP-4のエラスチン沈着における役割
A）抗Fibulin-5抗体による生後7日目マウスの組織の免疫染色．野生型（WT）ではFibulin-5はエラスチンとともにミクロフィブリル上に線維状に沈着するが，LTBP-4ノックアウト（*Ltbp4* KO）マウスではドット状の塊として沈着する．スケールバー：20μm．文献8より引用．B）エラスチンの線維状沈着におけるFibulin-5とLTBP-4の役割．Fibulin-5はエラスチンと結合して，ミクロフィブリル上に局在するLTBP-4へとリクルートする．LTBP-4がないとFibulin-5は線維状に沈着することができず，エラスチンとともに塊状の沈着を形成する．

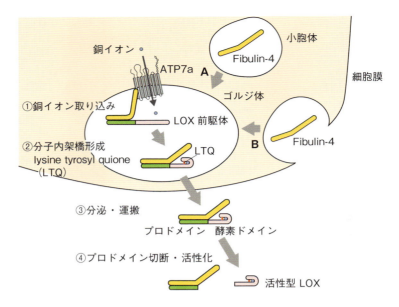

図5　LOX活性化におけるFibulin-4の役割
Fibulin-4はLOX産生細胞の小胞体（A）あるいは細胞外（B）から取り込まれてゴルジ体に輸送される．LOX前駆体はゴルジ体内で銅イオントランスポーターATP7aから銅イオンを受け取るが，この際にFibulin-4との結合が必要である．銅イオン存在下で分子内架橋LTQが形成され，LTQが酵素活性中心となる．分泌後，プロドメインおよびそこに結合したFibulin-4は切断され，活性型LOXができる．文献15をもとに作成．

だけでなくコラーゲンの架橋も低下していたこともFibulin-4がLOXそのものの活性に必須であることを裏づけていた．LOX前駆体は銅イオンを触媒として自身の特定のリジン残基とチロシン残基の間にlysine tyrosyl quione（LTQ）というキノン構造をもつ分子内架橋を形成し，このLTQが酵素活性中心（あるいは補酵素）となることが知られている[14]．Fibulin-4ノックアウト細胞から産生されるLOXからはLTQも銅イオンもほとんど検出されなかった．Fibulin-4はLOX前駆体と銅イオントランスポーターATP7Aの両者に結合することがわかったので，両者の橋渡しをしてゴルジ体内での銅イオン受け渡しを促進しているものと考えられた．また意外なことにいったん分泌されたFibulin-4がエンドサイトーシスで取り込まれ，ゴルジ体まで逆輸送されてLOX活性化に使われることもわかった（**図5**）[15]．

4 加齢皮膚と日光弾性線維症における弾性線維形成タンパク質

ここまで，弾性線維形成にはエラスチンをミクロフィブリル上に沈着させるプロセスとエラスチン同士を架橋するプロセスが必要であること，それぞれのプロセスで必須の弾性線維形成タンパク質の働きについて述べてきた．では，加齢皮膚で弾性線維が再生されないのは，これらのいずれかが足りないせいなのだろうか．一方，加齢皮膚でみられる日光弾性線維症では真皮浅層にエラスチンの過剰な沈着がみられ，少なくともエラスチンの発現能が加齢した真皮にもあることを示しているが，正常な弾性線維ができるわけではない．これも何らかの弾性線維形成タンパク質が足りないからなのだろうか．この疑問に答えるため，さまざまな年齢の皮膚サンプル，日光弾性線維症の皮膚サンプルを用いてエラスチン，Fibrillin-1，弾性線維形成タンパク質の蛍光免疫染色を行った[16]．加齢皮膚では抗エラスチン抗体で染まる線維（弾性線維）は著しく減少し，フラグメンテーションを起こしていた．各弾性線維形成タンパク質も減少しており，なかでもLTBP-4は一貫して染色されなかった．日光弾性線維症では，真皮浅層に抗エラスチン抗体で強く染まる大きな塊を認め，だいたいの弾性線維形成タンパク質も共局在していたが，LTBP-4だけは全くといっていいほど染まらなかっ

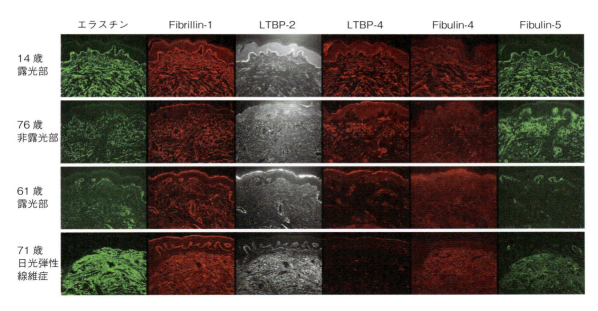

図6 加齢皮膚および日光弾性線維症におけるエラスチン，Fibrillin-1，弾性線維形成タンパク質の発現の例（蛍光免疫染色）
LTBP-2は本稿では触れていないがミクロフィブリル線維束の形成・安定化にかかわるタンパク質．日光弾性線維症ではエラスチンの異常沈着にFibrillin-1，LTBP-2，Fibulin-4,5は共局在しているがLTBP-4だけは検出されないことに注意．文献16をもとに作成．

た（図6，表）．前述のようにLTBP-4はエラスチンの正しい沈着に必要なタンパク質であるため，LTBP-4なしで過剰発現したエラスチンは無秩序な塊をつくったと考えることができる．なぜ日光弾性線維症でエラスチン等が過剰発現するのか，なぜLTBP-4だけ発現が誘導されないのか，という疑問は残っているが，日光弾性線維症の発症機序を理解する一端になったのではないだろうか．

おわりに

細胞外マトリクスは安定的でダイナミックな変化に乏しい印象があること，多くは架橋されていて不溶であることなどから，研究対象としてはあまり人気があるようには思えない．しかしコラーゲン線維の過剰形成である線維化は皮膚，肺，心臓，肝臓などさまざまな臓器で疾患を引き起こすし，本稿で述べた弾性線維の劣化・分解は皮膚のたるみだけではなく肺気腫や動脈中膜硬化の直接原因でもある．細胞外マトリクスを制御する「マトリクス創薬」を実現するためには，細胞外マトリクス形成の分子機構を知ることが必要である．本稿では弾性線維形成がエラスチンのような「構成分子」だけでなく多くの「組み立てツール分子」がかかわる精緻なプロセスであることを解説した．しかし弾性線維を再生する薬の標的分子が見つかったわけではない．例えばLTBP-4などは皮膚での弾性線維再生に適しているようにも思えるが，分子量約180 kDの大きなタンパク質であるLTBP-4そのものを治療薬として用いるのは困難である．「弾性線維形成を負に制御する因子」が弾性線維再生薬の標的分子として適しているはずであり，そのような分子の同定が待たれる．

文献

1) Toshima M, et al：Arch Histol Cytol, 67：31-40, doi:10.1679/aohc.67.31（2004）
2) Heinz A：Ageing Res Rev, 66：101255, doi:10.1016/j.arr.2021.101255（2021）
3) Rosenbloom J, et al：FASEB J, 7：1208-1218（1993）
4) Loeys BL, et al：Sci Transl Med, 2：23ra20, doi:10.1126/scitranslmed.3000488（2010）
5) Nakamura T, et al：Nature, 415：171-175, doi:10.1038/415171a（2002）
6) Hirai M, et al：J Cell Biol, 176：1061-1071, doi:10.1083/jcb.200611026（2007）

表　加齢皮膚・日光弾性線維症におけるエラスチン，Fibrillin-1，弾性線維形成タンパク質の発現
（蛍光免疫染色像の定性的評価）

	年齢	性別	部位	露光部	日光弾性線維症	エラスチン	Fibrillin-1	LTBP-2	LTBP-4	Fibulin-4	Fibulin-5	
No.1	83	F	顔	＋	＋							日光弾性線維症
No.2	83	M	顔	＋	＋							
No.3	76	M	顔	＋	＋							
No.4	73	F	顔	＋	＋							
No.5	69	M	顔	＋	＋							
No.6	76	M	顔	＋	＋							
No.7	73	M	顔	＋	＋							
No.8	75	M	顔	＋	＋							
No.9	82	M	首	＋	－							加齢皮膚 露光部
No.10	79	M	顔	＋	－							
No.11	77	F	顔	＋	－							
No.12	76	F	顔	＋	－							
No.13	70	M	腕	＋	－							
No.14	61	M	首	＋	－							
No.15	60	M	首	＋	－							
No.16	95	F	腹部	－	－							加齢皮膚 非露光部
No.17	84	F	大腿部	－	－							
No.18	81	M	腹部	－	－							
No.19	75	F	背中	－	－							
No.20	74	M	大腿部	－	－							
No.21	73	M	鼠径部	－	－							
No.22	71	F	腹部	－	－							
No.23	67	F	腹部	－	－							
No.24	63	F	背中	－	－							
No.25	76	F	膝	－	－							
No.26	50	F	膝	－	－							
No.27	26	F	顔	＋	－							若年皮膚
No.28	14	M	腕	＋	－							
No.29	14	M	肘	＋	－							
No.30	32	M	胸部	－	－							
No.31	24	F	大腿部	－	－							

凡例：■ 増加　■ 高度減少　■ 断片化　■ 軽度減少

加齢皮膚では弾性線維の断片化・減少とともに弾性線維形成タンパク質の減少を認める．日光弾性線維症では一転してエラスチンの増加とともにいくつかの弾性線維形成タンパク質の増加を認めるが，常にLTBP-4だけは消失したままである．文献16をもとに作成．

7) Koli K, et al：Microsc Res Tech, 52：354-362, doi:10.
1002/1097-0029(20010215)52:4<354::AID-JEMT1020>
3.0.CO;2-G（2001）
8) Noda K, et al：Proc Natl Acad Sci U S A, 110：2852-2857,
doi:10.1073/pnas.1215779110（2013）
9) Hu Q, et al：Hum Mol Genet, 15：3379-3386, doi:10.1093/
hmg/ddl414（2006）
10) Urban Z, et al：Am J Hum Genet, 85：593-605, doi:10.1016/
j.ajhg.2009.09.013（2009）
11) Mäki JM, et al：Circulation, 106：2503-2509, doi:10.1161/
01.cir.0000038109.84500.1e（2002）
12) Hornstra IK, et al：J Biol Chem, 278：14387-14393, doi:10.
1074/jbc.M210144200（2003）
13) McLaughlin PJ, et al：Mol Cell Biol, 26：1700-1709,
doi:10.1128/MCB.26.5.1700-1709.2006（2006）
14) Wang SX, et al：Science, 273：1078-1084, doi:10.1126/
science.273.5278.1078（1996）

15) Noda K, et al：Sci Adv, 6：eabc1404, doi:10.1126/sciadv.
abc1404（2020）
16) Makino T, et al：Acta Derm Venereol, 101：adv00372,
doi:10.2340/00015555-3738（2021）

＜著者プロフィール＞

中邨智之：1989年，京都大学医学部医学科卒業．'89〜'93
年，京都大学医学部附属病院および浜松労災病院にて内科
研修医．'93〜'97年，京都大学大学院医学研究科博士課程
（本庶佑研究室），'98〜2002年，UC San Diego（Kenneth
R. Chien研究室）にてポスドクおよびAssistant Project
Scientist．'03〜'07年，京都大学先端領域融合医学研究機
構 准教授．'07年より関西医科大学薬理学講座教授．細胞
外マトリクス，特に弾性線維の形成機構の解明に取り組ん
できた．現在は弾性線維再生をめざして研究を進めている．

第1章　皮膚の恒常性維持と破綻

7. セラミドによる皮膚透過性バリア形成

木原章雄

> 表皮角質層においてセラミドは角質細胞間に存在する脂質多層構造体（脂質ラメラ）あるいは角質細胞脂質エンベロープの構成成分として，皮膚透過性バリア（以下，皮膚バリア）形成にきわめて重要な役割を果たす．セラミドは表皮以外にも哺乳類のすべての組織に存在するありふれた脂質だが，表皮には皮膚バリア形成に特化した特殊かつ多様なセラミド群が存在する．本稿では，それらセラミドの多様性，皮膚バリア形成における役割，病態時（アトピー性皮膚炎，魚鱗癬）あるいは乾燥肌における組成変化について最新の知見を紹介する．

はじめに

　皮膚バリアは生体防御にきわめて重要であり，怪我や火傷による損傷は感染症のリスクを著しく高める．脂質は親水性の物質の透過を防ぎ，密にパッキングできる特性をもつことからバリア形成に適した分子である．そのなかでもセラミドは化学的に安定かつ，強固な脂質-脂質間相互作用を形成しうる構造をもつことから，進化の過程で皮膚バリア形成脂質として選ばれたと考えられる．ヒト表皮角質層に存在するセラミド

は実に多様であり，23クラスと1,500を超える分子種が存在する．逆に言えば，強固な皮膚バリアを形成するためにはそれほどまでに多様なセラミドが必要であると推察される．多様なセラミドのなかにはアシルセラミドや結合型セラミドといった皮膚バリア形成に特化したセラミドも含まれる．アトピー性皮膚炎では皮膚バリア機能の低下により，アレルゲンが侵入しやすい状態になっており，バリア機能の低下にセラミド量の減少や組成変化がかかわっている．また，アシルセラミドあるいは結合型セラミドの合成にかかわる遺伝子

［略語］

A：α-hydroxy fatty acid（α-水酸化脂肪酸）
ARCI：autosomal recessive congenital ichthyosis（常染色体潜性先天性魚鱗癬）
C：carbon chain-length（炭素鎖長）
DS：dihydrosphingosine（ジヒドロスフィンゴシン）
EO：esterified ω-hydroxy fatty acid（エステル化ω-水酸化脂肪酸）

H：6-hydroxysphingosine（6-水酸化スフィンゴシン）
N：non-hydroxy fatty acid（非水酸化脂肪酸）
O：ω-hydroxy fatty acid（ω-水酸化脂肪酸）
P：phytosphingosine（フィトスフィンゴシン）
PB-：protein-bound fatty acid（タンパク質結合脂肪酸）
S：sphingosine（スフィンゴシン）
SD：sphingadiene（スフィンガジエン）

Skin permeability barrier formation by ceramides
Akio Kihara：Laboratory of Biochemistry, Faculty of Pharmaceutical Sciences, Hokkaido University（北海道大学大学院薬学研究院生化学研究室）

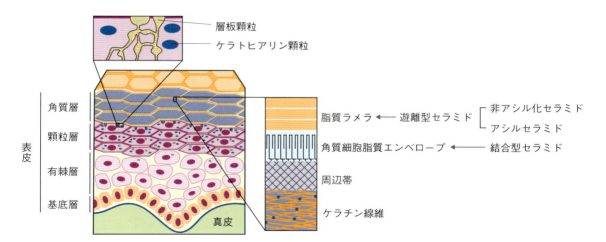

図1 表皮の構造と皮膚バリアに重要な構造体
表皮の構造模式図,角質層の拡大図,脂質ラメラと角質細胞脂質エンベロープを構成するセラミドの種類を示す.

の変異は先天性の魚鱗癬※1とよばれる皮膚疾患を引き起こす.本稿では,セラミドの多様性について解説後,それぞれのセラミドにどのような役割があり,病態時あるいは乾燥肌でどのようにセラミド組成が変化するかについて解説する.

1 皮膚バリアに重要な角質層構造体とセラミド

表皮は内側から基底層,有棘層,顆粒層,角質層からなる(**図1**).基底層においてケラチノサイト(角化細胞)は分裂後,分化しながら外側に移動し,それぞれの層に特徴的な形態と性質をもつようになる.セラミドは顆粒層において活発に合成され,極性基が付加された状態(主にグルコースを極性基とするグルコシルセラミド,一部コリンリン酸を極性基とするスフィンゴミエリン)で層板顆粒※2内にいったん蓄えられる.この層板顆粒への輸送を担うのはABCトランスポーターABCA12である[1].その後,顆粒層ケラチノサイトが角質細胞(角質層ケラチノサイト)に変化する過程で内包されたグルコシルセラミド/スフィンゴミエリンの細胞外への放出と極性基の除去(セラミドへの変換)が起こる[2].

セラミドは角質層において皮膚バリアに重要な2つの構造体,すなわち脂質ラメラと角質細胞脂質エンベロープの構成成分である.脂質ラメラとは角質細胞の細胞間に充填された脂質の多層構造体のことであり,主要構成成分はセラミド,コレステロール,遊離脂肪酸である.上述の*ABCA12*の変異は魚鱗癬のなかでも最重症型の道化師様魚鱗癬を引き起こす[3].変異によってABCA12の機能が失われるとグルコシルセラミド/スフィンゴミエリンが層板顆粒へ輸送されず,角質層での脂質ラメラ形成が大きく損なわれる[1].道化師様魚鱗癬の重篤性は脂質ラメラの皮膚バリアにおける重要性を表している.

角質細胞脂質エンベロープとは角質細胞を覆う形質膜様の構造体であり,構成成分は結合型セラミドとよばれる.角質細胞表面のタンパク質(周辺帯※3のタンパク質)と共有結合した特殊なセラミドである[4].顆

※1 魚鱗癬
皮膚の乾燥,過角化,肥厚,鱗屑を伴う皮膚疾患.先天性魚鱗癬の多くはセラミド関連遺伝子など皮膚バリア形成にかかわる遺伝子の変異によって引き起こされる.魚鱗癬には非症候群と症候群が存在する.

※2 層板顆粒
角質層セラミドの前駆体となるグルコシルセラミド,スフィンゴミエリンなどが蓄えられた構造体.以前は独立した顆粒であると考えられていたが,最近ではトランスゴルジネットワークから伸びたチューブ状の構造体であるという説が有力である.

粒層ケラチノサイトが角質細胞へと分化する過程で，通常の脂質二重層からなる形質膜は角質細胞脂質エンベロープへ置き換わる．結合型セラミドは化学的／物理的に安定かつ，界面活性剤や一般的なリパーゼに耐性である．また，結合型セラミドは脂質ラメラ中のセラミドと強く相互作用することで，脂質ラメラを角質細胞膜上で安定にとどめると考えられる．

2 セラミドの多様性

セラミドは長鎖塩基と脂肪酸がアミド結合した構造を有する（**図2A**）．一般的なセラミドはこの2本の疎水鎖のみで構成されるが，表皮には脂肪酸部分のオメガ末端に*O*-アシル鎖（主にリノール酸）が付加したアシルセラミド（*ω-O*-アシルセラミド）が存在する．さらに，表皮には上述のようにタンパク質と共有結合した結合型セラミドも存在する．結合型セラミドに対して一般的な2本鎖のセラミド（非アシル化セラミド）とアシルセラミドをまとめて遊離型セラミドとよぶ．遊離型セラミドは脂質ラメラを，結合型セラミドは角質細胞脂質エンベロープを構成する．ヒト角質層セラミド中の割合としては，非アシル化セラミドが77％，アシルセラミドが9％，結合型セラミドが14％である[5]．このようにアシルセラミドは量的には多くないが，その特徴的な構造から脂質ラメラの形成・維持にきわめて重要である．アシルセラミドは脂質ラメラ中で伸びた構造をとることにより，層と層の間をまたがって存在し，ラメラ構造を安定化すると考えられる[6]．実際，アシルセラミド産生が不全となったマウスでは，脂質ラメラが正常に形成されない[7]〜[9]．

ヒトのセラミドを構成する長鎖塩基（**図2B**）と脂肪酸（**図2C**）にはともに5種類ずつあり，これらの組合わせによってセラミドは25クラス存在する[10][11]．長鎖塩基はジヒドロスフィンゴシン（D），スフィンゴシン（S），フィトスフィンゴシン（P），6-水酸化スフィンゴシン（H），4,14-スフィンガジエン（SD）である．

※3 周辺帯

角質細胞脂質エンベロープ直下に存在するタンパク質の架橋構造体．架橋されるタンパク質にはインボリクリン，ロリクリン，スモールプロリンリッチタンパク質などがあり，トランスグルタミナーゼによって架橋される．

これらは共通して1位と3位に水酸基，2位にアミノ基をもつが，それ以外の部分において水酸基あるいは二重結合の位置・数が異なる．表皮角質層にはフィトスフィンゴシンと6-水酸化スフィンゴシンを含有するセラミドが多いが，これらの長鎖塩基はそれぞれ4位と6位に他の長鎖塩基よりも1つ多く水酸基をもつ．脂肪酸は非水酸化脂肪酸（N），*α*-水酸化脂肪酸（A），*ω*-水酸化脂肪酸（O），エステル化*ω*-水酸化脂肪酸（EO），タンパク質結合脂肪酸（PB-）である．エステル化*ω*-水酸化脂肪酸のエステル化とは，主にリノール酸が脂肪酸の*ω*-末端にエステル化していることを指し，この脂肪酸をもつセラミドがアシルセラミドである．タンパク質結合脂肪酸をもつセラミドは結合型セラミドである．各セラミドクラスは構成する脂肪酸と長鎖塩基の略号の組合わせで表記される．例えば，表皮以外の一般的な組織で最も多いセラミドは，非水酸化脂肪酸とスフィンゴシンからなるNSである．それぞれのクラスには長鎖塩基，脂肪酸部分の炭素鎖長の違いによる複数の分子種が存在する．一般的な組織における長鎖塩基の炭素鎖長（C）はほぼ18であるが，表皮の長鎖塩基の炭素鎖長はC16〜C26と幅広い[5]．脂肪酸鎖長は一般的な組織では主にC16〜C24であるが，表皮ではC16〜C36である[5][12]．脂肪酸鎖長は脂肪酸の種類によって異なり，非水酸化脂肪酸と*α*-水酸化脂肪酸ではC16〜C28であり，特にC24とC26が多い．一方，*ω*-水酸化脂肪酸，エステル化*ω*-水酸化脂肪酸（つまり，アシルセラミドの*N*-アシル鎖），タンパク質結合脂肪酸（結合型セラミドの*N*-アシル鎖）の炭素鎖長はC28〜C36であり，C30とC32が多い．これらは主に飽和脂肪酸であるが，一価不飽和脂肪酸も含まれる．このように，角質層のセラミドの脂肪酸鎖長は一般的な組織のセラミドのものより長いのが特徴である．この長い鎖長は脂質ラメラの長周期相（13 nm）を形成するために必要なのであろう．

筆者らはヒト成人の腕から採取した角質層を液体クロマトグラフィー連結タンデム質量分析によって解析し，23クラス，1,581分子種のセラミドが存在することを報告した[5]．このうち，量が多いクラスは非水酸化脂肪酸とフィトスフィンゴシンあるいは6-水酸化スフィンゴシンからなるNPとNHであり，それぞれセラミド全体の25％，20％であった．また，脂肪酸部分が

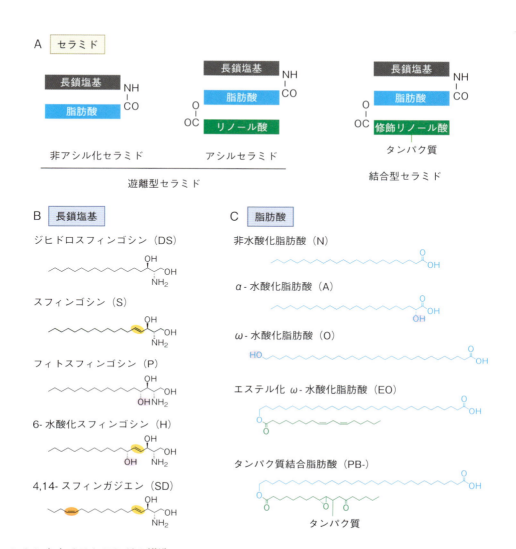

図2 ヒトに存在するセラミドの構造
A）非アシル化セラミド，アシルセラミド，結合型セラミドの構造模式図を示す．B，C）ヒトセラミドの構成成分である長鎖塩基（B）と脂肪酸（C）の構造を示す．

α-水酸化脂肪酸であるAPとAHも比較的量が多く，6％，8％であった．これら4クラスを合計すると全体の6割に及ぶ．これらのセラミドクラスは一般的な組織に多いNSセラミドと比較して水酸基の数が1つないし2つ多い．水酸基は水素結合のドナー／アクセプターとして働くので，これらのセラミドは水素結合の増強によって脂質ラメラ内での脂質-脂質間相互作用を増強していると思われる．実際，脂質ラメラは脂質としてはきわめて固く，流動性の乏しいゲル相を形成しており，その頑強さこそが皮膚バリアに重要である．また，脂質がラメラ構造（層構造）を形成するためには両親媒性である必要があり，NSのような一般的な組織に多いセラミドでは十分でない両親媒性をこれらの水酸基の追加によって高めている可能性もある．ただし，水酸基の位置という観点では，ある程度違いが許容されるようであり，生物種によって異なる．例えば，マウスの角質層には上記の4クラスのセラミドは少ないか存在しない代わりに，脂肪酸部分のβ位あるいはω位に水酸基をもつセラミドが多い[12]．

ヒト角質層のアシルセラミドとしては最も多いのは

スフィンゴシンをもつEOS，ついで6-水酸化スフィンゴシンをもつEOH，そしてフィトスフィンゴシンをもつEOPである[5]．結合型セラミドとして最も多いものはスフィンゴシンをもつPB-Sであり，ついで6-水酸化スフィンゴシンをもつPB-Hである．結合型セラミドの構造については，長年ω-水酸化脂肪酸（O）をN-アシル鎖部分としてもち，そのω-水酸基部分で周辺帯タンパク質のグルタミン酸残基とエステル結合していると考えられてきた[13]．しかし，2020年に武市らがアシルセラミドのO-アシル鎖部分（リノール酸）が修飾された後にその部分でタンパク質と結合するという新たなモデルを提唱した[14]．両モデルとも，アシルセラミドが結合型セラミドの前駆体であることは一致しているが，前者のモデルではO-アシル鎖部分が加水分解して除かれた後にタンパク質と結合するのに対し，後者のモデルではO-アシル鎖部分でタンパク質と結合するという点で異なる．武市らのモデルはリノール酸部分がエポキシエノンへと変換されることに基づいた説であった．一般的にエノンは反応性が高く，リジンとシッフ塩基あるいは求核性アミノ酸とマイケル付加反応で結合できる．筆者らは，武市らの説を実験的に検証すべく，マウスの表皮を用いて結合型セラミドの解析を行ったところ，主要な結合型セラミドがタンパク質のシステイン残基とマイケル付加反応で結合した構造をもつことを見出した[15]．少なくとも筆者らの実験系では従来から提唱されていたモデルの結合型セラミドは検出されなかった．

3 皮膚病態時／乾燥肌における セラミド組成変化

アトピー性皮膚炎患者の角質層において，セラミドの量の減少，組成変化，短鎖化が起こることが1990年代から多くの論文で報告されている[16]〜[20]．セラミド組成変化としてはいずれの論文においてもおおむね，NP，NH，EOS，EOP，EOHセラミドの減少とNS，ASセラミドの増加が報告されている（図3）．NPとNHは長鎖塩基側に水酸基を1つ余分にもつ非アシル化セラミドであり，それらが減るということは水素結合による脂質-脂質間相互作用が減弱することを意味している．また，EOS，EOP，EOHはいずれもアシルセ

ラミドである．アシルセラミドが脂質ラメラの層構造を安定化する役割をもつことを考えるとこれらの減少によって脂質ラメラは不安定化すると予測される．以上のように，アトピー性皮膚炎患者において観察されるセラミドの量・組成変化は皮膚バリア機能を低下させる原因となっている．

同様のセラミド組成変化は，アトピー性皮膚炎病態時のみに限らず，別の皮膚疾患である乾癬，さらには乾燥肌においても程度は異なるものの観察される[20)21]．以下に筆者らが皮膚疾患をもたない成人女性の頬の肌状態とセラミド組成の関係を明らかにした最近の結果を紹介する[21]．その解析では，被験者を水分量（静電容量の値）によって乾燥群，非乾燥群に分け，群間でのセラミド組成を比較した．その結果，乾燥群において遊離型セラミドのうち，NP，EOS，EOHの割合の減少とNS，ASの割合の増加が観察された．また，これまでアトピー性皮膚炎患者のセラミド解析で測定されてこなかった結合型セラミドについても測定し，乾燥群においてPB-Hの割合の減少，PB-SDの割合の増加を見出した（図3）．さらに，さまざまな肌指標（静電容量，経皮水分蒸散量，鱗屑，粗さ，重層剥離度，角質細胞サイズ）と各セラミドクラスの割合との相関解析を行った結果，NP，EOS，EOH，PB-Hはいずれの肌指標においてもよい肌状態と相関（すなわち経皮水分蒸散量，鱗屑，粗さ，重層剥離度の値とは負の相関，静電容量と角質細胞サイズの値とは正の相関）した．一方，NS，AS，PB-SDは悪い肌状態と相関した．

セラミド合成・関連遺伝子の多くは変異により，先天性魚鱗癬，特に多くが常染色体潜性先天性魚鱗癬（ARCI）を引き起こす（図4）[3]．ARCIは道化師様魚鱗癬，葉状魚鱗癬，先天性魚鱗癬様紅皮症に分類され，このうち道化師様魚鱗癬が最も重篤である．上述のようにABCトランスポーター$ABCA12$の変異は道化師様魚鱗癬を引き起こすが[1]，セラミド合成の第二ステップを触媒する3-ケトジヒドロスフィンゴシン還元酵素をコードする$KDSR$の変異も道化師様魚鱗癬様の皮膚症状を呈する魚鱗癬症候群を引き起こす[22]．一方，アシルセラミドあるいは結合型セラミド合成にかかわる遺伝子の変異はARCIのうち，葉状魚鱗癬あるいは先天性魚鱗癬様紅皮症を引き起こす[3]．これらにはアシルセラミド合成にかかわるセラミド合成酵素$CERS3$，

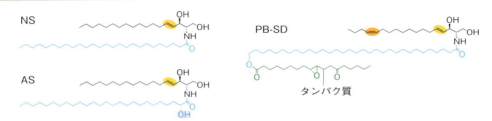

図3　皮膚病態時／乾燥肌で増減するセラミド
アトピー性皮膚炎等の皮膚疾患および乾燥肌で減少する（よい肌状態と相関する）セラミド（上図）と，増加する（悪い肌状態と相関する）セラミド（下図）を示す．

トランスアシラーゼ *PNPLA1*，脂肪酸ω-水酸化酵素 *CYP4F22*，結合型セラミド合成にかかわる12R-リポキシゲナーゼ *ALOX12B*，ヒドロペルオキシドイソメラーゼ *ALOXE3*，デヒドロゲナーゼ *SDR9C7* が含まれる（図4）．これらは主に表皮にのみ発現して，機能としてはアシルセラミド／結合型セラミド形成にのみかかわるので，その変異は非症候群性の魚鱗癬を引き起こす．一方，アシルセラミド産生にかかわる脂肪酸伸長酵素 *ELOVL1* と *ELOVL4*，アシルCoA合成酵素 *FATP4* は表皮以外の組織にも発現し，アシルセラミド以外の脂質の産生にもかかわるので，その変異は魚鱗癬以外の症状を示す症候群性の魚鱗癬を引き起こす（*ELOVL1*，IKSHD症候群；*ELOVL4*，ISQMR症候群；*FATP4*，魚鱗癬未熟児症候群）[3]．例えば，*ELOVL1* の変異によるIKSHD症候群では魚鱗癬以外に痙性，ミエリン形成不全，異形症を伴う[23]．ELOVL1はC22以上の脂肪酸の伸長にかかわり，全身に発現する．IKSHD症候群でみられる神経症状は脳におけるC24のスフィンゴ脂質産生が損なわれた影響と考えられる[24]．アシルセラミドおよび結合型セラミドの皮膚バリア形成における重要性はヒトにおける魚鱗癬発症からだけではなく，マウスを用いた解析からも明らかになっている．アシルセラミド／結合型セラミド合成にかかわる遺伝子のノックアウトマウスはいずれも皮膚バリア異常により，生後1日以内に死亡する[7)～10) 25]．

おわりに

多様なセラミドを生み出す分子機構に関して本稿ではほとんど記載できなかったが，関与する遺伝子や経

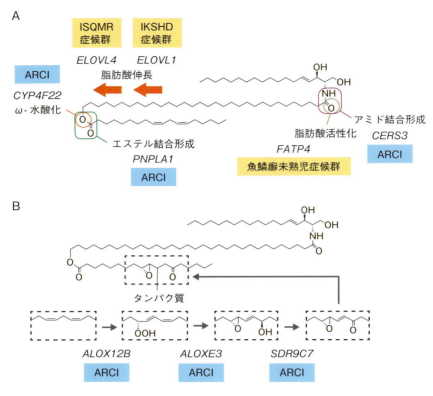

図4　アシルセラミド／結合型セラミドの合成遺伝子と先天性魚鱗癬
アシルセラミド（A）および結合型セラミド（B）の合成に関与する遺伝子とそれらの遺伝子産物がかかわる反応，変異により生じる魚鱗癬の名称を示す．青は非症候群，黄色は症候群の魚鱗癬を表す．ISQMRとIKSHDは症状の頭文字を組合わせた疾患名である．すなわち，ISQMRは魚鱗癬（Ichthyosis），痙性四肢麻痺（Spastic Quadriplegia），精神遅滞（Mental Retardation），IKSHDは魚鱗癬角皮症（Ichthyotic Keratoderma），痙性（Spasticity），ミエリン形成不全（Hypomyelination），異形症（Dysmorphia）を示す．

路などはすでに明らかになっており，筆者の以前の総説を参照されたい[10)11)25)]．通常の組織ではそれほど多様でない（1〜3クラス／数〜十数分子種）セラミドが，皮膚バリア形成のために多様性を大きく拡大したことは大変興味深い．本稿で紹介した角質層のセラミド組成変化は皮膚の病態・肌状態とよく相関するため，今後診断に有用であろう．また，セラミドの皮膚疾患に対する創薬への応用が期待される．

文献

1) Akiyama M, et al：J Clin Invest, 115：1777-1784, doi:10.1172/JCI24834（2005）
2) Uchida Y & Holleran WM：J Dermatol Sci, 51：77-87, doi:10.1016/j.jdermsci.2008.01.002（2008）
3) Oji V, et al：J Am Acad Dermatol, 63：607-641, doi:10.1016/j.jaad.2009.11.020（2010）
4) Muñoz-Garcia A, et al：Biochim Biophys Acta, 1841：401-408, doi:10.1016/j.bbalip.2013.08.020（2014）
5) Suzuki M, et al：J Lipid Res, 63：100235, doi:10.1016/j.jlr.2022.100235（2022）
6) Lundborg M, et al：J Struct Biol, 203：149-161, doi:10.1016/j.jsb.2018.04.005（2018）
7) Sassa T, et al：Mol Cell Biol, 33：2787-2796, doi:10.1128/MCB.00192-13（2013）
8) Miyamoto M, et al：J Invest Dermatol, 140：319-326.e4, doi:10.1016/j.jid.2019.07.689（2020）
9) Yamamoto H, et al：Proc Natl Acad Sci U S A, 117：2914-2922, doi:10.1073/pnas.1917525117（2020）
10) 木原章雄：「治療標的がみえてきた脂質疾患学」（村上　誠, 横溝岳彦／編），実験医学増刊 Vol.41 No.17, pp49-56, 羊土社（2023）
11) 村上　誠, 木原章雄：「脂質クオリティ」（有田　誠／編），実験医学増刊 Vol.36 No.10, pp160-167, 羊土社（2018）
12) Kawana M, et al：J Lipid Res, 61：884-895, doi:10.1194/jlr.RA120000671（2020）
13) Marekov LN & Steinert PM：J Biol Chem, 273：17763-

17770, doi:10.1074/jbc.273.28.17763（1998）

14) Takeichi T, et al：J Clin Invest, 130：890-903, doi:10.1172/JCI130675（2020）

15) Ohno Y, et al：iScience, 26：108248, doi:10.1016/j.isci.2023.108248（2023）

16) Imokawa G, et al：J Invest Dermatol, 96：523-526, doi:10.1111/1523-1747.ep12470233（1991）

17) Ishikawa J, et al：J Invest Dermatol, 130：2511-2514, doi:10.1038/jid.2010.161（2010）

18) Janssens M, et al：J Lipid Res, 53：2755-2766, doi:10.1194/jlr.P030338（2012）

19) van Smeden J, et al：Exp Dermatol, 23：45-52, doi:10.1111/exd.12293（2014）

20) Yokose U, et al：BMC Dermatol, 20：6, doi:10.1186/s12895-020-00102-1（2020）

21) Akiyama F, et al：Int J Mol Sci, 25：8291, doi:10.3390/ijms25158291（2024）

22) Takeichi T, et al：J Invest Dermatol, 137：2344-2353, doi:10.1016/j.jid.2017.06.028（2017）

23) Mueller N, et al：J Med Genet, 56：164-175, doi:10.1136/jmedgenet-2018-105711（2019）

24) Isokawa M, et al：FASEB Bioadv, 1：747-759, doi:10.1096/fba.2019-00067（2019）

25) 大野祐介，木原章雄：生化学, 96：457-465, doi:10.14952/SEIKAGAKU.2024.960457（2024）

＜著者プロフィール＞

木原章雄：1998年京都大学大学院理学研究科博士課程修了．京都大学ウイルス研究所および基礎生物学研究所での博士研究員を経て，2001年に北海道大学大学院薬学研究科助手となる．助教授，准教授を経て，'08年より同薬学研究院教授，'21年より同研究院長．京都大学（主任教官：伊藤維昭先生）では膜タンパク質の分解，基礎生物学研究所（主任教官：大隅良典先生）ではオートファジーの研究を行った後，北海道大学でセラミドの研究を始めました．セラミドの重要性を広めていきたいと思っています．

第1章　皮膚の恒常性維持と破綻

8. 温度感受性TRPチャネルを介した皮膚温度感覚

富永真琴, 岩田　萌

> 皮膚はさまざまな外界からの刺激を感知する．そして，温度は感覚神経に加えて表皮ケラチノサイトで感知すると報告されている．その温度感知にかかわるのが温度感受性TRPチャネルであり，表皮ケラチノサイトでは温かい温度を感知するTRPV3, TRPV4が主に機能する．TRPV3は皮膚で温度を感知してその情報を感覚神経に伝達する．TRPV3はまた，表皮ケラチノサイトの増殖や移動にも関与する．TRPV4は皮膚のバリア機能の調節や汗の分泌等に関与する．TRPV3, TRPV4は皮膚のかゆみにもかかわっていることから，創薬標的となるものと期待される．

はじめに

　皮膚はさまざまな外界からの刺激を感知する．感覚神経は皮膚に広く分布し，無髄のC線維，有髄神経の自由神経終末が外部からの情報を受容する．本稿では，特に温度感受性TRPチャネルによる温度情報の感知について概説する．皮膚で温度を感知するのは感覚神経である．感覚神経が受容した温度情報は脳まで伝達さ

れるが，筆者らは表皮ケラチノサイトも温度を感知していると提唱しており，その内容も紹介したい．

1 感覚神経での温度感知

　感覚神経で温度情報を受容する（温度刺激を電気信号に変換する）最も簡単で有効的なメカニズムは，陽イオンの流入がもたらす脱分極（受容器電位による）

[略語]

ANO1：Anoctamin1（アノクタミン1）（TMEM16Aともよばれる）
AQP5：Aquaporin 5（水チャネル）
EGFR：epidermal growth factor receptor
HEK293T cell：human embryonic kidney-derived 293 T細胞
KCC2：K^+-Cl^- cotransporter 2
MAP kinase：mitogen-activated protein kinase

NO：nitric oxide（一酸化窒素）
PGE$_2$：Prostaglandin E_2（プロスタグランジンE_2）
TMEM79：transmembrane protein 79
TNFα：tumor necrosis factor α
TRPチャネル：transient receptor potential チャネル

Sensing mechanisms through thermosensitive TRP channels in skin keratinocytes
Makoto Tominaga／Moe Iwata：Thermal Biology Research Group, Nagoya Advanced Research and Development Center, Nagoya City University（名古屋市立大学なごや先端研究開発センター温度生物学研究室）

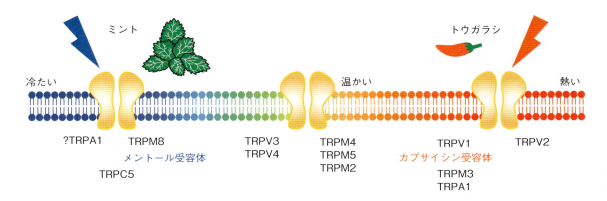

図1　哺乳類の温度感受性TRPチャネルとその活性化温度域

から電位作動性ナトリウムイオンチャネルを活性化させて活動電位を発生させることである．その陽イオンの流入を司る陽イオン透過性のイオンチャネルの多くは高いカルシウム透過性を有し，その中心的分子群の1つがTRP（transient receptor potential）イオンチャネルである．感覚神経細胞膜を脱分極させる方法は，①細胞内へ陽イオンを流入させる（上述の陽イオンチャネル），②細胞外へのカリウムイオンの流出を阻害する，③細胞外へクロライドイオンを流出させる，である．カルシウム透過性の高いTRPチャネルを通って流入したカルシウムがカルシウム活性化クロライドチャネルを活性化してクロライドイオンの流出からさらなる脱分極を引き起こすことがTRPV1，TRPA1では明らかになっている[1]．これは，中枢神経系と異なり，感覚神経ではカリウムを細胞外にくみ出すカリウム・クロライド共輸送体KCC2の発現が低いために細胞内クロライドイオン濃度が高く，クロライドチャネルが開口するとクロライドイオンが流出するためである．この機能連関で侵害性熱刺激信号は増強される．

2 TRPチャネル

*trp*遺伝子はショウジョウバエの光応答変異株の原因遺伝子として1989年に発見された．transient receptor potentialの名称は光刺激に対する受容器電位（receptor potential）の変化が一過性（transient）であることに由来している．1997年に，ラット感覚神経から哺乳類で初めて温度で活性化される分子としてカプサイシンTRPV1が発見された．カプサイシンによる「辛み」は味覚ではなく痛みであることから，熱痛み刺激と化学物質痛み刺激をともに感知する受容体として注目を浴びた．これ以降，「温度感受性TRPチャネル」と総称されるTRPチャネルの一群が哺乳類を中心に次々と同定された（図1）[2]．TRPチャネルは7つのサブファミリーに分けられ，ヒトではTRPNを除く6つのサブファミリー，TRPC（canonical），TRPM（melastatin），TRPV（vanilloid），TRPML（mucolipin），TRPP（polycystin），TRPA（ankyrin）に27のチャネルが存在する．TRPチャネルはヒトや齧歯類，鳥類，ショウジョウバエ，線虫，ゼブラフィッシュなどにおいて視覚，味覚，嗅覚，聴覚，触覚，温覚，その他さまざまな物理・化学刺激の受容にきわめて重要であることがわかっている．現在までに哺乳類で温度感受性が報告されたTRPチャネルは11あるが（TRPV1，TRPV2，TRPV3，TRPV4，TRPM2，TRPM3，TRPM4，TRPM5，TRPM8，TRPA1，TRPC5），哺乳類TRPA1の温度感受性に関しては，結論が出ていない．

3 温度感受性TRPチャネルを介した感覚神経での温度感知

カプサイシン受容体TRPV1，メントール受容体TRPM8，TRPM3はC線維やAδ線維に発現して，環境温度を感知する．TRPV1とTRPM3は約43℃以上の侵害性熱刺激を，TRPM8は約28℃以下の冷涼温度刺激を感知する．TRPC5は低温刺激で活性化すると報

告されたが，口腔内の冷痛み刺激に関与することが明らかになり，象牙芽細胞に強い発現がみられるという[3]．わさび受容体TRPA1は，TRPV1が発現するC線維に多く発現する．TRPA1は最初，15℃以下の侵害性冷刺激を感知すると報告され，ヒトの遺伝病として寒冷環境下で痛みが増強する家族性疼痛症候群（TRPA1の機能増強点変異）が報告されたが，2018年にTRPV1，TRPA1，TRPM3のトリプル欠損マウスで侵害性熱刺激応答が完全に消失したことから[4]，現在ではTRPA1はむしろ熱刺激センサーとして捉えられるようになってきている．

TRPM2，TRPV4は感覚神経に発現しているが，発現数は少ない．TRPM2欠損マウスは33℃と38℃の温度差を認識できないことから，温かい温度感知にかかわっていると考えられている[5]．

4 表皮ケラチノサイトでの温度感知

侵害熱刺激のように急な対応を必要としない温度域の温度の感知には，最大の臓器である皮膚もかかわっていると考えられている．表皮ケラチノサイトには，主に体温近傍の温かい温度で活性化する2つの温度感受性TRPチャネル，TRPV3，TRPV4が発現している．マウス尾の表皮ケラチノサイトを用いた電気生理学的解析では，12.7％がTRPV3のみを，3.2％がTRPV4のみを，84.1％がTRPV3，TRPV4の両方を機能的に発現していると報告され，多くの表皮ケラチノサイトでは，TRPV3とTRPV4の両方が機能的に発現する[6]．これら温度感受性TRPチャネルが皮膚での温度感知にかかわっている可能性は高いと思われる．

ケラチノサイトでは，温かい温度で活性化するTRPM4の発現も確認されている．TRPM4の活性化はケラチノサイトでの腫瘍壊死因子TNFαによるサイトカイン産生を抑制することが明らかになったことから，抗炎症に働くと考えられている[7]．

5 TRPV3と皮膚の機能

TRPV3は表皮や毛包で特異的に発現する温かい温度で活性化するTRPチャネルとして報告され，感覚神経では発現していない．メントールやカルバクロールの

ような天然化合物や2-APBでも活性化する．皮膚の恒常性維持に関与すると報告され，脱毛，口囲や肛囲の角化性紅斑，掻痒を特徴とする遺伝性掌蹠角化症のオルムステッド症候群では，TRPV3のさまざまなgain-of-function変異が報告されている（**図2**）．急な温度上昇はかゆみを引き起こすことが知られているが，TRPV3が関与すると推定されている[8]．

口腔内粘膜上皮では，TRPV3が温かい温度で活性化して上皮成長因子受容体（EGFR）が活性化し，上皮細胞の成長と増殖が促されて創傷治癒が速く進むことが報告されている[9]．ヒトケラチノサイトではまた，TRPV3を通って流入したカルシウムがカルシウム活性化クロライドチャネルのアノクタミン1（ANO1）（TMEM16Aともよばれる）を活性化し，クロライドイオンが流入してMAPキナーゼの1つp38のリン酸化を阻害することによって細胞周期の期移行を促進させて細胞増殖を進めることが明らかになっている[10]．皮膚の創傷治癒が温度で促進されるメカニズムはTRPV3の活性化によるのかもしれない．

6 TRPV3が皮膚で温かい温度を感知する

皮膚が環境温度を感知するという概念は以前からあった．その場合，感知された温度情報は感覚神経に伝達されなければならない．筆者らは，以前に表皮ケラチノサイトが温かい温度を感知してATPを放出することを報告した[11]．ケラチノサイトを温め，イオンチャネル型ATP受容体P2X2を発現させたHEK293T細胞を検出器として使って，ケラチノサイトからのATPの放出をP2X2活性化電流として観察した．ケラチノサイトからの温度依存的なATP放出はTRPチャネル阻害剤で抑制され，TRPV3欠損ケラチノサイトではP2X2電流が確認できなかった．P2X3欠損マウスで温度依存性行動に異常があるとする報告[12]は，この現象と合致するかもしれない．このほか，TRPV3の活性化によって表皮ケラチノサイトからPGE$_2$やNOが放出されることが報告されている[13] [14]．表皮ケラチノサイトが温度を感知するかどうかについては大きな議論があったが，筆者らは最近，表皮ケラチノサイト形質膜のTRPV3タンパク質量の変化がマウスでの温度依存性行動を大

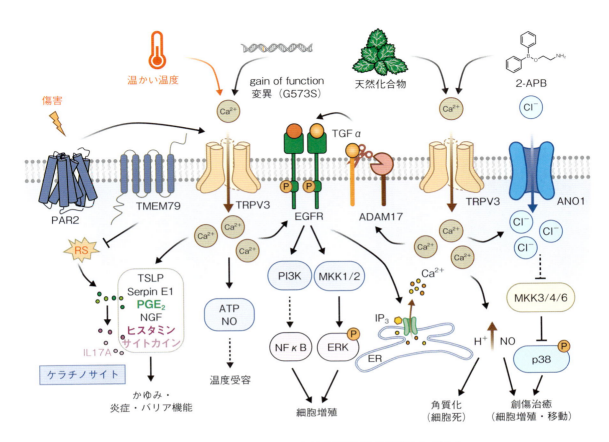

図2　表皮ケラチノサイトにおけるTRPV3の機能とシグナル
文献8より引用．

きく変化させることを見出し，確かに皮膚で温度が感知されその情報が脳に伝達されてマウスの行動が起こっているであろうことを明らかにした[6]．

　皮膚に発現するが，機能がよくわかっていないタンパク質TMEM79に注目した．TRPV3がTMEM79と形質膜で複合体を形成して，その複合体の細胞質への移動，リソソームでの分解を促進することを発見した（**図3**）．TRPV3をTMEM79と共発現させるとパッチクランプ法で解析したTRPV3電流が小さくなり，TMEM79欠損ケラチノサイトではTRPV3電流の増大が観察された．Thermal Gradient Ringというマウスの温度依存性行動を解析する機械[15]で検討すると，野生型マウスと異なり，TMEM79欠損マウスはより高い温度に早い時間で移動することがわかったのである．また，TRPV3欠損マウスは温かい温度への移動が有意に少なかった（**図4**）．これは，皮膚でTRPV3を介して温度が感知されることの証明である．TRPV3機能を制御することによって温かい温度感覚をコントロールできるかもしれない．また，灸治療の効果のある部分はTRPV3の活性化によるかもしれない．TMEM79欠損マウスはアトピー性皮膚炎様症状を呈するが，それは，オルムステッド症候群と同様に皮膚でのTRPV3機能の増強で説明できるかもしれない．

7　鎮痒剤の標的としてのTRPV4

　温かい温度でのかゆみの増強はTRPV3で説明できるかもしれないが，同じく表皮ケラチノサイトに発現するTRPV4もかゆみにかかわる．TRPV4はセロトニン，ヒスタミンやグルコシルスフィンゴシン，バイカレインによるかゆみにかかわっていると報告されている[16]～[19]．また，かゆみを訴える患者が多い胆汁うっ

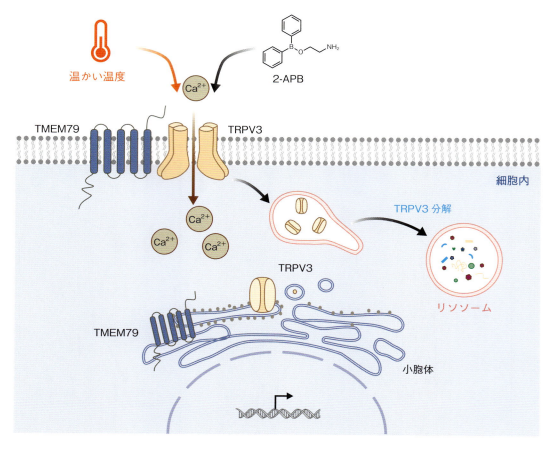

図3 表皮ケラチノサイトでのTRPV3とTMEM79の結合と細胞機能調節
文献8より引用．

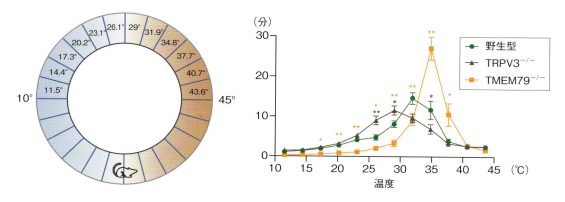

図4 Thermal Gradient Ring（左）と各種マウスの11.5℃〜43.6℃の温度勾配での温度依存性行動
文献6より引用．

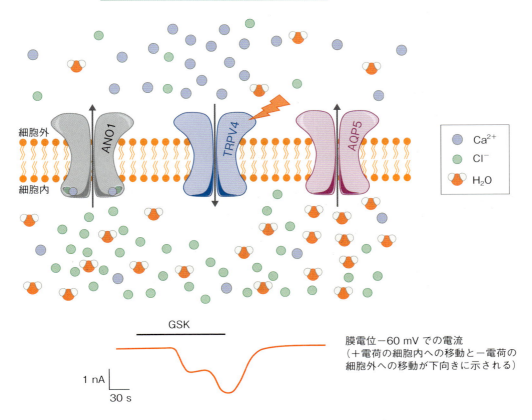

図5　TRPV4, ANO1, AQP5複合体の機能モデル

滞で，血清濃度が増加するリゾホスファチジルコリンが，表皮ケラチノサイトのTRPV4を活性化してマイクロRNA146a（miR-146a）を放出し，そのmiR-146aが感覚神経のTRPV1を活性化してかゆみを引き起こすことが報告された[20]．筆者らは，70年以上も鎮痒剤として使われているオイラックス®に含まれるクロタミトンがTRPV4を阻害し，マウスで引っ掻き行動を抑制することを見出している[21]．

8 TRPV4と皮膚バリア機能

ヒトおよびマウスの表皮ケラチノサイトにおいて，TRPV4は細胞間接着構造adherens-junction（AJ）を構成するタンパク質βカテニン，Eカドヘリンと複合体を形成し，温かい温度刺激を含めた刺激でのTRPV4の活性化は，①細胞内カルシウムイオン濃度の上昇，②低分子GTP結合タンパク質Rhoの活性促進，③AJおよびtight-junction（TJ）の形成・成熟促進とそれらを介した表皮細胞間バリア機能の亢進にかかわることが明らかになっている．冬に皮膚乾燥が起こる原因の1つは，温度低下によるTRPV4を介した皮膚表皮間バリア機能の減弱による水分漏出かもしれない．このメカニズムが正しければ，TRPV4を活性化する成分の開発はバリア機能の維持・改善に有用であると考えられる．天然由来物からTRPV4活性化成分を探索して，バナバ葉から単離されたエラグ酸誘導体に高いTRPV4活性化作用および表皮細胞間バリア機能増強作用があることがわかり，某化粧品会社の化粧水に配合されている[22][23]．

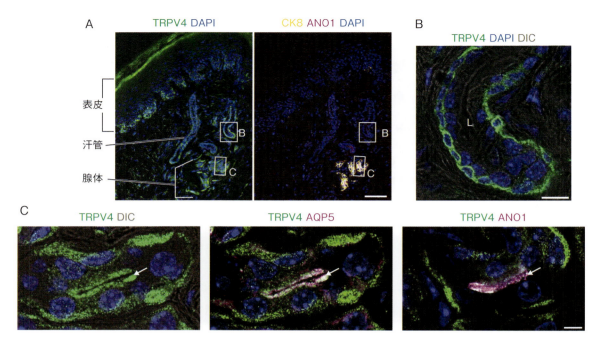

図6 マウス足底皮膚でのTRPV4, ANO1, AQP5の発現
A）TRPV4は表皮，汗管，分泌腺に発現しているが，ANO1との共発現は分泌腺だけで観察される．スケールバー：50μm．B）AのB部分の拡大図．汗管では基底膜側にTRPV4は発現している．L：lumen．スケールバー：5μm．C）AのC部分の拡大図．分泌細胞のlumen側（矢印）でTRPV4, ANO1, AQP5の共発現が観察される．スケールバー：5μm．文献26より引用．

9 発汗とTRPV4

　表皮ケラチノサイトに発現するTRPV4も上述のTRPV1, TRPV3と同じようにANO1と機能連関する．最初，TRPV4とANO1はマウス脳脈絡叢の上皮細胞からの脳脊髄液分泌に関与すると報告された[24]．TRPV4を通って流入したカルシウムがANO1を活性化してクロライドイオンが流出し，それが駆動力となって水チャネルを介して水が流出するのである（図5）．この機能連関では，TRPV4, ANO1, 水チャネルが脈絡叢上皮細胞のapical membraneで複合体を形成する．このTRPV4, ANO1, 水チャネル複合体による水分泌は外分泌腺に共通のメカニズムで，唾液腺，涙腺，汗腺からのそれぞれ唾液，涙，汗の分泌にかかわることが明らかになっている[25)26]．マウス足底には温度依存性の発汗があり，TRPV4は汗管にも発現しているが，TRPV4, ANO1, 水チャネルAQP5の共発現は汗腺分泌細胞でしか観察されない（図6）．マウスは体温調節のための発汗はしない．TRPV4欠損マウスの足底では温度依存性の発汗が少なく，そのために足底のグリップ力が低下してツルツルの坂を登ることができない．ヒトの「特発性後天性全身性無汗症」（指定難病163）患者の汗腺でTRPV4の発現が低下していることが明らかになっており，ヒトでもTRPV4, ANO1, AQP5複合体の発汗への関与がわかっている[26]．熱中症が問題となっている昨今，TRPV4, ANO1, AQP5複合体は発汗制御薬開発の新しい標的になると期待される．このTRPV4が発汗にかかわるという結果は，発汗が自律神経だけでなく，局所でも制御されていることを示唆する．熱い環境下では局所皮膚のTRPV4が温かい温度を感知して発汗をもたらしているのである．

おわりに

　本稿では，主に表皮ケラチノサイトに発現する温度感受性TRPチャネルを中心に，皮膚が温度を感知してどのような生理機能に関与するかを概説した．温度感受性TRPチャネルは，表皮ケラチノサイト，感覚神経

に加えて，皮膚に存在する免疫細胞であるランゲルハンス細胞やマクロファージにも発現することから，皮膚における温度刺激を介した生理機能は複雑で，さらなる研究が必要だと思われる．

マウス足底のTRPV4, ANO1, AQP5の発現を抗体で観察してくださった佐賀大学の城戸瑞穂博士，吉本怜子博士，TMEM79の遺伝子と欠損マウスを提供してくださった慶應義塾大学の天谷雅行博士，東京工科大学の松井 毅博士に感謝申し上げます．

文献

1) Takayama Y & Tominaga M：Cell Calcium, 121：102912, doi:10.1016/j.ceca.2024.102912（2024）
2) Kashio M & Tominaga M：Curr Opin Neurobiol, 75：102591, doi:10.1016/j.conb.2022.102591（2022）
3) Bernal L, et al：Sci Adv, 7：eabf5567, doi:10.1126/sciadv.abf5567（2021）
4) Vandewauw I, et al：Nature, 555：662-666, doi:10.1038/nature26137（2018）
5) Tan CH & McNaughton PA：Nature, 536：460-463, doi:10.1038/nature19074（2016）
6) Lei J, et al：Nat Commun, 14：4104, doi:10.1038/s41467-023-39712-x（2023）
7) Otsuka Saito K, et al：Biochem Biophys Res Commun, 654：1-9, doi:10.1016/j.bbrc.2023.02.062（2023）
8) Lei J & Tominaga M ：Bioessays, 46 ： e2400047, doi:10.1002/bies.202400047（2024）
9) Aijima R, et al：FASEB J, 29：182-192, doi:10.1096/fj.14-251314（2015）
10) Yamanoi Y, et al：Commun Biol, 6：88, doi:10.1038/s42003-023-04482-1（2023）
11) Mandadi S, et al：Pflugers Arch, 458：1093-1102, doi:10.1007/s00424-009-0703-x（2009）
12) Souslova V, et al：Nature, 407：1015-1017, doi:10.1038/35039526（2000）
13) Huang SM, et al：J Neurosci, 28：13727-13737, doi:10.1523/JNEUROSCI.5741-07.2008（2008）
14) Miyamoto T, et al：Nat Commun, 2：369, doi:10.1038/ncomms1371（2011）
15) Ujisawa T, et al：J Physiol Sci, 74：9, doi:10.1186/s12576-024-00903-w（2024）
16) Akiyama T, et al：J Invest Dermatol, 136：154-160, doi:10.1038/JID.2015.388（2016）
17) Chen Y, et al：J Biol Chem, 291：10252-10262, doi:10.1074/jbc.M116.716464（2016）
18) Sanjel B, et al：Br J Pharmacol, 179：2193-2207, doi:10.1111/bph.15733（2022）
19) Huang KF, et al：Exp Dermatol, 25：623-629, doi:10.1111/exd.13024（2016）
20) Chen Y, et al：Gastroenterology, 161：301-317.e16, doi:10.1053/j.gastro.2021.03.049（2021）
21) Kittaka H, et al：Pflugers Arch, 469：1313-1323, doi:10.1007/s00424-017-1998-7（2017）
22) Sokabe T, et al：J Biol Chem, 285：18749-18758, doi:10.1074/jbc.M110.103606（2010）
23) Kida N, et al：Pflugers Arch, 463：715-725, doi:10.1007/s00424-012-1081-3（2012）
24) Takayama Y, et al：FASEB J, 28：2238-2248, doi:10.1096/fj.13-243436（2014）
25) Derouiche S, et al：FASEB J, 32：1841-1854, doi:10.1096/fj.201700954R（2018）
26) Kashio M, et al：Elife, 13：RP92993, doi:10.7554/eLife.92993（2024）

＜筆頭著者プロフィール＞
富永真琴：1984年に愛媛大学医学部を卒業後，循環器内科医を経て基礎医学の道に進む．三重大学医学部教授，生理学研究所教授を経て，2024年から名古屋市立大学なごや先端研究開発センターで特任教授として岩田萌特任助教と温度生物学研究室を立ち上げる．アメリカ留学中の1997年に，2021年ノーベル生理学医学賞の受賞対象であるカプサイシン受容体TRPV1の発見にかかわって以来，温度感受性TRPチャネルに焦点を当てた温度生物学研究を行ってきた．

第1章　皮膚の恒常性維持と破綻

9. 皮膚における一次求心性かゆみ神経

津田　誠

> かゆみは皮膚や粘膜を掻破したくなるような不快な感覚と定義され，皮膚表面に付着した有害物の除去を目的とした引っ掻き行動を誘発する生体防御的な感覚である．一般的にかゆみは，皮膚における一次求心性感覚神経への刺激を起点とし，そのシグナルが脊髄後角および脳へ伝達されることで生じる．近年，一次求心性感覚神経の細分化が進み，起痒物質の受容とそれに伴うシグナル伝達を担う神経が複数同定され，さらに皮膚炎に伴う遺伝子発現や機能の変化に関する研究も進んでいる．これらの知見は，かゆみの発生メカニズムの解明に寄与するとともに，慢性掻痒治療薬の開発にも貢献する．

はじめに

　皮膚は外界と身体の境界に位置し，外界からの物理的および化学的情報を感知する．それにより生物は外環境およびその変化を認識することができる．この感知には皮膚内の多様な細胞が関与するが，なかでも最も速い感知機構を担うのが体性感覚神経である．体性感覚神経は，脊髄後根神経節および三叉神経節に細胞体をもつ一次求心性感覚神経で構成される．この神経は，形態学的に偽単極性神経に分類され，細胞体から伸びた軸索が皮膚と脊髄へ投射する．一次求心性感覚神経は形態や機能に加え，近年では遺伝子発現パターンの違いによって十数種類のサブセットに分類されている[1]．これらの神経は，皮膚内で特有の感覚受容器

[略語]

CGRP：calcitonin gene-related peptide（カルシトニン遺伝子関連ペプチド）

ChR2：channelrhodopsin-2（チャネルロドプシン2）

Gq-DREADD：Gq-coupled designer receptors exclusively activated by designer drugs（デザイナー化合物によりのみ活性化するGq共役型デザイナー受容体）

GRP：gastrin-releasing peptide（ガストリン放出ペプチド）

IL：interleukin（インターロイキン）

MRGPR：Mas-related G protein-coupled receptor（Mas関連Gタンパク質共役型受容体）

NMB：neuromedin B（ニューロメジンB）

NPPB：natriuretic peptides B（ナトリウム利尿ペプチドB）

NPRA：natriuretic peptide receptor A（ナトリウム利尿ペプチド受容体A）

NPTX2：neuronal pentraxin 2（神経型ペントラキシン2）

TRPV1：transient receptor potential vanilloid subtype 1（一過性受容器電位型バニロイドサブタイプ1）

Pruriceptive primary afferent neurons in the skin
Makoto Tsuda：Department of Molecular and System Pharmacology, Graduate School of Pharmaceutical Sciences, Kyushu University（九州大学大学院薬学研究院薬理学分野）

を形成している．触刺激を感知するAβ線維は，皮膚においてメルケル細胞，マイスナー小体，パチニ小体などの触覚受容器を構成する．それとは異なり，痛みやかゆみに関与するnociceptive（侵害受容性）やpruriceptive（本稿では「掻痒受容性」と記載する）神経は特定の受容器構造をもたず，神経末端が自由終末として存在し，外界の多様な物理的および化学的情報を感知し，痛みやかゆみ感覚の発生にかかわる．本稿では，かゆみ刺激の感知機構，痛みとの区別，さらに皮膚炎時に一次求心性感覚神経で生じる変化と慢性掻痒に対する役割について概説する．

1 皮膚での起痒刺激で神経はどのようにかゆみを符号化するのか？

皮膚において起痒物質が神経を刺激した後，神経はどのようにそれを「かゆみ」刺激として伝達するのかというかゆみの符号機構についてはこれまで主に4つの理論が提唱されてきた[2]（図1）．

1）Intensity theory（強度理論）

一次求心性感覚神経は異なるモダリティーの刺激〔例えば，起痒物質や侵害刺激（熱・機械・化学性）〕に反応するが（ポリモーダル特性），同一神経活動の強弱（例：弱い刺激はかゆみ，強い刺激は痛み）により痛みやかゆみという感覚の質が規定されるという理論である（図1A）．しかし，電気刺激によるかゆみは刺激強度依存的に誘発される一方，その刺激で痛みは起こらないという点にこの理論の限界がある．

2）Specificity（Labeled line）theory（特異性理論）

起痒刺激とカプサイシンなど侵害刺激は，それぞれ特異的な神経線維（labeled lines）によって受容・伝達されるとする理論である（図1B）．この理論では，「かゆみ専用」神経線維の存在が前提となるが，近年，それに該当する神経線維の候補としてMas関連Gタンパク質共役型受容体（MRGPR）A3陽性神経[3]やナトリウム利尿ペプチドB（NPPB）陽性神経[4]などが同定された（後述）．実際に，MRGPRA3陽性神経を除去したマウスでは，疼痛関連行動には影響を与えずに，起痒物質による掻痒行動が抑制される[3]．一方，この理論では，侵害受容性神経と掻痒受容性神経の両方に

発現するtransient receptor potential vanilloid subtype 1（TRPV1）をカプサイシンで活性化した際に誘発される感覚は主に痛みであることへの説明が難しい．

3）Selectivity（Population coding）theory（選択性理論）

特異性理論を拡張した理論であり，特異性理論で説明困難な現象も説明可能となる．痛みを起こすカプサイシンはTRPV1陽性神経を活性化するが，その一部は掻痒受容性神経である．カプサイシンは，多くの侵害受容性神経を活性化するため痛みシグナルが支配的となり，加えて抑制性介在神経を介してかゆみ伝達を抑制するため[2]，結果として，痛みが生じる（図1C）．侵害受容性神経に作用せずに，掻痒受容性神経を興奮させるとかゆみが出現する．一方，cowhageやプロテアーゼ活性化受容体2（PAR2）アゴニストはかゆみを起こすが，PAR2はTRPV1陽性神経の大部分で発現し，侵害受容性神経の大部分を活性化するという現象は本理論だけでは説明が難しい．

4）Pattern theory（パターン理論）

起痒物質の質や産生場所（皮膚内での），それにより起こる神経の発火パターンでかゆみが符号化されるとする理論である．ある特定の皮膚内部位にある神経終末が刺激され，刺激の種類に応じた異なる活動パターンを生み出すことで脊髄や脳がその活動パターンを解読し，感覚の質が決定される．かゆみには，皮膚表皮に自由終末を伸ばしている神経，および起痒物質により誘発される神経のバースト発火の発生がかかわるとされている．真皮や深部組織のカプサイシン反応性神経線維は痛みを感知する線維と考えられている（図1D）．

現時点でかゆみ符号化を完全に説明する理論は存在しないが，かゆみに特化した神経線維の存在，同神経の皮膚内での投射の違い，さらにかゆみと痛みを起こす刺激による神経活動の違いなどから（後述），選択性理論とパターン理論の組合わせが有力と考えられる．また，NP1/2/3神経（後述）が投射する脊髄後角においても，疼痛行動に影響を与えず掻痒行動に必要な神経（GRP受容体陽性神経[5]とNPRA陽性神経[4]など）が同定されていることから，脊髄後角や脳もかゆみ符号化に重要である．

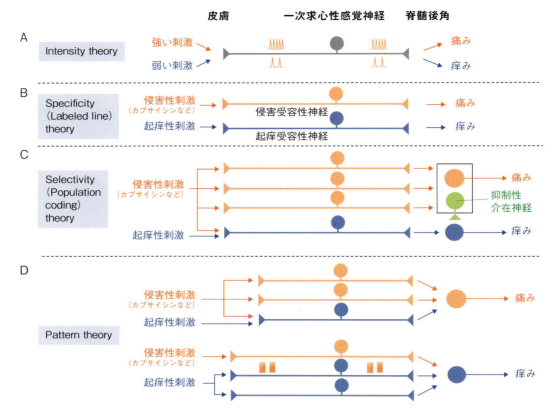

図1 かゆみと痛みの符号理論（一次求心性感覚神経）
A）Intensity theory（強度理論）：刺激による神経活動の強弱により痛みやかゆみが規定されるとする理論．B）Specificity (Labeled line) theory（特異性理論）：かゆみを起こす刺激（起痒性刺激）とカプサイシンなどの痛みを起こす刺激（侵害性刺激）は，それぞれ専用の神経〔侵害受容性（痛み）は赤，掻痒受容性（かゆみ）は青〕によって受容・伝達されるとする理論．C）Selectivity (Population coding) theory（選択性理論）：特異性理論を拡張した理論．痛みを起こすカプサイシンはTRPV1陽性神経（赤）を活性化する．TRPV1は掻痒受容性神経（青）にも発現し活性化するが，多くの侵害受容性神経が活性化するため，侵害受容性シグナルが支配的となり，加えて抑制性介在神経（緑）を介してかゆみ伝達を抑制するため，結果として，痛みが生じる．侵害受容性神経に作用せずに，掻痒受容性神経を興奮させるとかゆみが出現する．D）Pattern theory（パターン理論）：起痒物質の質や産生場所（皮膚内での），それにより起こる神経の発火パターンでかゆみが符号化されるとする理論．かゆみには，皮膚表皮に自由終末を伸ばしている神経，および起痒物質により誘発される神経のバースト発火の発生がかかわるとされている（下段）．表皮のカプサイシン反応性神経線維はかゆみを感知する．真皮や深部組織のカプサイシン反応性神経線維（起痒物質に反応する一部の神経も含む）は痛みを感知すると考えられている（上段）．

2 かゆみにかかわる一次求心性感覚神経

従来，一次求心性感覚神経は形態，伝導速度，髄鞘の有無，機能などによって分類されてきた．しかし，近年のシングルセル遺伝子発現解析により，いくつかのクラスターとさらに細分化された十数種類のサブセットが同定された[6]．1つ目のクラスター「NF」は，*Nefh*や*Pvalb*遺伝子の発現を特徴とするAβ線維などの有髄神経である．2つ目のクラスター「PEP」は，神経ペプチドであるサブスタンスP遺伝子*Tac1*やカルシトニン遺伝子関連ペプチド（CGRP）遺伝子*Calca*を発現するペプチド性侵害受容性神経に相当する．3つ目のクラスター「NP」は，MRGPRD遺伝子*Mrgprd*やATP受容体サブタイプのP2X3受容体遺伝子*P2rx3*の発現を特徴とし，従来は非ペプチド性侵害受容性神経とされていた．そして，4つ目のクラスター「TH」は，チロシン水酸化酵素遺伝子*Th*の明確な発現をもつ無髄神経である．各サブセットの役割に関する研究から，

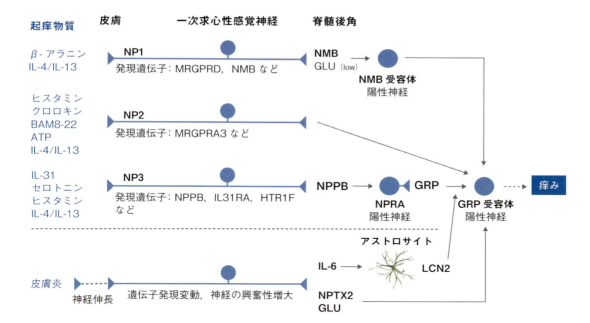

図2　かゆみの神経伝達系と皮膚炎に伴う変化

起痒物質に反応する一次求心性感覚神経は主にNP1/2/3神経サブセットである．NP1神経はMRGPRDの発現を特徴とし，そのリガンドであるβアラニンによるかゆみに関与する．NP1神経は脊髄後角の神経終末からNMBを放出し，NMB受容体陽性およびGRP受容体陽性神経を活性化し，かゆみを引き起こす．NP2神経はMRGPRA3の発現を特徴とし，抗マラリア薬クロロキンによるかゆみに必要である．NP3神経はNPPB，IL31RA，HTR1Fの発現を特徴とし，IL-31やセロトニンなどのかゆみに必要である．NPPBは脊髄後角神経終末から放出され，NPRA陽性およびGRP受容体陽性神経を活性化し，かゆみを引き起こす．ドライスキンでは，一次求心性感覚神経の自由終末が表皮内へ伸長し，かゆみ閾値の低下に寄与する．アトピー性皮膚炎などの皮膚炎に伴い一次求心性感覚神経の遺伝子発現が変化し，神経の興奮性が高まる．さらに，発現増加したIL-6は脊髄後角のアストロサイトを活性化し，産生されたLCN2がGRPシグナルを亢進させる．また，NPTX2はGRP受容体陽性神経の興奮性シナプス伝達を増強する．

NP1/2/3サブセットはかゆみに必要であることが示されている．以下にNP1/2/3神経サブセットについて概説する（上述したNP等の名称および分類はUsoskinらによる論文[6]で提唱されたものであり，他のシングルセル解析の論文では異なる名称で分類されている．それらの対応については，Wangらの総説[1]を参照されたい）．

1）NP1神経サブセット

このサブセットの特徴は，MRGPRDの選択的な発現である（**図2**）．この神経は，一次求心性神経の約20％を占める集団である[7]．このサブセットは，グルタミン酸トランスポーターであるVGLUT2を共発現する興奮性神経であり，掻痒行動を惹起する神経ペプチドのニューロメジンB（NMB）を発現している[8]．MRGPRD陽性神経の自由終末は皮膚の顆粒層で認められる（他の臓器へは投射していない）[7]．

MRGPRDはβ-アラニンによって活性化され，マウスおよびヒトにおいてかゆみを誘発する[9]．β-アラニンに応答する一次求心性感覚神経はヒスタミンに応答しないことから，NP1神経がヒスタミン非依存性のかゆみに関与していると推定される．一方で，MRGPRD陽性神経は侵害性機械刺激にも応答し[9]，同神経除去マウスでは皮膚への機械刺激に対する感受性が低下する[10]．また，慢性疼痛モデルにおいては機械性痛覚過敏も減弱する．さらに，化学遺伝学的手法を用いてGq-DREADDにてMRGPRD陽性神経を活性化させると，掻痒行動と疼痛行動の両方が観察される[8]．以上の結果は，MRGPRD陽性神経はポリモーダルな特性を有し，かゆみと痛みを誘発する能力があることを示唆している．それではこの神経はどのようにかゆみと痛

みを符号化しているのだろうか？上述のように，MRGPRD陽性神経はVGLUT2とNMBを発現している．最近，MRGPRD陽性神経でVGLUT2を欠損させたマウスでは侵害性機械刺激に対する逃避行動およびβ-アラニンによる掻痒行動の両方が抑制されるが，MRGPRD陽性神経でNMBを欠損させたマウスではβ-アラニンによる掻痒行動が選択的に抑制されることが報告された[8]．また，NMB欠損マウスにおいては，Gq-DREADD刺激による掻痒行動も選択的に抑制される．さらに，MRGPRD陽性神経は，侵害性機械刺激により短時間の活動電位発火を，β-アラニン刺激により長時間のバースト発火を誘発する．また，掻痒および疼痛行動を誘発するGq-DREADD刺激により，グルタミン酸とNMBの両方が放出される一方で，掻痒行動を誘発するβ-アラニン刺激ではNMBが主に放出されることが判明した[8]．活動電位のバースト発火およびその持続が神経ペプチドの放出にかかわることから，起痒物質による神経のバースト発火がNMBの放出を引き起こし，NMBがNMB受容体を発現する脊髄後角神経を刺激することで，かゆみが選択的に引き起こされることが考えられる[8]（**図2**）．

2）NP2神経サブセット

MRGPRA3を選択的に発現する特徴を有し（**図2**），一次求心性神経の4～5％を占める[3]．この神経は，非ペプチド性神経マーカーIB4やP2X3受容体とともにCGRPも発現している．MRGPRA3は，抗マラリア薬クロロキンによるかゆみの標的タンパク質であることが発見され，かゆみの伝達を担う重要な神経として注目を集めた[11]．実際に，MRGPRA3陽性神経除去マウスでは，ヒスタミン依存性および非依存性の掻痒行動が減少し，さらにドライスキンやアレルギー性接触皮膚炎における掻痒行動も抑制された[3]．一方，同神経除去マウスは疼痛行動には影響が認められなかった．さらに，MRGPRA3陽性神経は表皮に限局して投射しており，かゆみ神経としての要件を満たしている．また，NP2神経サブセットは多くの起痒物質に応答する受容体を発現している[6]．その受容体として，起痒神経ペプチドBAM8-22で活性化するMRGPRC11（ヒトではX1）[11]，ヒスタミンH1受容体，P2X3受容体[12]などが含まれる．また，メカノセンサーであるPIEZO2も発現しており，この遺伝子を特異的に欠損させた場合，ヒスタミンおよびクロロキン誘発性アロネーシスが抑制される[13]．

かゆみの誘発におけるMRGPRA3陽性神経の十分性は，同神経特異的にTRPV1を発現させたマウスの皮膚へカプサイシンを処置することで掻痒行動が誘発されるという結果で示された[3]．その十分性はGq-DREADD刺激でも確認できたが，光遺伝学的に刺激した場合には掻痒行動ではなく，疼痛行動が出現した[14]．NP2神経は起痒物質への応答に加え，侵害性の熱および機械刺激にも応答する．NP2神経がどのようにかゆみと痛みを区別するかは，同一神経を光およびGq-DREADDで刺激した解析がなされていないため不明であるが，NP1神経と同様に，刺激の種類や神経活動パターンの違いが関与するかもしれない．さらに，皮膚の有毛部と無毛部では投射する神経が異なり，有毛部でのかゆみにはMRGPRA3およびMRGPRD陽性神経が，無毛部ではMRGPRC11陽性神経が主に関与するとの報告もある[15]．

3）NP3神経サブセット

このサブセットは，起痒物質であるセロトニンの受容体（HTR1F），脊髄後角でかゆみを誘発するNPPB，および慢性掻痒に重要なインターロイキン（IL）-31の受容体（IL31RAとOSMR）が選択的に発現する特徴を有する[6]（**図2**）．IL-31はアトピー性皮膚炎や創傷治癒に伴うかゆみに関与し，その受容体を発現するNP3神経はネモリズマブ（ヒト化抗ヒトIL-31受容体Aモノクローナル抗体）の作用標的の1つとされる．

NPPBは脊髄後角のNPPB受容体（NPRA）を発現する神経に作用し，掻痒行動を誘発する[4]．NPRA陽性神経の活性化はガストリン放出ペプチド（GRP）の放出を引き起こし，GRPはその受容体に作用して脳へかゆみ信号を伝達する（**図2**）．GRPは一次求心性神経にも発現すると報告されたが，脊髄後角での発現レベルがはるかに高いことが後の研究で判明した[4]．かゆみ伝達における一次求心性神経のGRPの役割についてはまだ議論が続いている．

IL-31の作用標的としては，皮膚細胞と一次求心性神経が候補に挙げられていたが，最近の研究でIL31RAを一次求心性感覚神経特異的に欠損させたマウスの解析により，IL-31が同神経終末に直接作用してかゆみを誘発することが示された[16]．このかゆみにはIL31RA

以降のJAK-STAT3シグナルが関与する．また，神経のJAK-STAT3系は，慢性掻痒モデルにおけるIL31RAの発現増加にも関与し，神経のSTAT3欠損により慢性的な掻痒行動が顕著に抑制された．また，かゆみにおけるNP3神経サブセットの十分性は，岡田らの研究チームが新規開発したIL31RA-Creマウスで検討がなされ，正常マウスのIL31RA陽性神経のGq-DREADD刺激では掻痒行動が誘発されないものの，IL-31前処置後の同刺激で顕著な掻痒行動が出現することが明らかになった[16].

3 皮膚炎による一次求心性感覚神経の変化

1）皮膚内での神経の伸長と退縮

皮膚バリア機能の低下による皮膚の乾燥はかゆみを誘発する．ドライスキンによりMRGPRA3陽性神経を含む一次求心性感覚神経の自由終末が真皮から表皮内へ伸長・分枝化し，かゆみ閾値の低下に寄与すると考えられる[17]（**図2**）．この現象には，表皮角化細胞で発現増加する神経栄養因子が関与する[17]．また，神経反発因子セマフォリン3Aの発現低下も起こる．さらに，メルケル細胞とMRGPRA3陽性神経の異常な連結も起こり，慢性的なかゆみの原因となる可能性が指摘されている[18]．一方，アトピー性皮膚炎患者で激しいかゆみを有する皮膚では神経線維数の減少も報告されている．ドライスキンでは早期から神経が伸長することから，アトピー性皮膚炎においても早期から経時的にその動態を解析する必要がある．さらに最近，皮膚のタイトジャンクションと神経を可視化したマウスを用いた生体イメージング解析により，表皮のターンオーバーに伴うタイトジャンクションの入れ替わりにより神経終末が剪定されることが報告され，その動態が皮膚炎モデルマウスで異常になることが示された[19]．今後，皮膚炎の種類・時期依存的な神経線維・終末の動的変化に関するさらなる解析から，かゆみの慢性化メカニズムに重要な知見が得られることが期待される．

2）遺伝子発現および神経活動の変化

MRGPRA3陽性神経除去マウスでは，ドライスキンおよびアレルギー性掻痒行動が抑制される[3]．アレルギー性接触皮膚炎モデルでは，同神経で静止膜電位の低下，活動電位発生数の増加，自発発火が認められる[20]．また，機械刺激に対する反応性も増大しており，それがかゆみ過敏や機械性アロネーシスに関与する可能性がある．そのメカニズムは未解明だが，ドライスキンモデルマウスのMRGPRA3陽性神経では，転写因子やイオンチャネル，シナプス関連分子を含む数多くの遺伝子の発現が変動することから[21]，それらが神経の興奮性増大にかかわると推測される．

アトピー性皮膚炎モデルマウスの一次求心性神経のRNAシークエンス解析から，神経活動依存的に発現が誘導されるneuronal pentraxin 2（NPTX2）が発現増加遺伝子として検出された[22]．NPTX2は，VGLUT2，CGRP，TRKA陽性神経の細胞体で発現増加し，軸索を通じて脊髄後角の神経終末へ運ばれる（**図2**）．その神経終末はかゆみ伝達に必須であるGRP受容体発現神経とシナプスを形成している．NPTX2はシナプス終末から放出され，AMPA受容体と相互作用してそのクラスター化を促進し，興奮性シナプス伝達を増強する．実際に，接触皮膚炎モデルマウスで認められるGRP受容体陽性神経での興奮性シナプス伝達の増強が，NPTX2欠損により抑制され，掻痒行動も減弱する[22]．NPTX2発現の増加は，皮膚への物理的刺激や皮膚炎を抑制したマウスでは低下するため，慢性掻痒の「かゆみと掻破の悪循環」に関与する可能性がある[22]．

アトピー性皮膚炎等のモデルマウスの一次求心性神経で発現が増加するIL-6も慢性掻痒に関与する[23]．IL-6は脊髄後角のアストロサイトの活性化を誘導する．アストロサイトは中枢神経系のグリア細胞の一種で，シナプス構造の維持だけでなく，多くの神経伝達物質受容体を発現し，神経からのシグナルに応答してグリア伝達物質を放出して，シナプス伝達を調節する．一次求心性神経で発現増加したIL-6は，脊髄後角のアストロサイトでカルシウムシグナルを誘導し，転写因子のSTAT3を活性化する[23]．STAT3によりリポカリン2（LCN2）が産生・放出され，GRP受容体陽性神経でのGRPによる脱分極応答が増強される[24][25]．皮膚炎モデルマウスの脊髄後角で活性化するアストロサイトも，掻痒による皮膚への物理的刺激や皮膚炎を抑制したマウスでは低下するため[24]，一次求心性神経でのIL-6の発現増加→脊髄後角アストロサイトの活性化→LCN2を介したGRP-GRP受容体かゆみシグナルの

増強→搔痒行動という悪循環が慢性搔痒メカニズムとして考えられる.

おわりに

　皮膚での起痒シグナルの発生と伝達に関する研究は，一次求心性感覚神経サブセット（特にNP1/2/3）の同定とその機能操作技術の開発により飛躍的に進展し，その神経メカニズムの理解が徐々に深まっている．NP神経サブセットには，上記以外にかゆみシグナルを増強する2型サイトカインのIL-4やIL-13の受容体も発現し，皮膚炎モデルのかゆみへの関与が示されている[26]（IL-4/13受容体抗体デュピルマブの作用標的の1つと推定）．また，本稿では割愛したが，脊髄後角および脳におけるかゆみ伝達に重要な神経とその回路・ネットワークについても研究が進展している．さらに，皮膚では起痒物質が自由終末を刺激するだけでなく，その興奮シグナルが軸索反射を介して皮膚免疫細胞に伝達され，同細胞の機能に大きな影響を及ぼすことが明らかになっている[27]．最近の研究では，MRGPRD陽性神経（NP1）から放出されるグルタミン酸がマスト細胞の機能抑制に関与することが示され，神経サブセット固有の役割が示唆されている[27]．一方，かゆみの慢性化およびそれに重要な「かゆみと搔破の悪循環」の神経系メカニズムに関する知見も徐々に蓄積しており，今後さらなる研究が必要となる．加えて，モデル動物を用いた基礎研究で見出された変化が慢性搔痒患者でも認められれば，新しい治療薬開発に資する有望なターゲットの発見と創薬につながることが期待される．

文献

1）Wang K, et al：Trends Neurosci, 46：654-666, doi:10.1016/j.tins.2023.05.005（2023）
2）Chen ZF：Nat Rev Neurosci, 22：758-776, doi:10.1038/s41583-021-00526-9（2021）
3）Han L, et al：Nat Neurosci, 16：174-182, doi:10.1038/nn.3289（2013）
4）Mishra SK & Hoon MA：Science, 340：968-971, doi:10.1126/science.1233765（2013）
5）Sun YG, et al：Science, 325：1531-1534, doi:10.1126/science.1174868（2009）
6）Usoskin D, et al：Nat Neurosci, 18：145-153, doi:10.1038/nn.3881（2015）
7）Zylka MJ, et al：Neuron, 45：17-25, doi:10.1016/j.neuron.2004.12.015（2005）
8）Guo C, et al：Cell Rep, 42：113316, doi:10.1016/j.celrep.2023.113316（2023）
9）Liu Q, et al：J Neurosci, 32：14532-14537, doi:10.1523/JNEUROSCI.3509-12.2012（2012）
10）Cavanaugh DJ, et al：Proc Natl Acad Sci U S A, 106：9075-9080, doi:10.1073/pnas.0901507106（2009）
11）Liu Q, et al：Cell, 139：1353-1365, doi:10.1016/j.cell.2009.11.034（2009）
12）Shiratori-Hayashi M, et al：J Allergy Clin Immunol, 143：1252-1254.e8, doi:10.1016/j.jaci.2018.10.053（2019）
13）Lu P, et al：Cell Rep, 42：112283, doi:10.1016/j.celrep.2023.112283（2023）
14）Sharif B, et al：Neuron, 106：940-951.e4, doi:10.1016/j.neuron.2020.03.021（2020）
15）Steele HR, et al：Proc Natl Acad Sci U S A, 118：e2022874118, doi:10.1073/pnas.2022874118（2021）
16）Takahashi S, et al：Cell Rep, 42：113433, doi:10.1016/j.celrep.2023.113433（2023）
17）Tominaga M & Takamori K：Allergol Int, 71：265-277, doi:10.1016/j.alit.2022.04.003（2022）
18）Feng J, et al：Sci Transl Med, 14：eabn4819, doi:10.1126/scitranslmed.abn4819（2022）
19）Takahashi S, et al：Sci Rep, 9：8625, doi:10.1038/s41598-019-44866-0（2019）
20）Qu L, et al：Brain, 137：1039-1050, doi:10.1093/brain/awu007（2014）
21）Xing Y, et al：J Invest Dermatol, 140：2041-2050, doi:10.1016/j.jid.2020.03.935（2020）
22）Kanehisa K, et al：Nat Commun, 13：2367, doi:10.1038/s41467-022-30089-x（2022）
23）Shiratori-Hayashi M, et al：J Allergy Clin Immunol, 147：1341-1353, doi:10.1016/j.jaci.2020.06.039（2021）
24）Shiratori-Hayashi M, et al：Nat Med, 21：927-931, doi:10.1038/nm.3912（2015）
25）Koga K, et al：J Allergy Clin Immunol, 145：183-191.e10, doi:10.1016/j.jaci.2019.09.034（2020）
26）Oetjen LK, et al：Cell, 171：217-228.e13, doi:10.1016/j.cell.2017.08.006（2017）
27）Klein Wolterink RGJ, et al：Annu Rev Neurosci, 45：339-360, doi:10.1146/annurev-neuro-111020-105359（2022）

＜著者プロフィール＞

津田　誠：1998年星薬科大学大学院博士課程修了，'99年JST特別研究員（国立医薬品食品衛生研究所配属），2002年トロント小児病院博士研究員，'04年厚生労働省入省（国立医薬品食品衛生研究所配属），'05年九州大学大学院薬学研究院助手，'06年助教授（'07年より准教授），'14年より教授．グリア─ニューロン相互作用を切り口にした痛みやかゆみなどの体性感覚情報伝達と制御のしくみと，その破綻による慢性感覚異常メカニズムに関する研究を行っている．

第1章 皮膚の恒常性維持と破綻

10. 皮膚における力学的刺激の役割と創傷治癒に与える影響

小川　令

> 重力や大気圧をはじめとする種々の力学的刺激（メカニカルストレス）は人体の構造や機能に大きな影響を及ぼしている．例えば重力は骨や筋肉の発達を促進し，大気圧は呼吸器や循環器系の正常な機能を維持するために欠かせない要素である．皮膚もまた，常に力学的刺激を感受している臓器であり，力学的刺激によって皮膚の構造や機能が維持されている．臓器・組織・細胞が力学的刺激を感じるしくみを研究する研究領域はメカノバイオロジー，その治療への応用をメカノセラピーという．本稿では皮膚のメカノバイオロジーとメカノセラピーを考察する．

はじめに

われわれは地球上で生活するなかで，常に重力や大気圧をはじめとするさまざまな力学的刺激（メカニカルストレス）を受けている．これらの刺激は，日常生活のなかで自然に存在するものであり，人体の構造や機能に大きな影響を及ぼしている．例えば，重力は骨や筋肉の発達を促進し，体を支える役割を果たしている．一方，大気圧は呼吸器や循環器系の正常な機能を維持するために欠かせない要素である．このように，地球環境における力学的な刺激は，生物の適応や進化，さらには日々の健康状態にも密接に関連している[1]．

皮膚もまた，常に力学的刺激を感受しており，その

[略語]
TAZ：transcriptional coactivator with PDZ-binding motif
YAP：Yes-associated protein

影響によって皮膚の構造や機能が維持されている[2]．具体的には，皮膚が張力や圧力を受けることで細胞外基質の産生や細胞の活動が調整されるなど，細胞から組織・臓器に至るまでの広範な適応反応が引き起こされる．また，これらの力学的刺激は，創傷治癒や瘢痕形成といった過程にも深く関与しており，病態や治療において重要な意味をもつ[3] [4]．本稿では，皮膚における力学的刺激の役割について整理し，特に皮膚が障害を受けた場合にこれらの刺激がどのように作用するかを文献的考察に基づいて論じる．

1 皮膚と力学的刺激

皮膚には，その力学的特性を規定する3つの主要なタンパク質が存在する．膠原線維を構成するコラーゲンは皮膚の強度と安定性を担い，主に張力に抵抗する役割を果たしている．これに対し，グリコサミノグリカンは細胞外基質中で水分を保持することで圧力に抵

The role of mechanical forces in the skin and their influence on cutaneous wound healing
Rei Ogawa：Department of Plastic, Reconstructive and Aesthetic Surgery, Nippon Medical School（日本医科大学形成外科）

抗し，皮膚の体積維持や弾力性に寄与している．さらに，弾性線維を構成するエラスチンは優れた伸展性をもち，皮膚が伸縮や変形に対して柔軟に適応できるようにしている．これら3つのタンパク質はそれぞれ異なる特性をもちながらも，相互に作用し合うことで，皮膚の外的な力学的刺激に対する適応力の基盤となっている[5]．また，これらのタンパク質のバランスが崩れると，皮膚の力学的特性が低下し，組織の脆弱性や瘢痕形成などの病態につながることが示唆されている[4]．

例えば体の各部位によって皮膚の構造が異なることは，皮膚が力学的刺激を感受し，それに適応している証拠である．例えば，上眼瞼の皮膚は，目を強く開いたり閉じたりしても大きな張力がかかることがない．このような部位ではコラーゲンの産生が少なく，結果として真皮が非常に薄くなる．一方で，上半身の胸部や背部の皮膚は，上肢の動作に伴い強い張力を受ける．このような力学的な刺激に対応するため，これらの部位の皮膚は厚い真皮を有しており，コラーゲンが豊富に存在する．また体重増加や妊娠で伸展する腹部や，膝や肘など常に伸展する大関節の部位などでは，エラスチンの分布が多い．手掌や足底など強い圧力がかかる部位では，真皮中のグリコサミノグリカンが相対的に多い．

2 皮膚障害と力学的刺激

ひとたび皮膚が障害された場合，例えばメスで腹部を切開した際には，皮膚が開く現象が観察される．これは，皮膚内のコラーゲン線維が物理的に断裂することで，通常皮膚が保っている内在的な張力に対する抵抗力が失われるためである．さらに，皮膚が損傷を受けることで内臓を保護する役割が失われ，外部からの力学的刺激にも抵抗できなくなる．このことは，皮膚が構造的な覆いであるだけでなく，体内を保護するための重要なバリア機能を果たしていることを示している．

3 皮膚の創傷治癒と力学的刺激

皮膚の創傷治癒は，内在性および外因性の力学的刺激に対抗するための構造を再構築する過程と捉えることができる．メスで切開された皮膚の創傷治癒では，皮膚が失われた部位において膠原線維からなる真皮様組織が形成される．これを肉芽組織という．この肉芽組織においては，初期に筋線維芽細胞が増殖するとともにⅢ型コラーゲンが増加し，創部の収縮およびサイズの縮小に寄与する．その後，表皮細胞が増殖および移動し，上皮化が完了する．これにより炎症が減少し，Ⅲ型コラーゲンが減少する一方でⅠ型コラーゲンの割合が増加し，瘢痕が成熟していく[6]．

この過程において重要なのは，肉芽組織からなる真皮様組織が一時的に硬化することである．創部は周囲の皮膚に比べて硬くなる．この際，身体の動きに伴い傷部に張力がかかると，硬化した膠原線維は伸展できないため，張力を逃がすことができない．これが創部の炎症を増強し，肥厚性瘢痕の形成を引き起こす原因となる．さらに，強い力が継続的に加わると，隣接する周囲の皮膚に過剰な張力が生じる．この過剰な張力により血管透過性が亢進し，炎症が周囲の健常な皮膚に広がることでケロイドが生じる[7]．

したがって，創傷は治癒過程が完了するまで可能な限り動かさないようにすることが重要であり，創傷治癒を円滑に進めるためには創部の安静および固定が不可欠であるといえる．

4 肥厚性瘢痕やケロイドの予防

体表面の創傷において，創傷治癒を円滑に進めるためには，生成される膠原線維の量を減らすことが大切である．すなわちメスで切られた皮膚は，縫合してできるだけ元の構造に近い形に戻すことが大切である．すると創縁同士が密着し，その間隙に生成される膠原線維の量が最小限になる．しかし，創縁同士が密着していない縫合をしてしまうと，膠原線維の量が増え，肥厚性瘢痕やケロイドが形成されるリスクが増える．よって丁寧に層ごとに縫合していく技術が肥厚性瘢痕やケロイドを予防するための大切な点である．

外科手術の場合は，切開の向きに注意することが必要である．例えば，腹部を縦に切開すれば，その切開線に沿って硬いヒモができると考えるとわかりやすい．腹部は腹直筋の働きによって縦方向に張力がかかる．よって，ヒモが引っ張られて運動会の綱引きのような

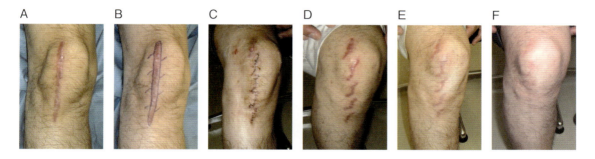

図1 膝の肥厚性瘢痕に対するZ形成術の効果
A) 術前．B) 瘢痕切除とZ形成術のデザイン．C) 術直後．D) 術後3カ月．E) 術後6カ月．F) 術後12カ月．肥厚性瘢痕は，瘢痕で炎症が持続することにより生じる炎症性瘢痕である．瘢痕を切除してジグザグに縫合すると，瘢痕が分断される．張力の方向に一致する瘢痕の長さが短くなることにより，それぞれの瘢痕にかかる力が弱まり，炎症が軽減して，瘢痕の成熟化が起こる．すなわちこれは，張力を弱める治療であり，メカノセラピーの1つであると考えられる．文献3より引用．

状態になることは容易に想像できる．そうすると，このヒモに過剰に力がかかり肥厚性瘢痕が生じ，さらに強い力がかかり続けると，炎症が頭側と尾側方向に広がって，ケロイドが生じるのである．すなわち，切開の向きを決められるのであれば，腹部は横に切った方が肥厚性瘢痕やケロイド発生のリスクが少ないことがわかる．ヒモが横方向にできれば，腹部が縦に引っ張られたとき，ヒモを横から引っ張るような状況になるため，力が分散し，創に強い力がかからない．

5 肥厚性瘢痕やケロイドの治療

肥厚性瘢痕やケロイドの治療では，これらの炎症性瘢痕に力がかかりにくい状況をつくることが大切である．手術で加療する場合，肥厚性瘢痕やケロイドを切除し，再度縫合し直すが，深い筋膜などの強固な構造をしっかりと縫合し，創縁が自然と密着する状況をつくる．その後，真皮縫合と表面縫合を行う．創縁が合っていないのに，真皮を縫合して創縁を無理に引っ張って寄せると，真皮に炎症が生じ，肥厚性瘢痕やケロイド発症のリスクが高まることとなる．また，創が張力の方向に一致してしまう場合はZ形成術を行い，ジグザグに縫合することで力を分散させるとよい（**図1**）[8)9)]．

また，肥厚性瘢痕やケロイドの炎症を薬物の力で抑えることもできる．副腎皮質ホルモンのテープ剤が使用可能であり，毎日このテープ剤を貼付することで徐々に炎症が軽減し，肥厚性瘢痕やケロイドは改善する．

治療開始が早い方が早く改善することは言うまでもない．あるいは放射線治療が用いられることもある．特にケロイドは切除して縫合したとしても，強い炎症が生じるため，ケロイドの再発予防目的で放射線治療が行われる．放射線治療は，非機能的な毛細血管を減少させ，炎症を軽減させる効果があると考えられる[8)9)]．

6 創傷治癒遅延と力学的刺激

糖尿病や免疫抑制状態では，創傷治癒は遅延する．糖尿病患者では高血糖により血流障害や神経障害が生じる．血流障害は酸素や栄養素の供給不足を招き，創傷治癒を遅延させる．神経障害によって神経原性炎症が十分に起こらず，炎症反応や免疫細胞の動員が不十分になるのである．また，高血糖状態では白血球の機能低下や接着分子（選択素，インテグリンなど）の分泌が減少し，感染リスクが増加する[10)]．さらに，コラーゲン合成の阻害などにより組織修復が妨げられる．これらの要因が複合的に作用し，糖尿病患者では体表面の創傷治癒が著しく遅延する．免疫抑制状態では，免疫細胞の機能低下により感染の防御が不十分になることもあるが，炎症反応が適切に起こらず，サイトカインや成長因子の分泌が減少する．これにより，線維芽細胞の活性化やコラーゲン合成，血管新生が妨げられ，組織修復が遅れる．また，免疫抑制により細胞の増殖や移動が阻害されるため，創傷部位の再生が円滑に進まず，全体として創傷治癒が遅くなる．

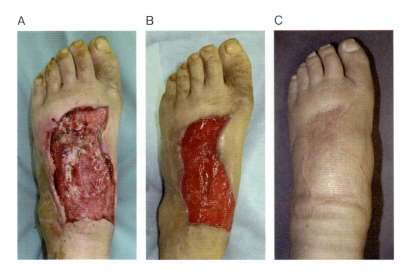

図2 左足背の壊死性軟部組織感染症に対する陰圧閉鎖療法による治療
A）デブリードマン直後．B）陰圧閉鎖療法1カ月使用後．C）皮膚移植術6カ月後．陰圧閉鎖療法は，創部にフォームをあてて吸引する治療法である．力学的刺激を加えることで，創面の種々の細胞が活性化し，膠原線維の産生や血管新生が促進され，血管に富む肉芽組織が形成される．良好な肉芽形成を認めた時点で自家皮膚移植術が可能となる．

 これらの状態では，創部に適切な張力がかからない状態が持続し，通常の創傷治癒に必要な力学的刺激の制御ができなくなる．これにより，細胞の遊走やコラーゲン合成が阻害され，組織修復が遅れるため，創傷治癒が著しく遅延する．このような状態を慢性潰瘍・難治性潰瘍という．

7 創傷治癒促進を目的とした力学的刺激の負荷

 慢性潰瘍・難治性潰瘍に対して，力学的刺激を負荷する陰圧閉鎖療法を行うことができる[11]．陰圧閉鎖療法は，フォームを創にあて，ポリウレタンフォームで密閉し，機械で吸引する．すると，創面に剪断応力がかかり，さらにフォームのポアでは静水圧が生じ，種々の力学的刺激が，創面の細胞を活性化することが知られている．この陰圧閉鎖療法によって，創の血管新生や膠原線維産生が促進され，良好な肉芽組織が形成され，上皮化を促すことが可能である．さらに，陰圧閉鎖療法は創傷内の余分な液体や感染物質を除去し，創傷環境を清潔に保つ効果もある．また，疼痛の軽減や患者の快適性向上にも寄与するため，治療の継続性が高まる．慢性潰瘍・難治性潰瘍に対する陰圧閉鎖療法は，力学的環境の回復を目的とした治療といってよく，治癒促進において有効な選択肢となっている．

8 メカノバイオロジーとメカノセラピー

 正常や異常な状態における創傷治癒過程に関与する力学的刺激の役割や，細胞が力学的刺激を感じるしくみを研究する研究領域を生物物理学のなかのメカノバイオロジーという．さらにメカニカルストレスを加えたり，除いたりする治療はメカノセラピーといわれる[12]．

 細胞の力学的刺激を感じる構造をメカノセンサーというが，メカノセンサーとして細胞膜にあるカルシウムイオン（Ca^{2+}）チャネルや，ATPヘミチャネル，インテグリンなどの分子，さらに細胞骨格であるアクチンフィラメントなどが挙げられる．

 過剰な力がかかっている炎症性瘢痕に対して行うZ形成術は，力を弱めるメカノセラピーであり，また難治性潰瘍に対して用いられる陰圧閉鎖療法は，力を与えるメカノセラピーである（図2）．

 力学的刺激は，物理的な力や変形として細胞に作用

するさまざまな外部および内部の力であり，これらは細胞の機能や行動に重要な影響を与える．これらの力学的刺激は，細胞膜上や細胞内部に存在する多様なメカノセンサーによって感知される．メカノセンサーには，例えば細胞膜に存在するイオンチャネル，細胞骨格に関連するタンパク質，細胞接着分子，受容体などが含まれ，これらが物理的な力を化学的信号に変換する役割を果たす．

メカノセンサーが力学的刺激を感知すると，細胞内の複数のシグナル伝達経路が活性化されたり，逆に抑制されたりする[13) 14)]．具体的なシグナル伝達経路としては，MAPキナーゼ経路，PI3キナーゼ/AKT経路，RhoA/ROCK経路，YAP/TAZ経路などがあり，これらの経路は細胞の増殖，分化，移動，アポトーシスなど多岐にわたる細胞応答を制御する．例えば，細胞が張力を受けると，YAP/TAZ経路が活性化されて遺伝子発現が促進され，細胞の形態や機能が変化する．

さらに，これらのシグナル伝達経路の活性化や抑制は，転写因子の活性化を通じて遺伝子発現の調節につながる．具体的には，力学的刺激によって特定の遺伝子のプロモーター領域が活性化され，必要なタンパク質の合成が増加する一方で，他の遺伝子の発現が抑制されることもある．このようにして，細胞は環境の物理的変化に適応し，適切な生理的応答を実現する．

これらの力学的刺激によって変化する複数のシグナル伝達経路全体を総称して「メカノシグナル伝達経路」とよぶ[14)]．メカノシグナル伝達経路は，細胞が外部から受ける物理的な力を生化学的な信号に変換し，細胞の機能や挙動を調節する重要なメカニズムである．そして，メカノシグナル伝達経路のなかでも，力学的な信号を受け取って細胞内での反応を引き起こす一連の過程を「メカノトランスダクション」とよぶ．メカノトランスダクションは，メカノシグナル伝達経路の一部として，細胞が力学的刺激に応答する際の初期段階から最終的な遺伝子発現の調節に至るまでの重要な役割を担っている．

おわりに：メカノセラピーの将来と皮膚

メカノバイオロジーの理解が深まることで，さまざまな種類のメカノセラピーが開発されることが期待さ

れる．具体的には，細胞内外の力学的環境を精密に制御し，特定のメカノセンサーをターゲットとする新しい薬物の開発が進むであろう．例えば，特定のメカノセンサーに対して選択的に作用する薬剤を設計・開発することが可能となれば，これにより細胞が自然に力学的刺激を受けた際に発現する一連の生物学的反応を人工的に再現することができるようになる．この手法により，細胞の増殖，分化，移動，アポトーシスといった基本的な生理機能を調節する新たな治療薬「メカノピル」を用いたメカノセラピーが創出される可能性が高まる．

さらに，線維症やがんといった疾患に対しても，細胞を取り巻く力学的環境を変化させることで治療効果を得られる可能性が広がる．例えば，がん細胞の増殖や転移はその周囲の力学的な環境に大きく影響されることが知られており，これらの力学的特性を調整することでがんの進行を抑制する新しい治療戦略が考案されるかもしれない．また，線維症においても，過剰な細胞外基質の形成や組織の硬化といった病態は，力学的な要因によって影響を受けるため，これらの力学的環境を適切に調整することで症状の改善が期待される．

再生医療の分野においても，メカノバイオロジーの進展は重要な役割を果たすであろう．組織や臓器の再生には，細胞が適切な力学的刺激を受けることが必要不可欠である．例えば，人工的に作製された組織構造に対して適度な物理的負荷をかけることで，細胞の成長や分化を促進し，より機能的な組織や臓器の形成を支援することが可能となる．このような力学的刺激の制御により，再生医療における組織工学の効率が飛躍的に向上し，臓器移植の需要を満たすための新たな解決策が提供されることが期待される．

特に，皮膚におけるメカノセラピーの応用は，美容医療の分野で大きな可能性を秘めている[14)]．老化によって弾力性を失った皮膚に対して力学的刺激を加えることで，コラーゲンやエラスチンの生成を促進し，皮膚の若返りやハリの回復を図る治療法が実現できるであろう．現在，広く普及している美容ローラーやマッサージデバイスも，実質的にはメカノセラピーの一形態と捉えることができる．

さらに，皮膚における抗加齢や美容医療の分野では，より高度なメカノセラピー技術の導入により，多様な

治療可能性が考えられる．例えば，ナノスケールの力学的刺激を精密に制御することで，特定の細胞や組織をターゲットとした効果的な治療が可能となり，従来の方法では達成できなかった細部にわたる美容改善が実現されるかもしれない．また，個々の患者の皮膚状態や遺伝的背景に基づいたカスタマイズされたメカノセラピーが提供されることで，よりパーソナライズされた美容医療が可能となり，効果の最大化と副作用の最小化が図られるだろう．

このように，メカノバイオロジーの理解が進むことで，医療や美容のさまざまな分野において革新的なメカノセラピーが開発される可能性がある．

文献

1) Prasad B, et al：Int J Mol Sci, 21：9373, doi:10.3390/ijms21249373（2020）
2) Biggs LC, et al：J Invest Dermatol, 140：284-290, doi:10.1016/j.jid.2019.06.137（2020）
3) Harn HI, et al：Exp Dermatol, 28：464-471, doi:10.1111/exd.13460（2019）
4) Ogawa R & Hsu CK：J Cell Mol Med, 17：817-822, doi:10.1111/jcmm.12060（2013）
5) Waller JM & Maibach HI：Skin Res Technol, 12：145-154, doi:10.1111/j.0909-752X.2006.00146.x（2006）
6) Gurtner GC, et al：Nature, 453：314-321, doi:10.1038/nature07039（2008）
7) Ogawa R：Int J Mol Sci, 18：606, doi:10.3390/ijms18030606（2017）
8) Ogawa R, et al：J Nippon Med Sch, 88：2-9, doi:10.1272/jnms.JNMS.2021_88-106（2021）
9) Ogawa R：Plast Reconstr Surg, 149：79e-94e, doi:10.1097/PRS.0000000000008667（2022）
10) Taverner K, et al：BMC Res Notes, 15：355, doi:10.1186/s13104-022-06248-0（2022）
11) Argenta LC & Morykwas MJ：Ann Plast Surg, 38：563-576; discussion 577（1997）
12) Huang C, et al：Trends Mol Med, 19：555-564, doi:10.1016/j.molmed.2013.05.005（2013）
13) Wong VW, et al：J Invest Dermatol, 131：2186-2196, doi:10.1038/jid.2011.212（2011）
14) Huang C, et al：Arch Dermatol Res, 304：589-597, doi:10.1007/s00403-012-1278-5（2012）

＜著者プロフィール＞

小川　令：1999年日本医科大学医学部卒業．同形成外科に入局，2005年に大学院卒業後，会津中央病院形成外科部長として勤務．'06年日本医科大学形成外科講師となり，'07年，米国ハーバード大学ブリガムウィメンズ病院で創傷治癒を研究．'09年に帰国し准教授，'15年から日本医科大学形成外科主任教授．臨床では，熱傷再建，瘢痕拘縮やケロイド治療を含む「傷あと治療」が専門．基礎研究では，メカノバイオロジーを専門としている．

第2章 皮膚疾患とそのメカニズム

1. アトピー性皮膚炎：2型炎症を中心とした病態理解と最新治療戦略

中島沙恵子

> アトピー性皮膚炎（AD）は，皮膚バリア機能異常，2型炎症，かゆみが複雑に絡み合う慢性炎症性疾患である．本稿では，ADの病態を要素ごとに詳述し，治療の進展について概説する．近年，病態理解の深化により新規治療薬の開発が進み，高い治療効果を示す新規薬剤が使用可能となった．しかし，これらの治療薬が一部の患者には効果を示さない場合もあることから，患者ごとの遺伝的背景や病態の違いを考慮した個別化医療が求められている．一方で，ADの根本的治療にはまだ至っておらず，病態解明のさらなる進展をめざした基礎研究と臨床研究の連携が不可欠である．

はじめに

アトピー性皮膚炎（atopic dermatitis：AD）は，皮膚バリア機能異常，2型炎症，かゆみという3つの要素が複雑に関与する慢性炎症性皮膚疾患である（**図1**）[1]．本稿では，ADの病態を，①皮膚バリア機能異常，②2型炎症，③かゆみ，の3つに分けて解説し，これらの病態理解に基づく新規治療薬と治療法について概説する．

[略語]
AD：atopic dermatitis（アトピー性皮膚炎）
IL：interleukin（インターロイキン）
ILC：innate lymphoid cell（自然リンパ球）
TSLP：thymic stromal lymphopoietin
（胸腺間質性リンパ球新生因子）

1 ADと皮膚バリア機能異常

フィラグリン遺伝子変異によるバリア機能異常が尋常性魚鱗癬のみならずADや気管支喘息患者で認められることが明らかになり，ADの発症因子となることが示されている[2]．

1）角層とフィラグリン

皮膚の最外層に位置する角層は，脱核したケラチノサイトが重層化して構成されている．約10層からなる角層は表面から順番に垢として剥がれ落ちる．角層における，①セラミドなどの角質細胞間脂質，②ケラチンやフィラグリンの代謝産物を主成分とする角質細胞の実質部分，③角層細胞の細胞膜の裏打ちタンパク質である周辺帯，という3つの要素が皮膚バリア機能の維持に重要である．

フィラグリンは，角質細胞の細胞質内を満たす主要

Atopic dermatitis: Current understanding of the pathology focusing on type 2 inflammation and the latest treatment strategies
Saeko Nakajima：Department of Drug Discovery for Inflammatory Skin Diseases, Kyoto University Graduate School of Medicine（京都大学大学院医学研究科炎症性皮膚疾患創薬講座）

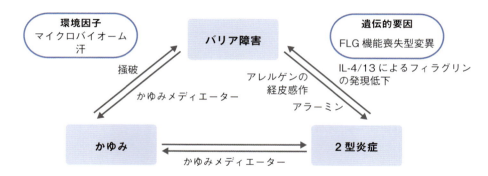

図1　アトピー性皮膚炎の病態（三位一体論）
アトピー性皮膚炎の病態は，かゆみ・バリア障害・2型炎症の3つの要素が相互に影響を及ぼしながら形成される．これら3つの要素以外に，汗やマイクロバイオームといった環境因子や，フィラグリンの機能喪失型変異に代表される遺伝的要因も病態に関与することが知られている．

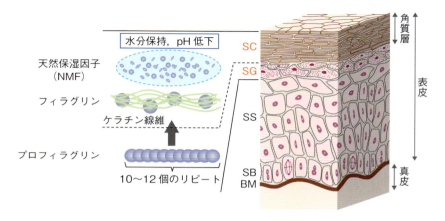

図2　フィラグリンの役割
フィラグリンは皮膚バリアの形成において重要な役割を果たす．SC：角層，SG：顆粒層，SS：有棘層，SB：基底層，BM：基底膜．

なタンパク質であり，ケラチン線維を凝集する働きとともにその分解産物が天然保湿因子として働くことから，バリア機能の形成や水分保持，pHの低下に重要な役割を果たしている（**図2**）．

2）ADとフィラグリン

フィラグリンをコードする遺伝子（FLG）の変異が原因である尋常性魚鱗癬とADの合併が多いことから，FLG変異がAD発症に関与している可能性についてヨーロッパ人を対象に検討が行われた結果，AD患者の56％にFLG変異が認められた．さらに，ヨーロッパ人では健常人の7.5％にフィラグリン遺伝子変異が認められるのに対して，AD患者では21.6％と高率であった．これらの報告より，フィラグリン遺伝子変異は尋常性魚鱗癬の原因であり，かつADの重要な発症因子でもあることが明らかになった[2)3)]．わが国において約20〜30％のAD患者にフィラグリン遺伝子の変異があると報告されている．

2 ADにおける2型炎症

2型炎症とは，2型ヘルパーT細胞（Th2細胞）などの免疫細胞から産生される2型サイトカインを中心とした炎症のことを指す．外界の異物や病原体（外来抗原）がバリアの障害された皮膚を介して体内に入ると，免疫細胞によってこれらの外来抗原に対する免疫応答が誘導される．外来抗原による自然免疫の異常な活性

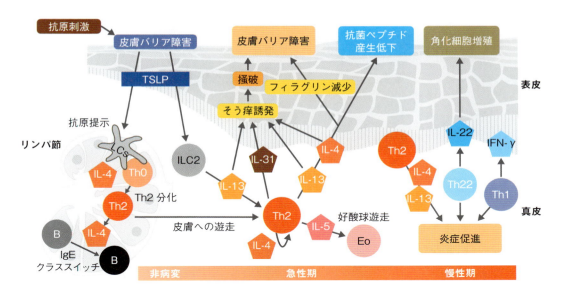

図3 アトピー性皮膚炎の病態における2型炎症
Th2細胞やILC2などから産生される2型サイトカイン（IL-4，IL-5，IL-13，IL-31，TSLPなど）はアトピー性皮膚炎の病態において皮膚バリア障害，そう痒の誘導，炎症促進に関与し，中心的な役割を果たす．

化は，炎症の増悪やバリア機能障害の進展に重要な役割を果たす．一方で，経皮感作によって成立する宿主の獲得免疫は，外来抗原・病原体の侵入に対する生体防御に必須である．このように，ADにおける2型炎症の誘導には，自然免疫応答と獲得免疫応答が複雑に関与している（**図3**）．

1）AD病態における自然免疫応答

自然免疫系の細胞には，マクロファージ，好中球，樹状細胞などの貪食細胞群とNK細胞，自然リンパ球（innate lymphoid cell：ILC）などのリンパ球系細胞が含まれる．ADにおいてバリア機能が低下した皮膚からダニなどのアレルゲンが皮膚に侵入すると，ケラチノサイトはアラーミンとよばれるTSLP（thymic stromal lymphopoietin），IL-33，IL-25などのサイトカインを産生する．これらのサイトカインは2型ILC（ILC2）を活性化し，interleukin（IL）-5，IL-13を産生させることで2型炎症を惹起し，AD病態の増悪に寄与していると考えられている．実際，AD患者の病変部皮膚にはILC2が豊富に存在し，末梢血中のILC2は健常者と比較して増加している[4)5)]．さらに，シングルセルRNA-seq解析では，AD患者の皮膚では健常者と比較してGATA3⁺IL-13⁺ILC2が著明に増加している

ことが報告されている[6)]．

2）各種外来抗原に対する獲得免疫応答

皮膚には大別して，表皮ランゲルハンス細胞と真皮樹状細胞の2種類の抗原提示細胞が存在する．皮膚が外来抗原に曝露されると，抗原提示細胞は外来抗原を捕捉し，プロセシングを行い，成熟しながらリンパ管を介して所属リンパ節へと遊走し，ナイーブT細胞にその抗原を提示する．これによりT細胞は活性化・増殖し，外来抗原に対するT細胞免疫応答，すなわち獲得免疫が誘導される．この抗原提示細胞とT細胞を介した免疫応答は経皮感作の成立に必須の反応である．

一般に，タンパク質抗原は分子量が大きいため，通常は最上層の角層に留まる．したがってタンパク質抗原曝露に対しては，ランゲルハンス細胞が皮膚のタイトジャンクションを越えて樹状突起を伸展させ，抗原を取り込む．ランゲルハンス細胞だけを特異的に欠失させるモデルマウスにおいて，タンパク質抗原の経皮的曝露による2型ヘルパーT細胞（Th2）型免疫反応の誘導が減弱することが示されている[7)～9)]．

掻破などの外的刺激を受けたAD患者の表皮ケラチノサイトから産生されたTSLPは，近傍に存在するランゲルハンス細胞上のTSLP受容体に作用してTh2型

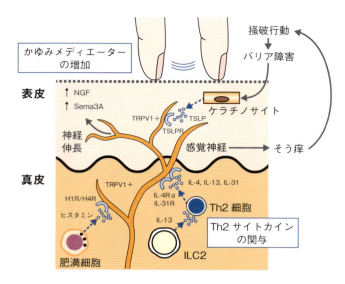

図4 アトピー性皮膚炎におけるかゆみのメカニズム
アトピー性皮膚炎のかゆみには，肥満細胞や好塩基球から放出されるヒスタミンのみならず，IL-4/IL-13/IL-31/TSLPといったTh2サイトカインも深くかかわる．

免疫応答を誘導し，IgEやIgG1産生を促す[8]．また，TSLPは直接好塩基球に作用してIL-4の産生や増殖を促進させることによりアレルギー発症を誘導する[10]．また，IL-4，IL-13などのTh2サイトカインによって線維芽細胞から産生されたペリオスチンがケラチノサイトに作用することによりTSLPの発現誘導が認められ，このTSLPが再びTh2を活性化するという炎症のサイクルがADの慢性化に関与している[11]．

3 ADにおけるかゆみ

ヒスタミンH1受容体拮抗薬（抗ヒスタミン薬）が著効する蕁麻疹とは異なり，ADのかゆみに対する抗ヒスタミン薬の効果は症例によって異なる．そのため，ヒスタミン以外の各種メディエーターの存在が考えられている．

かゆみは，C線維により伝達され，その線維の分布はセマフォリンや神経成長因子により制御される．これら制御因子の異常発現によりC線維は表皮へ伸長し，かゆみ過敏につながる．さらに，前述の2型炎症誘導に重要なケモカインであるTSLPが，かゆみ伝達神経を刺激してかゆみを誘導しやすくなることが示されている[12]．また，最近の研究で，IL-31はADの急性の

かゆみに重要であり，IL-4，IL-13といった2型サイトカインが慢性のかゆみの誘導に重要であることが報告されており[13]，かゆみはADの2型炎症環境と密接にかかわり合っている（図4）．

4 ADにおける環境因子としての皮膚常在菌

黄色ブドウ球菌のAD皮膚での定着（colonization），同時に患者の皮膚から黄色ブドウ球菌が頻繁に分離されることは，古くから臨床的によく知られる事実であった．2012年，Kongらは，小児AD患者を対象に病変部（肘関節屈側）皮膚における常在細菌叢の網羅的解析を行い，患者では皮疹の増悪時に皮膚細菌叢の構成が劇的に変化し，特に黄色ブドウ球菌の割合が顕著に増加していることを示した[14]．すなわち，皮膚炎増悪時に黄色ブドウ球菌が増殖し，皮膚細菌叢の構成・バランスの不均衡（dysbiosis：ディスバイオーシス）が起こっていることがわかり，この現象が小児ADの増悪と関係している可能性が示された．

一方，米国で成人AD患者を対象に行われた研究では，患者の約半数で黄色ブドウ球菌が検出され，黄色ブドウ球菌保有AD患者は保有していない患者と比較

して，Th2型免疫応答の亢進に伴う臨床症状の増悪を認めることが明らかになった[15]．この研究は100名程度の患者を対象とした比較的小規模なものではあるが，黄色ブドウ球菌が小児のみならず，成人ADの臨床症状の増悪と関連していることを証明した一方で，黄色ブドウ球菌を保有していない患者も一定数存在することも明らかとなり，これらの患者の皮膚炎の増悪に黄色ブドウ球菌以外の皮膚常在微生物が関与しうるのか，さらなる検討が期待される．

また，近年，米国のグループは，健常人由来のグラム陰性菌である*Roseomonas mucosa*の生菌をAD患者皮膚へ移植することで，黄色ブドウ球菌の皮疹部での割合を低下させるとともに，皮膚炎症状が改善することを示した[16]．これらの研究結果より，実臨床でもAD患者の皮膚常在菌叢を制御することが皮膚炎の治療につながる可能性が示され，その後臨床応用に向けて，患者自身の皮膚細菌叢由来の黄色ブドウ球菌に対する増殖抑制効果をもつ細菌を病変部皮膚に塗布し黄色ブドウ球菌の割合を低下させることで皮疹の改善につなげる治療法の開発[17]など，さらなる研究が行われている．

5 ADの治療

ADは遺伝的素因も含んだ多因性かつ慢性の疾患であるため，治療においては，「日常生活を不自由なく過ごせること」に主眼を置く．すなわち，「症状がないか，あっても軽微で日常生活に支障がなく，薬物療法もあまり必要としない状態に到達しそれを維持すること」を目標とする[18]．

AD治療の基本は，皮疹増悪の急性期を治療により寛解導入に導き，その寛解を維持することである．治療の中心は，ステロイド外用剤やタクロリムス軟膏などによる抗炎症薬の外用と，保湿剤による皮膚バリア機能の改善をめざしたスキンケアである．

近年，従来から治療に用いられてきた外用療法に加え，デルゴシチニブ〔JAK（ヤヌスキナーゼ）阻害薬〕やジファミラスト〔PDE4（ホスホジエステラーゼ4）阻害薬〕，タピナロフ〔AhR（アリル炭化水素受容体）調整薬〕など作用機序の異なる新規外用薬が実臨床で使用可能となっている．内服療法では，かゆみに対して抗ヒスタミン・抗アレルギー薬がしばしば用いられ

るが，効果は限局的である．シクロスポリン内服は，外用でコントロール不良な重症アトピー性皮膚炎患者に対して用いられる．近年，3種類の経口JAK阻害薬がアトピー性皮膚炎の治療に用いることができるようになり，中等症から重症アトピー性皮膚炎に対して抗炎症および止痒効果を発揮し高い治療効果が報告されている．Th2サイトカインであるIL-4とIL-13の受容体であるIL-4受容体（IL-4R）α鎖に対するモノクローナル抗体であるデュピルマブは，ADに対して最初に使用可能となった生物学的製剤であり，中等度から重症のアトピー性皮膚炎に対して非常に高い治療効果を示す．さらに，アトピー性皮膚炎の難治性のかゆみに対する治療薬として，抗IL-31受容体α抗体であるネモリズマブが，その後抗IL-13抗体であるトラロキヌマブ，レブリキズマブの使用が承認され，実臨床で治療に用いられている．このように高い治療効果を示す生物学的製剤やJAK阻害薬がADの全身治療に用いられるようになり，AD治療は大きな変化を遂げている（**図5**）．また，これらの薬剤以外にもADの病態に関与するさまざまな分子をターゲットとした治療薬の開発も積極的に進んでおり，今後の治療オプションとして期待がもたれる．

おわりに

ADは，皮膚バリア機能異常，2型炎症，かゆみなどの要因が複雑に絡み合う慢性炎症性皮膚疾患である．近年，生物学的製剤をはじめとする新たな治療法が登場し，疾患を効果的にコントロールできるようになった．しかし，ADを根本的に治癒しうる治療法はいまだ存在せず，病態のさらなる解明と治療法の開発が必要であり，そのためには，基礎研究と臨床研究の連携が不可欠である．すなわち，皮膚バリア機能の異常や免疫応答の複雑な相互作用を分子レベルで理解し，それを新たな治療標的へと結びつけることが求められる．また，患者ごとの遺伝的背景や環境因子を踏まえた個別化医療の実現には，ゲノミクスやトランスクリプトーム，プロテオームといったオミックス解析，複数のオミックス解析を統合的に解析するマルチオミックス解析が重要である[19]．これらの取り組みが，ADの根本的な治癒をめざした病態解明，新たな治療法の創出に

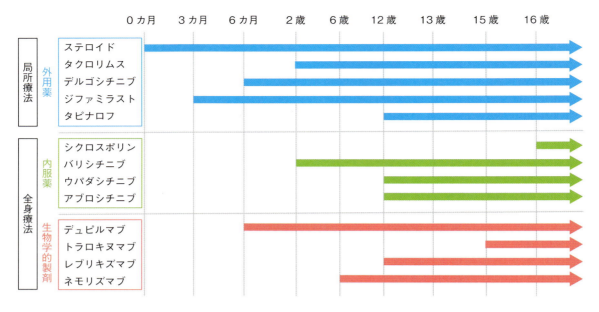

図5　アトピー性皮膚炎治療薬と使用可能年齢（2025年2月時点）
アトピー性皮膚炎の治療薬の選択肢は近年著しく増加している．2025年2月時点において，5種類の外用薬，4種類の内服薬（シクロスポリン，経口ヤヌスキナーゼ阻害薬3種類），4種類の注射薬がアトピー性皮膚炎治療に使用可能となっている．

つながることが期待される．

文献

1) Nomura T, et al：Int Immunol, 30：419-428, doi:10.1093/intimm/dxy015（2018）
2) Palmer CN, et al：Nat Genet, 38：441-446, doi:10.1038/ng1767（2006）
3) Otsuka A, et al：Immunol Rev, 278：246-262, doi:10.1111/imr.12545（2017）
4) Kim BS, et al：Sci Transl Med, 5：170ra16, doi:10.1126/scitranslmed.3005374（2013）
5) Salimi M, et al：J Exp Med, 210：2939-2950, doi:10.1084/jem.20130351（2013）
6) Alkon N, et al：J Allergy Clin Immunol, 149：624-639, doi:10.1016/j.jaci.2021.07.025（2022）
7) Kubo A, et al：J Exp Med, 206：2937-2946, doi:10.1084/jem.20091527（2009）
8) Nakajima S, et al：J Allergy Clin Immunol, 129：1048-1055.e6, doi:10.1016/j.jaci.2012.01.063（2012）
9) Ouchi T, et al：J Exp Med, 208：2607-2613, doi:10.1084/jem.20111718（2011）
10) Siracusa MC, et al：Nature, 477：229-233, doi:10.1038/nature10329（2011）
11) Masuoka M, et al：J Clin Invest, 122：2590-2600, doi:10.1172/JCI58978（2012）
12) Wilson SR, et al：Cell, 155：285-295, doi:10.1016/j.cell.2013.08.057（2013）
13) Oetjen LK, et al：Cell, 171：217-228.e13, doi:10.1016/j.cell.2017.08.006（2017）
14) Kong HH, et al：Genome Res, 22：850-859, doi:10.1101/gr.131029.111（2012）
15) Simpson EL, et al：J Invest Dermatol, 138：2224-2233, doi:10.1016/j.jid.2018.03.1517（2018）
16) Myles IA, et al：JCI Insight, 3：e120608, doi:10.1172/jci.insight.120608（2018）
17) Nakatsuji T, et al：JAMA Dermatol, 157：978-982, doi:10.1001/jamadermatol.2021.1311（2021）
18) 佐伯秀久，他：アトピー性皮膚炎診療ガイドライン2024．日本皮膚科学会雑誌，134：2741-2843, doi:10.14924/dermatol.134.2741（2024）
19) Nakajima S, et al：Allergy, 79：2366-2379, doi:10.1111/all.16183（2024）

＜著者プロフィール＞
中島沙恵子：京都大学大学院医学研究科・炎症性皮膚疾患創薬講座 特定准教授（皮膚科兼任）．皮膚科専門医．2012年京都大学大学院医学研究科博士課程修了〔博士（医学）〕．日本学術振興会特別奨励研究員（PD）を経て'15年〜'17年米国NIH，Yasmine Belkaid博士研究室へ留学．帰国後，京都大学皮膚科助教，'20年より同講師，'21年より現職．アトピー性皮膚炎をはじめとする炎症性皮膚疾患の病態解明をめざし，皮膚免疫・皮膚マイクロバイオームの観点から研究を行っている．

第2章 皮膚疾患とそのメカニズム

2. 皮膚resident memory T細胞から 考える乾癬の病態

渡邉 玲

乾癬はIL-23/Th17軸を主軸とした免疫学的病態を有する疾患である. 乾癬では, 非病変部, 病変部ともに, IL-17A産生CD8 T細胞が分布し, その多くが, いったん皮膚に移行した後皮膚に留まり続け再循環しない, resident memory T細胞 (T_{RM}) の表現型を有する. この分画は, 乾癬病変形成の「種」のような分画と考えられ, 疾患活動性の指標となり, また, 従来の治療と異なった角度からの治療標的となりうる. 本稿では, T_{RM} の視点から, 乾癬の病態, 治療標的の可能性についてアップデートする.

はじめに

炎症性角化症と位置づけられてきた乾癬[※1]においては, 歴史的には病理組織学的に変化の大きな表皮細胞, 特徴的な浸潤細胞である好中球などに着目した病態解明が進められてきた. しかし, interleukin(IL)-23/Th17軸が乾癬病態の中心的役割を果たすことが報告され, 実際にⅠ型interferonシグナル, nuclear factor-κB経路, IL-23/IL-17軸にかかわる分子, 主要組織適合遺伝子複合体 (major histocompatibility complex：MHC) などが疾患感受性遺伝子にあげられるなど, 慢性炎症に免疫系の異常がかかわると認識されるようになり, 最近ではimmune-mediated inflammatory disease, autoinflammatory diseaseといった呼称が提唱

されている. 乾癬の病態には, さまざまな免疫担当細胞, 細胞が産生するシグナル伝達物質が複雑に関与し, また, 表皮細胞, 線維芽細胞, 血管内皮細胞のような, 当初皮膚構造構築の役割が主体と考えられてきた細胞群が, 免疫細胞との相互作用を経て乾癬の病態にかかわることも報告されている. 本稿では, 乾癬病態を皮膚T細胞, 特に皮膚に分布した後再循環せず皮膚に留まり続けるresident memory T細胞 (T_{RM})[※2]の視点からアップデートしたい.

[略語]
T_{RM}：resident memory T cells
 (レジデントメモリT細胞)

> **※1 乾癬**
> 角化細胞の過剰増殖を伴う慢性炎症性疾患と位置づけられ, IL-23/IL-17を主軸とする免疫反応が病態を司る. 皮膚以外に関節症状や心血管症状などを伴う全身疾患とみなされる.

> **※2 resident memory T細胞**
> いったん末梢組織に移行した後に, 各末梢組織から再循環せずに留まり続けるmemory T細胞分画. 一般的に長寿命で, 刺激に応答して強いエフェクター機能を発揮する, 末梢組織の免疫記憶を司る細胞分画といえる.

Psoriatic pathogenesis from the aspect of skin resident memory T cells
Rei Watanabe：Department of Dermatology, Faculty of Medicine, Juntendo University (順天堂大学医学部皮膚科)

1 乾癬病態におけるT細胞のかかわり

乾癬の組織像に特徴的にみられる変化として，錯角化，表皮顆粒層の消失，表皮肥厚，表皮突起延長，表皮内好中球浸潤，真皮乳頭層のせり出しと毛細血管の拡張増生，真皮血管周囲性のリンパ球様細胞浸潤などがあげられる．こういった皮膚組織でみられる変化を中心に乾癬病態の研究が進められ，組織学的に健常皮膚組織との相違が顕著である表皮細胞，好中球，リンパ球特にT細胞，樹状細胞に着目した長年の検討が，近年の薬剤開発につながってきたという背景がある．近年，組織学的に認められるマクロな異常と分子レベルの異常との統合的な解析から，病態解明が加速度的に進行している．例えば，各免疫担当細胞の数・頻度に影響を及ぼす遺伝子多型と乾癬疾患発現にかかわる遺伝子多型の因果関係を検証するメンデルランダム化解析を通して，T細胞，樹状細胞などが乾癬の病態発現に起因性に働く細胞分画と考えられることが報告されている[1) 2)]．アトピー性皮膚炎と乾癬で，病変に浸潤する樹状細胞やマクロファージ，T細胞に共通した表現型が認められる一方で，これらの共通した浸潤細胞における遺伝子発現プロファイルが疾患により明確に異なる[3]．また，臨床的にも組織学的にも乾癬とアトピー性皮膚炎の鑑別がつき難く，合併と考えられるような症例が時々経験されるが，こういった合併症例では総じて乾癬様の分子発現プロファイルを呈することが，組織・血液の遺伝子発現解析，プロテオーム解析から報告されている[4]．

乾癬特有の分子発現プロファイルの構築に大きく寄与する細胞分画としてT細胞が考えられる．乾癬の病態にT細胞がかかわると考えられる根拠として，乾癬皮疹部に活性化T細胞が多く浸潤すること，乾癬発症にHLAとの相関（HLA-Cw6，B13，B17，DR7など）がみられること[5]，骨髄移植後に新たに乾癬を発症した事例があること[6]などが以前からあげられてきた．さらに，シクロスポリンAが乾癬に有効であること[7]，免疫不全マウスに乾癬患者の無疹部皮膚を移植したモデルにおいて，皮膚片よりCD8 T細胞を除去すると乾癬皮疹が形成されないこと[8]など，T細胞の乾癬病態への関与がより直接的に示された報告がある．

乾癬はIL-23/Th17を主軸とした疾患と捉えられる．

乾癬にかかわるIL-17A産生細胞・IL-17A保持細胞は，T細胞以外にも，iNKT細胞，グループ3自然リンパ球（ILC3），マクロファージ，脂肪細胞，好中球などと多岐にわたることが報告されているが，その皮膚局所における占有率を考えると，乾癬病態形成にかかわるIL-17Aの産生源としては，CD4 T細胞，CD8 T細胞を中心としたT細胞が第一に考えられる．IL-17A産生T細胞は，表皮細胞，樹状細胞，マクロファージなどが産生するIL-1β，IL-6，IL-23により誘導され，特に乾癬の病態形成にはIL-23で誘導されるIL-17A産生細胞が主軸となりかかわると考えられる．IL-17A産生T細胞はサイトカインとしてIL-17Aのみを産生するわけではなく，IL-17Aの他，IL-17F，IL-22，TNFαなどを産生することが知られ，これらのサイトカインが直接的・間接的に病変部への単球・好中球の遊走，血管新生や血管拡張，ケラチノサイト活性化につながる．

2 乾癬とT$_{RM}$

皮膚を含む末梢組織に分布するT細胞はmemory T細胞であり，memory T細胞はその動態，機能から複数の分画に区別される．そのなかに，皮膚から末梢血中などに再循環するmemory T細胞と異なり，いったん末梢組織に入るとその部位に留まり続け再循環しないmemory T細胞分画，T$_{RM}$が含まれる（**図1**）[9) 10)]．T$_{RM}$は皮膚をはじめとするさまざまな末梢組織でその機能や疾患への関与が報告されている．一般的にT$_{RM}$は循環memory T細胞と比較して強いエフェクター機能を有し，循環中から遊走するT細胞が絶たれた状態でも特定の抗原に対する免疫応答を呈することが可能である．したがって，腸管，呼吸器，生殖器，皮膚のようなバリア組織における異物侵入の防御に重要と考えられることから，感染症におけるその役割が広く検討されてきた．さらに近年，T$_{RM}$の機能異常が臓器特異的な自己免疫疾患，自己炎症性疾患における末梢組織の症状にかかわることが知られるようになっている．

乾癬の皮疹形成には無疹部にすでに分布するCD8 T$_{RM}$，またT$_{RM}$と表皮細胞の相互作用が必要である一方[11]，皮膚への循環T細胞の供給がない状態でも無疹部皮膚から病変が形成されることが皮膚移植マウスモ

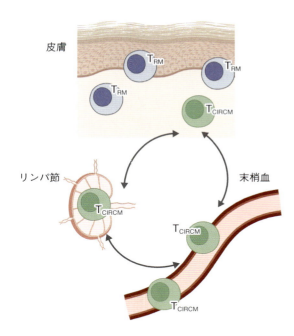

図1 皮膚 resident memory T細胞（T_RM）
皮膚にはいったん皮膚に移行した後そこに留まり続け再循環しない memory T細胞分画があり，T_RM と名づけられている．T_RM は，再循環せず，同一組織に長期間常駐し，適切な刺激に応答してサイトカイン産生など強いエフェクター機能を発揮する．皮膚には循環する memory T細胞分画（circulating memory T細胞：T_CIRCM）も存在し，皮膚，血中，リンパ組織中を循環する．皮膚局所の炎症を考えるうえでは，炎症の現場に分布する T_RM の機能異常を検討することは理にかなっていると思われる．BioRender を用いて作成．

デルの観察から報告されている[12]．T細胞の循環から末梢組織への移行に必要な E-selectin や CD11a を中和する抗体が，乾癬治療に十分な有効性を示さなかったことからも[13)14]，循環中 T細胞が皮疹形成に必須でないことがうかがえる[15]．乾癬患者では皮疹部，無疹部ともに CD8 T細胞が優位であり，多くがインテグリンの一種である CD103 を発現する T_RM の表現型を有する．乾癬に特徴的な点として，この CD8 T_RM の多くが IL-17A を産生することがあげられる．これまで皮疹を形成したことのない無疹部において CD8 T_RM の相対的 IL-17A 産生量が罹病期間に応じて蓄積すること[16]，治療中断時の皮膚 T細胞の相対的 IL-17A 産生量が寛解期間と逆相関すること[17] などから，乾癬皮疹部，無疹部に分布する CD8 T_RM が乾癬病変形成の「種」のよう

な役割を有することが推察される．IL-17A 産生を誘導する IL-15 を阻害することによって乾癬皮膚移植マウスモデルでの皮疹形成が抑制されることからも[18]，乾癬の病変形成や寛解後の再燃を司る分画の1つに IL-17A 産生皮膚 T_RM があげられるといえる．この乾癬に特徴的な T_RM が皮膚に蓄積する機構としては，**図2**のように，表皮細胞由来の CCL20，ランゲルハンス細胞由来の IL-23，IL-15 による活性化，抗菌ペプチド LL-37-DNA 断片複合体を通した plasmacytoid DC，TIP-DC の活性化，表皮細胞の mTORC1 活性化，また，メラノサイト由来 ADMTSL5，肥満細胞などを由来とする PLA2G4D，keratin 17 などを自己抗原として認識することなどが考えられている．

なお，乾癬は Th17 疾患として確立される以前は Th1 疾患と考えられていた．実際に，IFNγ 産生 CD49a 陽性 CD8 T_RM も特に表皮に多く分布し，その割合は皮疹の重症度と相関するとされ，前述の非病変部皮膚を移植したマウスモデルにおいても CD49a 中和により乾癬の病変形成が減弱する．しかし，CD8 中和によるほぼ完全な病変形成の抑制と比較すると CD49a 中和による病変抑制が弱いことから，この IFNγ 産生 CD49a 陽性 CD8 T_RM は病変形成に必須の分画ではないとみなされている．興味深いことに，乾癬の病態にかかわる IL-17A 産生 T細胞は CD49a 陰性 CD8 T_RM に含まれており[19]，乾癬の Tc17 としての側面がうかがえる．

いったん末梢組織に分布した後に循環から途絶され再循環せず一生涯同一組織に留まり続けると考えられてきた T_RM だが，近年の研究から，末梢組織で適合する刺激を受けた場合に T_RM が増殖し，その一部が循環 memory T細胞に再分化することが報告された[20]．バリア組織における感染防御の観点から考えると，この T_RM の可塑性は，末梢組織で再曝露を受けた抗原に対する memory を全身に再分布させることにつながり，T_RM に全身の memory の pool としての機能があるといえる．一方で，T_RM が乾癬に特有の性質を有する場合，T_RM の可塑性が，皮疹の増大や関節症状など乾癬に合併する症状の進展につながる，つまり疾患の「種」の全身撒布につながる可能性がある．実際に，乾癬性関節炎を有する症例では，滑液に IL-17A 産生 CD103 陽性 CD69 陽性 CD8 T細胞，つまり皮膚 T_RM と同等の表現型を有する T_RM が分布し，関節症状のない症例と比

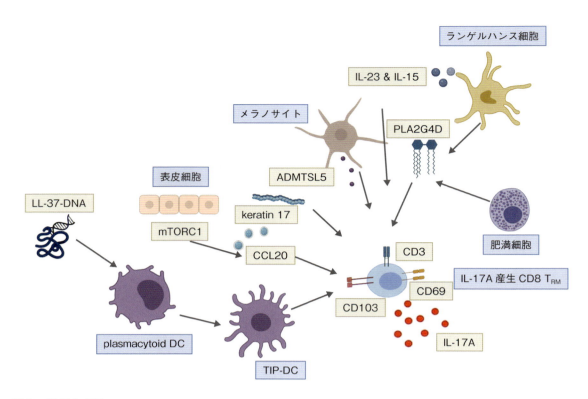

図2 乾癬皮膚 T_{RM}
乾癬に特徴的な IL-17A 産生 CD8 T_{RM} を皮膚に遊走,定着させる機構として,表皮細胞の mTORC1 シグナル活性化を介した CCL20 亢進,ランゲルハンス細胞由来の IL-23,IL-15 による活性化,抗菌ペプチド LL-37-DNA 断片複合体を通した plasmacytoid DC,TIP-DC の活性化,また,メラノサイト由来 ADMTSL5,肥満細胞などを由来とする PLA2G4D,keratin 17 などを自己抗原として認識することなどが考えられている.BioRender を用いて作成.

較して,末梢血中の IL-17A 産生 CD8 T 細胞,皮膚向性分子や T_{RM} に特徴的な CD69・CD103 といった表面分子を発現する memory CD8 T 細胞の割合が高い[21].特に後者は T_{RM} から循環 memory T 細胞に再分化した分画(ex-T_{RM})と認識されており,乾癬性関節炎を有する症例では皮膚の CD8 T_{RM} の再分化が目立つ,つまり皮膚からの乾癬の「種」まきが多いという解釈も成り立つ(図3).

3 T_{RM} の乾癬治療標的としての可能性

さまざまな生物学的製剤の登場に伴い,乾癬は完全寛解をめざせるようになった.一方で,生物学的製剤による治療前後の乾癬症例の解析から,皮疹が消退した元病変部にも,この乾癬病変の「種」とみなせる IL-17A 産生 CD8 T_{RM} が残存することがわかってき

た[22)23)].薬剤の標的によって,この「種」の減らしやすさが異なるが[24],いったん構築された乾癬特有の病変の「種」である CD8 T_{RM} は,一般的に治療抵抗性で消しにくい分画とみなされている.近年,早期治療介入により長期的な疾患予後が改善されることが報告されている[25]が,この事象も,病変の「種」が多く蓄積される前に治療介入した故と解釈することができるかもしれない.

この T_{RM} を標的とした乾癬治療戦略として,乾癬特有の T_{RM} の構築過程に介入すること,すなわち「種」が蓄積されにくくする方策も候補となる.皮膚 T_{RM} は,その分布する皮膚の微小環境によってプロファイルを付加され,乾癬では,乾癬皮膚微小環境の影響により特徴的なプロファイルを呈する T_{RM} が構築されると考えられる.皮膚微小環境は皮膚を構築する多種の細胞分画とその産生するサイトカイン,ケモカインをはじ

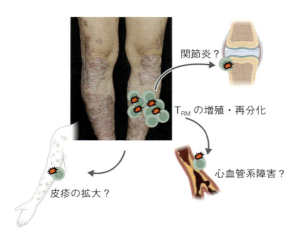

図3　皮膚T_RMの可塑性と乾癬の全身症状（仮説）
乾癬皮膚T_RMが可塑性により循環memory T細胞に再分化する場合，乾癬性関節炎の症例で血中IL-17A産生CD8 ex-T_RMが増加すること，滑液中IL-17A産生CD8 T_RMが増加することなどから，血中IL-17A産生ex-T_RMを経てIL-17A産生T_RMが皮膚の他部位に移行し皮疹新生にかかわる可能性，関節に分布し乾癬性関節炎の出現にかかわる可能性，血管壁の炎症に加担する可能性，つまり，皮膚から乾癬の「種」まきが起こっている可能性が考えられる．BioRenderを用いて作成．

めとするシグナル伝達物質から成り立ち，乾癬におけるT_RMの構築に影響を及ぼす機構の1つに表皮細胞のエピジェネティックな記憶があげられる．エピゲノム制御として，例えば乾癬表皮細胞におけるヒストン修飾に関してH3K27トリメチル化修飾を媒介するEZH2が発現増強しており，STAT3活性化を誘導すること[26]，さらにマウスモデルでは表皮幹細胞において，臨床的，組織学的に治癒と捉えられる状態でもエピジェネティクスの環境が病変形成時から回復しておらず，再燃時のすみやかな病変形成につながりうること[27]などが報告されている．つまり，皮疹発現に貢献するサイトカイン，ケモカインなどの炎症性シグナル伝達分子の転写活性が，皮疹消退後も表皮細胞で維持されることになり，例えば表皮細胞由来のCCL20発現持続が，CCR6発現IL-17A産生T細胞の皮膚への遊走，定着を促進させるなど，表皮細胞のエピジェネティクス環境の記憶が治癒後もT細胞を同部位に維持するよう作用するという機構が推察されている．表皮細胞のエピゲノム制御が乾癬の「種」蓄積予防として治療標的となる可能性が期待されよう．

おわりに

このように，CD8 T_RMは疾患の「種」として疾患活動性の指標となりうるうえ，CD8 T_RMを直接的な標的とした薬剤は従来の治療と切り口の異なる有効な乾癬治療法，予防法となる可能性があり，今後の開発に期待がもたれる．さらに，新規薬剤の使用から乾癬のより詳細な病態解明も叶うであろう．

文献

1) Wang A & Zhang J：Front Immunol, 15：1326717, doi:10.3389/fimmu.2024.1326717（2024）
2) Orrù V, et al：Nat Genet, 52：1036-1045, doi:10.1038/s41588-020-0684-4（2020）
3) Liu Y, et al：Sci Immunol, 7：eabl9165, doi:10.1126/sciimmunol.abl9165（2022）
4) Kim JE, et al：J Invest Dermatol, 144：43-52.e6, doi:10.1016/j.jid.2023.06.194（2024）
5) Ikäheimo I, et al：Arch Dermatol Res, 288：363-365, doi:10.1007/BF02507104（1996）
6) Daikeler T, et al：Rheumatology (Oxford), 38：89-90, doi:10.1093/rheumatology/38.1.89（1999）
7) Ellis CN, et al：N Engl J Med, 324：277-284, doi:10.1056/NEJM199101313240501（1991）
8) Di Meglio P, et al：J Allergy Clin Immunol, 138：274-276.e6, doi:10.1016/j.jaci.2015.10.046（2016）
9) Gebhardt T, et al：Nat Immunol, 10：524-530, doi:10.1038/ni.1718（2009）

10) Masopust D, et al：J Exp Med, 207：553-564, doi:10.1084/jem.20090858（2010）

11) Boyman O, et al：Br J Dermatol, 152：1211-1218, doi:10.1111/j.1365-2133.2005.06701.x（2005）

12) Nestle FO, et al：J Exp Med, 202：135-143, doi:10.1084/jem.20050500（2005）

13) Bhushan M, et al：Br J Dermatol, 146：824-831, doi:10.1046/j.1365-2133.2002.04743.x（2002）

14) Lebwohl M, et al：N Engl J Med, 349：2004-2013, doi:10.1056/NEJMoa030002（2003）

15) Boyman O, et al：J Exp Med, 199：731-736, doi:10.1084/jem.20031482（2004）

16) Vo S, et al：Br J Dermatol, 181：410-412, doi:10.1111/bjd.17748（2019）

17) Gallais Sérézal I, et al：J Invest Dermatol, 138：1754-1763, doi:10.1016/j.jid.2018.02.030（2018）

18) Villadsen LS, et al：J Clin Invest, 112：1571-1580, doi:10.1172/JCI18986（2003）

19) Cheuk S, et al：Immunity, 46：287-300, doi:10.1016/j.immuni.2017.01.009（2017）

20) Fonseca R, et al：Nat Immunol, 21：412-421, doi:10.1038/s41590-020-0607-7（2020）

21) Leijten EF, et al：Arthritis Rheumatol, 73：1220-1232, doi:10.1002/art.41652（2021）

22) Cheuk S, et al：J Immunol, 192：3111-3120, doi:10.4049/jimmunol.1302313（2014）

23) Fujiyama T, et al：J Invest Dermatol, 140：2073-2076.e6, doi:10.1016/j.jid.2020.02.024（2020）

24) Mehta H, et al：J Invest Dermatol, 141：1707-1718.e9, doi:10.1016/j.jid.2021.01.005（2021）

25) Svedbom A, et al：JAMA Dermatol, 157：1-8, doi:10.1001/jamadermatol.2021.0734（2021）

26) Müller A, et al：J Clin Invest, 130：5765-5781, doi:10.1172/JCI134217（2020）

27) Larsen SB, et al：Cell Stem Cell, 28：1758-1774.e8, doi:10.1016/j.stem.2021.07.001（2021）

＜著者プロフィール＞

渡邉　玲：2001年東京大学医学部医学科卒業，以後東京大学医学部附属病院，関連病院で皮膚科の研鑽を積む．'09年から'14年まで米国Brigham and Women's Hospitalで皮膚免疫研究に従事，帰国後は東京大学，筑波大学，大阪大学において，皮膚科臨床に携わりつつ，皮膚免疫研究を継続してきた．'23年12月より現職．

第2章 皮膚疾患とそのメカニズム

3. 全身性硬化症（強皮症）

桑名正隆

全身性硬化症（SSc）は線維化，血管障害，慢性炎症・自己免疫の3つが関連して特徴的な病態を形成する全身性自己免疫性リウマチ性疾患であり，生命予後不良の難治性病態として取り残されている．これまでの細胞・分子レベルでの解析から病態にかかわる多彩な細胞サブセット，液性因子，細胞内シグナルが同定され，それらに対する分子標的薬の開発が進められている．一方，SScの病態研究には多くの課題が残されており，国際的な共同ネットワークにより構築された経時的な臨床情報に紐づいたバイオサンプルの活用，近年の技術革新に基づいた新たな技術の積極的導入が進められており，今後さらなる展開を期待したい．

はじめに

全身性硬化症（SSc）（指定難病の告示病名は全身性強皮症）は皮膚および諸臓器の線維化，末梢循環障害を主徴とする全身性自己免疫性リウマチ性疾患である．SScは日常生活動作や生活の質を悪化させ，年齢，性で補正した死亡率は一般集団に比べて5〜8倍高い難治性病態として取り残されている．死因として間質性肺疾患（ILD），肺動脈性肺高血圧症，心筋障害，腎クリーゼ，消化管障害またはそれら複合病態など疾患自体によるものが多い．多彩な徴候がみられるが，手指腫脹，皮膚硬化など皮膚病変の頻度が最も高い．近年，SScの病態解析が飛躍的に進歩し，病態において中心的な役割を果たす分子・細胞などに対する分子標的薬

[略語]

CAR-T：chimeric antigen receptor T-cell
（キメラ抗原受容体遺伝子改変T細胞）
CRP：C-reactive protein（C反応性タンパク）
CTGF：connective tissue growth factor
（結合組織成長因子）
dcSSc：diffuse cutaneous systemic sclerosis
（びまん皮膚硬化型全身性硬化症）
EndoMT：endothelial mesenchymal transition
（血管内皮間葉転換）
FGF：fibroblast growth factor
（線維芽細胞成長因子）
IL-6：interleukin 6（インターロイキン6）

ILD：interstitial lung disease（間質性肺疾患）
PDGF：platelet-derived growth factor
（血小板由来成長因子）
RCT：randomized controlled trial
（無作為化比較試験）
scRNAseq：single-cell RNA sequencing
（単一細胞RNAシークエンシング）
SSc：systemic sclerosis（全身性硬化症）
TGF-β：transforming growth factor-β
（トランスフォーミング増殖因子β）
VEDOSS：very early diagnosis of systemic
sclerosis（全身性硬化症超早期診断）

Updates on mechanisms of systemic sclerosis
Masataka Kuwana：Department of Allergy and Rheumatology, Nippon Medical School Graduate School of Medicine（日本医科大学大学院医学研究科アレルギー膠原病内科学分野）

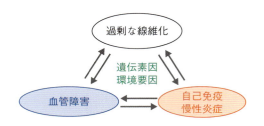

図1　SScの病態を構成する3つの要素
SSc患者では線維化，末梢循環障害，自己免疫と慢性炎症の3つの要素が密接に関連して特徴的な病態を形成する．

の開発が積極的に行われている．そこで本稿では，現状まで明らかにされたSScの病態，承認または開発中の分子標的薬，病態解析の将来展望について概説する．

1 SScの病態

SSc患者では中枢神経，肝を除くすべての臓器，組織に共通して，細胞外マトリクスの増生，脂肪や平滑筋，周囲の構成組織の萎縮・消失，細〜小動脈内膜線維化，毛細血管の減少および消失，血管周囲の軽度の炎症性細胞浸潤を特徴とする病理組織学的な変化がみられる．これら変化は，組織の線維化による正常組織の構造改変（線維化），細動脈レベルの血管壁の肥厚による内腔狭窄と毛細血管の消失（血管障害），慢性炎症と免疫応答に分類できる（図1）[1]．これら3つの病態が同時に存在する疾患は他になく，SScを特徴づけている．線維化，血管障害，慢性炎症・自己免疫はお互いが関連して病態を形成すると考えられているが，相互作用に着目した研究は限られ，多くの研究はいずれかの構成要素に注目して検討している．

一方，これまでの細胞・分子レベルでの病態解析からSScの病態ではさまざまな細胞サブセット，液性因子，細胞内シグナルが密接にかかわることが明らかにされてきた．断片的な研究結果を組合わせて現状では図2に示すような病態が推測されている[2]．まず，何らかの原因による血管内皮のアポトーシスが起こると，本来はそれに呼応して誘導される血管新生，脈管形成などの修復機転が十分に機能せず[3]，結果として血小板や凝固系の活性化，T細胞，B細胞，単球/マクロファージ，樹状細胞など各種免疫細胞の血管周囲へと

漏出する．遺伝的な自己免疫素因を背景に，アポトーシスした細胞から放出された核内成分を標的とする獲得免疫応答が誘導され，自己抗体の産生にもつながる．活性化したB細胞はインターロイキン6（IL-6）の主な産生源となる．初期段階では炎症誘発性マクロファージ，形質細胞様樹状細胞，I型インターフェロンシグナルが優位となるが，炎症が持続すると小胞体ストレス，低酸素などの刺激とともにIL-4およびIL-13を含むTh2微小環境を形成し，線維化誘発性M2マクロファージへの分化を促進する．これら微小免疫環境により組織に存在する線維芽細胞や骨髄から動員された間葉系幹細胞が筋線維芽細胞へと分化する．また，病変局所での線維化促進環境下で血管内皮細胞，上皮細胞，壁細胞，単球が筋線維芽細胞へと分化転換する．その過程で，トランスフォーミング増殖因子β（TGF-β），線維芽細胞成長因子（FGF），結合組織成長因子（CTGF），血小板由来成長因子（PDGF）などによって媒介される．最終的には，筋線維芽細胞から大量に産生されたI型コラーゲンなどの細胞外マトリクスが組織に蓄積，瘢痕化し，構造改変をもたらす．特にびまん皮膚硬化型SSc（dcSSc）では発症早期にこれら一連の病態が短期間に進行する．

2 分子標的薬の開発

SScに対する治療の中心はシクロホスファミド，メトトレキサート，ミコフェノール酸モフェチルなど免疫抑制薬である．これら薬剤はT細胞，B細胞，単球/マクロファージなどの骨髄系細胞の増殖や機能を抑制することで，線維化を促進する免疫細胞の病変組織へのリクルートを抑制すると考えられてきた．これら免疫抑制薬による作用機序を高めて免疫システムを「リセット」する治療が自己末梢血幹細胞移植で，無作為化比較試験（RCT）でシクロホスファミドに比べて生命予後を改善することが示されている[4]．自己末梢血幹細胞移植後は長期にわたって末梢血単核球におけるSSc分子signatureの正常化が維持されたことが報告されている[5]．ただし，移植関連死がみられるなど安全性に対する懸念があるため，より選択的な治療薬の開発が望まれてきた．

このような状況下で，最近のSScの分子病態解析か

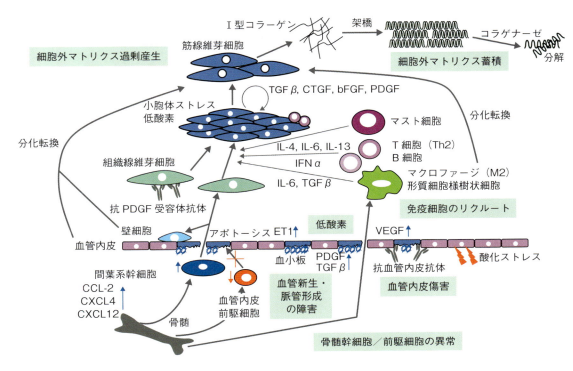

図2 SScの分子病態
血管内皮の傷害とそれに引き続く血管形成・修復機転が十分に機能せず，血小板の活性化，T細胞，B細胞，単球/マクロファージ，形質細胞様樹状細胞など各種免疫細胞の血管周囲への漏出により慢性炎症が惹起される．炎症に加えて小胞体ストレス，低酸素などの刺激により組織に存在する線維芽細胞や骨髄から動員された間葉系幹細胞が筋線維芽細胞へと分化する．また，病変局所での線維化促進環境下で血管内皮細胞など他の系譜の細胞が筋線維芽細胞へと分化転換する．筋線維芽細胞から大量に産生されたⅠ型コラーゲンなどの細胞外マトリクスが組織に蓄積，瘢痕化し，構造改変をもたらす．

ら，病態にかかわる数多くの分子・細胞標的が同定され，SScに対する分子標的薬の候補として検討されている．表に第Ⅱ相試験以降の臨床試験が完了あるいは実施されている治療標的をまとめた．残念ながら，2024年11月時点でSScまたはSSc-ILDに対して承認された治療薬は限られるが，現在進行中の臨床試験の結果を期待したい．ヒト化抗IL-6受容体抗体トシリズマブは罹病期間5年以内で過去6カ月以内の皮膚硬化の悪化や腱摩擦音など活動性を有し，さらにC反応性タンパク（CRP）などの炎症マーカー上昇を伴うdcSScを対象としたRCTで，プラセボ群に比べて努力肺活量（FVC）低下を抑制する効果が示され，米国ではSScに伴うILDに対する効能を有する[6]．プラセボ群で皮膚硬化が大きく低下したため皮膚硬化に対する有効性評価は困難であったが，臓器イベント，皮膚硬化や患者評価を含めた複合指標でプラセボ群に比べて有意に改善した．B細胞を標的としたリツキシマブは2010年ころより欧米で広く用いられてきた．SScに加えて特発性炎症性筋症，混合性結合組織病に伴うILDを対象としてエンドキサンを対照群としたRCTが実施され，FVC低下抑制効果は同等であることが報告された[7]．線維芽細胞の分化，増殖，活性化にかかわるPDGF，FGFなどの増殖因子シグナルを抑制するチロシンキナーゼ阻害薬ニンテダニブは抗線維化薬に分類され，特発性肺線維症でFVC低下の抑制効果が示されている．SSc-ILDを対象としたプラセボ対照RCTでは，ニンテダニブはプラセボに比べて1年間のFVC低下を有意に抑制した[8]．

最近の注目すべき開発中の治療には，造血器腫瘍で導入されているキメラ抗原受容体遺伝子改変T細胞（CAR-T細胞）療法[※1]がある．特にCD19を標的とするCAR-T細胞療法はSSc患者やその他の自己免疫疾

表　SScで開発中の治療薬の分子標的

治療標的	SScでの承認薬
インターロイキン-6（IL-6）	トシリズマブ（米国のみ）
インターロイキン-1受容体アクセサリタンパク（IL-1RAP）	
Ⅰ型インターフェロン	
CD19/CD20	リツキシマブ
Bリンパ球刺激因子（BLyS/BAFF）	
ヤヌスキナーゼ（JAK）	
OX40リガンド（OX40L）	
オンコスタチンM	
腫瘍壊死因子様サイトカイン1A（TL1A）	
S100A4	
CCL24	
リゾホスファチジン酸受容体	
オートタキシン	
トランスフォーミング増殖因子β（TGF-β）	
ニューロピリン2（NRP2）	
Gタンパク質共役型受容体GPR68/OGR1	
トロンボキサン-プロスタノイド受容体（TPR）	
サイクリックGMP-AMP合成酵素（cGAS）	
メラノコルチン受容体（MC1R）	
血小板由来増殖因子（PDGF）/線維芽細胞増殖因子（FGF）/血管内皮増殖因子（VEGF）	ニンテダニブ
ホスホジエステラーゼ4B	
可溶性グアニル酸シクラーゼ	

患者において臨床的有効性と安全性が示されている[9]．データは限られているが，CD19-CAR-T細胞による治療は自己末梢血幹細胞移植より短期の安全性は高いことが示されている．B細胞除去抗体薬と比較して，病変部組織や二次リンパ組織内のB細胞をより完全に除去し，免疫系を「リセット」できる可能性が想定されている．今後，治療プロトコールと患者選択基準を最適化し，長期観察による安全性，効果の持続などの検討が必要である．もう1つの有望な治療戦略は，線維芽細胞における疾患関連経路を選択的に調節する核酸送達用の非ウイルスベクターを用いた線維芽細胞を標的とする治療法である[10]．これら細胞療法は選択性が高く，従来治療のアンメットニーズの克服が期待されるが，安全性，有効性，および長期的な結果を確立するにはさらなる研究が必要である．

3 SSc病態研究の課題と技術革新への期待

SScの病態研究はいくつかのハードルに直面しており，多因子疾患として遺伝素因の役割，臨床症状の多様性，さらに病因に関する理解が十分に進んでいないことが挙げられる．一卵性双生児におけるきわめて低い発症一致率からも，後天的な環境要因が疾患発症により大きなインパクトをもつ[10]．複数の研究で，SSc

> ※1　CAR-T細胞療法
> 患者のT細胞を遺伝子改変し，特定の分子を発現する細胞（造血器腫瘍，B細胞など）を標的とする受容体を付加した後に体内に戻して標的細胞を除去する細胞免疫療法．

患者の腸内微生物叢は健常対照者の腸内微生物叢とは異なることが報告されているが，腸内細菌叢異常の病原性役割と関連する潜在的なメカニズムは完全に不明のままである[11]．さらに，線維化，血管障害，慢性炎症・免疫異常を結びつける複雑で動的な時間的および病原性の関係は全く解明されていない．

分子生物学，細胞生物学，細胞免疫学は近年著しい進歩を遂げており，次世代シークエンシング，単一細胞RNAシークエンシング（scRNAseq），空間トランスクリプトーム，プロテオミクス，メタボロミクスの技術革新も相まって進展している．これら技術はSSc研究に新しいアプローチを体系的に統合し，病態のより詳細なメカニズムの理解を深め，個別医療の実践に有用な可能性がある．例えば，最近の単一細胞トランスクリプトーム解析により，病変組織内のすべての線維芽細胞が同じではなく，一部のサブセットが疾患の進行に関連し，特定の細胞表面マーカーと関連していることが明らかにされた[12]．また，新技術を展開するにあたって，経時的な臨床情報に紐づいた患者コホートから末梢血，皮膚や肺などの組織サンプルを共有するための国際的な共同ネットワークの枠組みも構築されている．

SScのすべての病態を再現した動物モデルは存在しない．臨床試験で新しい治療法の有効性を評価し，薬物相互作用を理解するためには，動物モデルに代替となる疾患モデルの開発が急務である．そこで，複数の細胞タイプ（単球，線維芽細胞，内皮細胞など）を含む3D臓器培養などのin vitroモデルが検討されている[13) 14)]．これらin vitroで再現された組織はSSc患者由来の細胞を使用して構築され，組織の厚さの増加，硬さ，線維化，免疫経路の活性化など，SSc皮膚の主要な特徴を再現することができる．これらの組織は，2D培養では捉えられない細胞間および細胞マトリクス間の相互作用を可能にする．特にscRNAseq，単一細胞ATACシークエンス，空間トランスクリプトームなどの単一細胞レベルの解像度を備えた技術の活用により応用範囲が飛躍的に広がる．

4 VEDOSS

SScの臨床診断では，線維化，血管障害，慢性炎症

と自己免疫が3つの要素に基づく徴候によって行われる．一方，これら徴候が揃う数カ月〜数年前からRaynaud現象，自己抗体陽性などがみられる．これら一連の経過をSScの自然歴として捉えるべきで，前駆期，非特異的徴候を伴った未分類期に引き続いてSScとして把握される[15]．当然ながら，疾患として病変の可逆性のある早期から治療を開始することで，ダメージを残すことなく病態を改善できる可能性が高い．2011年のSSc超早期診断（VEDOSS）が提案され，皮膚硬化がなくてもRaynaud現象，爪郭毛細血管異常，手指腫脹，SScに特異的な自己抗体が陽性となれば早期に把握できるようになった[16]．Raynaud現象が初発症状となることが多いが，自己抗体も疾患が顕在化する何年も前に現れることが多い[17]．Ro52，Ro60，CENP-Aに対する自己抗体は疾患が顕在化する数十年前に検出される一方で，抗RNAPポリメラーゼⅢ抗体，抗トポイソメラーゼⅠ抗体は診断に近くなってから陽転化，急速に抗体価が上昇する．一方，ウイルス感染，抗血管内細胞抗体などによる自己免疫などによる血管内皮の障害，アポトーシスがSScの初期のイベントと考えられている．血管の修復・再生機転が働かないことで，循環から血管壁および血管周囲病変へさまざまな炎症／免疫細胞および間葉系前駆細胞が流入し炎症が遷延する．その過程で，特に血管内皮細胞が筋線維芽細胞に分化転換する血管内皮間葉転換（EndoMT）[※2]が組織の線維化を促進する．EndoMTの誘導因子として知られるTGF-βだけでなく，Ⅰ型インターフェロンやIL-6もこの過程にかかわることが明らかにされている．発症早期における血管障害と線維化の相互作用，慢性炎症の関与の重要性が指摘されている（**図3**）．従来のSSc治療薬が免疫や線維化プロセスを主な標的としてきたが，特に病初期には血管病変に対する介入の重要性が認識されている．

※2　血管内皮間葉転換（EndoMT）

特定の生理的，病的環境で血管内皮細胞が筋線維芽細胞に分化転換する現象で，発生，創傷治療，線維化，がん転移などで重要な役割を果たすことが知られている．

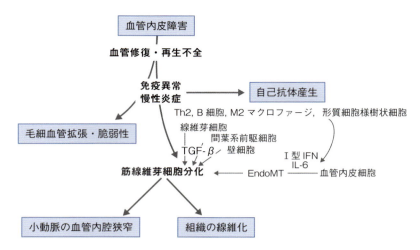

図3 SSc発症早期にみられる血管障害‒線維化プロセス
SScの継続的な発症過程における炎症,免疫反応を介した血管障害と線維化プロセスの相互作用.文献18をもとに作成.

おわりに

SScの病態解析はまだ道半ばで,病態を是正する治療の開発に至っていない.新たな技術革新と相まって,国際的な共同研究の展開がSSc患者の診断,治療,ケアに大きな進歩をもたらすことを期待したい.

文献

1) Varga J, et al:J Scleroderma Relat Disord, 2:137-152, doi:10.5301/jsrd.5000249(2017)
2) Lescoat A, et al:Clin Rev Allergy Immunol, 64:239-261, doi:10.1007/s12016-021-08891-0(2023)
3) Ota Y & Kuwana M:Eur J Rheumatol, 7:S139-S146, doi:10.5152/eurjrheum.2019.19158(2020)
4) Sullivan KM, et al:N Engl J Med, 378:35-47, doi:10.1056/nejmoa1703327(2018)
5) Wareing N, et al:Arthritis Rheumatol, 76:1288-1293, doi:10.1002/art.42847(2024)
6) Khanna D, et al:Lancet Respir Med, 8:963-974, doi:10.1016/S2213-2600(20)30318-0(2020)
7) Maher TM, et al:Lancet Respir Med, 11:45-54, doi:10.1016/S2213-2600(22)00359-9(2023)
8) Distler O, et al:N Engl J Med, 380:2518-2528, doi:10.1056/NEJMoa1903076(2019)
9) Auth J, et al:Lancet Rheumatol, 7:e83-e93, doi:10.1016/S2665-9913(24)00282-0(2025)
10) Feghali-Bostwick C, et al:Arthritis Rheum, 48:1956-1963, doi:10.1002/art.11173(2003)
11) Russo E, et al:Rheumatology (Oxford), 63:226-234, doi:10.1093/rheumatology/kead208(2024)
12) Dorst DN, et al:Int J Mol Sci, 22:12681, doi:10.3390/ijms222312681(2021)
13) Sharma S, et al:JCI Insight, 6:e144935, doi:10.1172/jci.insight.144935(2021)
14) Huang M, et al:Arthritis Rheumatol, 74:1245-1256, doi:10.1002/art.42097(2022)
15) Lescoat A, et al:Lancet Rheumatol, 5:e683-e694, doi:10.1016/S2665-9913(23)00212-6(2023)
16) Avouac J, et al:Ann Rheum Dis, 70:476-481, doi:10.1136/ard.2010.136929(2011)
17) Burbelo PD, et al:PLoS One, 14:e0214202, doi:10.1371/journal.pone.0214202(2019)
18) Kawaguchi Y & Kuwana M:Curr Opin Rheumatol, 35:309-316, doi:10.1097/BOR.0000000000000959(2023)

<著者プロフィール>
桑名正隆:1988年慶應義塾大学医学部卒業.'92年同大学院博士課程修了.'93〜'96年ピッツバーグ大学ポスドク,慶應義塾大学医学部助手,講師,准教授を経て2014年より現職.研究テーマは全身性硬化症,間質性肺疾患,自己抗体,肺高血圧症など膠原病難治性疾患の病態解析と治療開発.

第2章 皮膚疾患とそのメカニズム

4. 皮膚から見えるクローン進化
—正常細胞から皮膚がんへのはるかな旅

石田雄大

近年のシークエンス解析技術の発展に伴い，体細胞の遺伝情報が変化し発がんにいたるクローン進化の過程が解明されてきた．皮膚有棘細胞がんやメラノーマと共通するドライバー変異によるクローン拡大が正常皮膚で見出されている．また，先天性皮膚疾患を有する患者皮膚において正常表現型に復するクローン拡大が発見され，患者の遺伝的背景や疾患によってクローン進化が修飾を受けることが明らかになった．本分野の発展が病態解明につながるのみならず，予防医療におけるリスク層別化や新規治療ターゲットの発見につながることが期待される．

はじめに

20世紀初頭，Boveliはがんの染色体の異数性を観察し，遺伝的異常を獲得した1つの細胞がクローン性に増殖することでがんが発生すると予想した[1]．Norwellが1970年代にがんのクローン進化説を提唱した[2]．これらの予想は分子生物学の発展に伴い20世紀後半に証明された．なかでも，がん細胞の無秩序な増殖を可能とするドライバー変異の全容は解明されつつある[3]．しかし，がんはクローン進化[※1]の終局にあるため，がん組織の解析では発がん以前や発がんの前後の生物学について得られる情報は限定的である．シークエンス解析手法の発達に伴い正常組織における変異解析が可能となり，個体内における体細胞群の形質の変化（クローン進化）の全容が近年明らかになってきている．発がんの前段階としての正常組織におけるクローン進化が解明されるとともに，がん以外の疾患におけるクローン進化の役割も発見されつつある．本稿ではヒトにおけるクローン進化の理解に皮膚・皮膚がんの解析が果たした役割を紹介するとともに，非がん疾患におけるクローン進化についての知見も概説する．

1 皮膚がんの概要

皮膚がんは皮膚に生じる多彩な悪性腫瘍の総称である．主要ながん種は角化細胞（ケラチノサイト）由来

[略語]
LOH：loss of heterozygosity
SCC：squamous cell carcinoma
TWT：triple wild type
UV：ultra-violet ray

> **※1 クローン進化**
>
> 遺伝情報（DNAの塩基配列，ないしエピジェネティック修飾）の変化を原因とする体細胞集団の経時的な形質の変化，と本稿では定義する．ヒト研究の文脈においては体細胞進化（somatic evolution）と同義である．広義には個体群の無性生殖による世代間の形質の変化を指し，微生物学でも使われる．

Landscape of clonal evolution in the skin: a journey from normal cell to cancer
Yoshihiro Ishida：Cancer, Ageing Somatic Mutation Programme, Wellcome Sanger Institute/Department of Dermatology, Kyoto University（ウェルカム サンガー研究所／京都大学皮膚科）

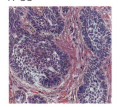

図1　ケラチノサイトからケラチノサイトがんへの進化
ケラチノサイトからケラチノサイトがん（皮膚有棘細胞がん，基底細胞がん）への進化の経路を示す．正常表皮において皮膚有棘細胞がんと同様のドライバー変異を有するクローン拡大が観察されているが，基底細胞がんと関連するものは確認されていない．

の有棘細胞がん（SCC），基底細胞がんと色素細胞（メラノサイト）由来のメラノーマである．基底細胞がんと有棘細胞がんを合わせてケラチノサイトがんと呼称することがある．その他，乳房外パジェット病，メルケル細胞がんなど無数の希少皮膚がんが存在する．ケラチノサイトがん，メラノーマの解析からクローン進化のプロセスについて新しいバイオロジーが判明している．一方，希少皮膚がんの変異解析から全く知られていなかったドライバー変異が発見されたり，がんの進化の様式が明らかになりつつある．

2 ケラチノサイトから有棘細胞がんへのクローン進化

主要な皮膚がんはいずれも加齢，紫外線曝露がリスク因子である．SCCは高齢者の顔に好発する皮膚がんで，SCC *in situ* である日光角化症やボーエン病が前がん病変として知られている．日光角化症やSCCの変異ランドスケープはよく特徴づけられている．SCCの変異負荷はきわめて高く，紫外線による変異シグネチャーが大半を占める[4]．ドライバーとして，*NOTCH1*, *NOTCH2*, *FAT1*, *TP53*, *CDKN2A* などの変異が知られている．SCC *in situ* である日光角化症のランドスケープもおおむね同様である[5]（図1）．

では，日光角化症を発症する以前の，組織学的に正常の表皮にはクローン拡大があるのだろうか．単クローン性増殖であるがんに対し，正常組織のクローンのサイズは小さいため，一般的なサンプリング手法ではシークエンス解析の感度を下回ってしまう．Martincorenaらは高齢者の眼瞼皮膚から顕微鏡下に表皮組織を取り分け多数の微小サンプルを調製し，高深度のターゲット解析を行うことで正常表皮における体細胞変異の解析に成功した[6]．驚いたことに，高齢者の露光部皮膚では，*NOTCH1*, *NOTCH2*, *FAT1*, *TP53* などSCCと共通するドライバー変異をもったクローンが拡大しており，一部は5.65 mm^{2}程度と巨視的なサイズに達していることがわかった．

その後，他の臓器の正常上皮でも同様の解析が続き，ドライバー変異をもつクローンが加齢とともに拡大し，紫外線・飲酒・喫煙といった環境因子によってそのサイズや選択が修飾されるのが上皮の一般的な特徴であることが明らかになった[7]．

3 基底細胞がんの謎

基底細胞がんは *PTCH1*, *SMO*, *SUFU* 遺伝子いずれかの変異によるhedgehogシグナル経路の活性化を特徴とする．基底細胞がんは全がん種のなかで最も頻度が高いにもかかわらず，正常組織においてhedgehog経路に変異を有するケラチノサイトのクローンは今のところ同定されていない．筆者はその理由を以下のように想像している．基底細胞がんは毛包幹細胞に由来するとの考えが一般的である[8]．毛包幹細胞に *PTCH1* 変異が生じクローン拡大を生じても，毛包が解剖学的

障壁となるため毛包の大きさ以上に拡大することはないのではないか．既報では約30個の毛包を解析しPTCH1変異を有するクローンを同定できていない[9]．30個の毛包のサンプリングで変異クローンを1個以上観察するには，概算で全毛包の約9.5％の頻度で変異クローンが生じている必要がある．そこまで高頻度に変異クローンの拡大は起きてないのだろう．基底細胞がんの先祖を解析するには，クローン拡大の程度や頻度が高いドナーに注力するか，観察する毛包の数を10倍以上，劇的に増やす必要があると予想する．前者としては生殖細胞系列にPTCH1変異を有し，基底細胞がんのリスクが高いGorlin症候群の症例を解析するアプローチが考えられる．後者としてはNanoSeqのような一分子シークエンスの技術を用いて広範囲の皮膚を解析するのが有効だろう[10]．

基底細胞がんに関し気になるのが由来である．基底細胞がんのゲノムは紫外線由来の変異シグネチャーによる高変異負荷を示す[11]．毛包幹細胞が主に局在する毛包バルジ領域は深すぎて紫外線が到達するとは考えにくい．実際，正常毛包を表層，中部，深部と切り分けて解析したデータでは，表層に近い部位では高い変異負荷が観察されているが，毛包中〜深部に位置するバルジ領域や乳頭部の変異負荷は低い[9]．バルジ領域に存在するはずの毛包幹細胞由来の基底細胞がんの変異負荷が高い説明として，基底細胞がんの先祖クローンが毛包の浅いところに存在する可能性，ないし，がん化して体表に出てきてから変異獲得速度が上昇し，紫外線由来の変異を蓄積している可能性が考えられる．今後の研究が待たれるところである．

4 メラノサイトからメラノーマへの進化の経路は複数存在する

メラノーマはメラノサイト（色素細胞）から発生する悪性腫瘍である．メラノサイトは神経堤に由来する細胞種で，上皮系細胞とは発生学的に異なる．そのため，メラノーマは上皮系悪性腫瘍（がん），肉腫，血液腫瘍とは独立した分類とされるのが一般的である．メラノサイトは主に皮膚基底膜上に散在しており，生理的状態で細胞間の接着性はない．紫外線曝露に反応して色素を含むメラノソームを産生し，周囲のケラチノ

サイトに渡す役割を果たしている．なお，メラノサイトは粘膜や眼球にも存在するため，粘膜メラノーマやブドウ膜メラノーマも稀ながら存在する．

メラノーマは欧米のがん種別死因の上位にあり，早くから研究対象となっている．実際，最も初期のがんの全ゲノム解析はメラノーマ細胞株でなされている[12]．メラノーマは臨床病型・組織型からいくつかの分類法が提唱されてきた．これらの臨床病型と変異プロファイルにおおまかな相関がある．皮膚メラノーマはBRAFないしRAS変異の頻度が高い[13]．特に日光曝露量の高い群ではRAS変異の頻度が高く，低い群ではBRAF変異の頻度が高い．一方，desmoplastic melanomaではNF1変異，四肢末端部メラノーマ（acral melanoma）ではtriple wild type（TWT）の頻度が高い．TWTを除き，ほとんどのメラノーマでは発がんにMAPK経路の活性化が重要であることが示唆される．

色素性母斑（ほくろ）がメラノーマに進化するのかどうかは皮膚科学者，病理学者の議論の的であった．現在，近年のゲノミクス解析から，メラノーマの進化には色素性母斑を介する経路と介さない経路があるとの理解が一般的である（図2）．Shainらは色素性母斑や前駆病変と連続して発生しているメラノーマより，各病変をターゲット解析することでメラノーマの進化の軌跡を明らかにした[14]．良性病変には必ずBRAFホットスポット変異が入っており，MAPKシグナル経路の活性化が初期のイベントとして重要であるが，それだけでは悪性化に不十分であることが示唆された．中間病変〜メラノーマin situにはNRASホットスポット変異とBRAFホットスポット変異が排他的に観察された．中間病変〜メラノーマin situではCDKN2A変異やTERTプロモーター変異が追加で観察され，これらが発がんの後期に獲得される変異であることが示唆された．

母斑の近傍からメラノーマが現れることは臨床的によく経験される．形態的に正常なメラノサイトに変異が蓄積しているのか，また，クローン拡大があるのか気になるところである．メラノサイトは表皮基底膜直上に散在しているため，その変異解析は困難であった．Tangらは正常皮膚からメラノサイトを単離し，単細胞由来コロニーを作製することで，正常メラノサイトの変異解析に成功した[15]．正常メラノサイトでは

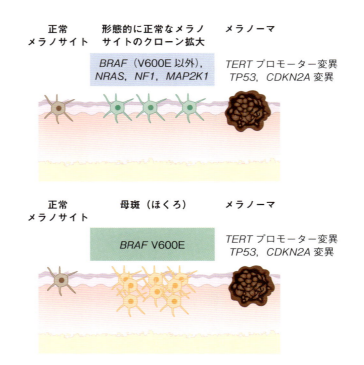

図2 メラノサイトからメラノーマへの進化
現在想定されているメラノサイトからメラノーマへの進化の代表的な経路を示す．

MAPK経路関連の遺伝子，*CDKN2A*，*ARID2A*にメラノーマで知られている病的変異が検出された．興味深いことに，観察された*BRAF*変異はすべて変異ホットスポットとは異なる部位の変異であった．MAPK経路関連の遺伝子変異を共有するメラノサイトコロニーのクローン拡大が観察された．以上より，MAPK経路を強く活性化する遺伝子変異（例：*BRAF* V600E）が生じた場合は色素性母斑を生ずる一方，弱く活性化する遺伝子変異の場合は正常表現型のメラノサイトがフィールド状にクローン拡大することが示唆された．このフィールド状のクローン拡大が*BRAF* V600Eを有さず，母斑を介さないメラノーマ進化の最初のステップである可能性が示唆された．

5 乳房外パジェット病の変異ランドスケープ

今まで述べた主要な皮膚がんのほか，皮膚には稀ながん種が多く存在する．それらの解析から，主要な皮膚がんと異なる変異プロファイルや変異シグネチャーが発見されている．乳房外パジェット病は高齢者の陰部・腋窩に生ずる稀な皮膚悪性腫瘍である．乳房外パジェット病の起源細胞はわかっていないが，アポクリン腺由来であるとする考えが主流である．筆者らは乳房外パジェット病のエクソームシークエンス，ターゲットシークエンスを行い，変異ランドスケープの決定を行った[16]．既報にあった*ERBB2*増幅に加え，*ERBB2*変異，*ERBB3*変異，*FGFR2*増幅の陽性選択の証拠を見出した．いずれも下流のPI3K経路を活性化するものと考えられ，PI3K阻害剤が治療に使えるかもしれないことが示唆された[16]．変異シグネチャー解析[※2]では，APOBEC活性化のシグネチャー（COSMIC SBS 2/13）がみられた．これは今までの正常皮膚・皮膚悪性腫瘍では報告がなく，乳房外パジェット病の起源，進化が

> **※2 変異シグネチャー解析**
> 変異リストから変異の原因を推論する手法．この解析では，変異が生じた塩基（DNAの構成要素）の前後にある塩基を考慮し，変異を96種類に分類する．サンプルごとに各変異の数を集計したデータを非負値行列因子分解して変異の原因を推定する．

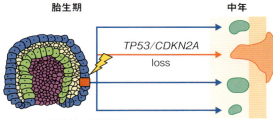

図3　らせん腺腫・らせん腺がんの並行進化
胎生期にALPK1遺伝子に変異を獲得した細胞の子孫が皮膚に領域性に散布され，中年期以後にらせん腺腫，らせん腺がんに進展した．

他の皮膚がんとは異なるものであることが示唆された．

6 らせん腺腫の並行進化

他の固形がんではみられないユニークなドライバー変異が希少皮膚がんでいくつか発見されている．有名なところでは円柱腫（cylindroma）が家族性に多発する家系の解析から，がん抑制遺伝子であるCYLDが同定された[17]．近年のトピックが，らせん腺腫（spiradenoma）・らせん腺がん（spiradenocarcinoma）でALPK1遺伝子に変異ホットスポットが発見されたことである[18]．本遺伝子がコードするalpha kinase 1はpathogen-associated molecular patterns（PAMPs）を認識してNF-κB経路を活性化する膜受容体であるが，がんにおける役割は不明である．筆者らはらせん腺腫・らせん腺がんが左胸部に多発した症例の多領域エクソーム解析を行い系統樹を再構成した[19]．多発した腫瘍はALPK1ホットスポット変異のみを共有していた．すなわち，胎生期にALPK1ホットスポット変異を獲得した細胞の娘細胞が左胸部に散在性に広がり（体細胞モザイク），それぞれが独立して腫瘍に進化したことが示唆された（図3）．体細胞モザイクから多発腫瘍を生じる例は大腸（APC体細胞モザイク），骨（Ollier病・Maffucci症候群）などでも報告されており，多発腫瘍の機序として留意しておく必要がある．

7 非がん組織におけるクローン進化

近年，がん研究とは別の文脈でユニークなクローン進化が観察され，病態に関与する場合もあることが発見されている．Ichthyosis with confetti（IWC）という先天性魚鱗癬は顕性遺伝を示す先天性皮膚疾患であり，全身の皮膚に角化と慢性炎症を生じる．疾患名のconfettiとは紙吹雪を意味し，成長につれて白い正常表現型の皮膚が点々と全身に増えてくることを特徴とする．Choateらはこれらを体細胞変異により生殖細胞系列変異が失われ，正常表現型を取り戻したクローンによる復帰変異モザイクではないかと仮説し，表皮のゲノムDNAをマイクロアレイで解析した．17番染色体長腕のloss-of-heterozygosity（LOH）を同定し，KRT10がIWCの原因遺伝子であることを同定するとともに，変異復帰クローンにおけるLOHによる変異アレルの喪失を示した[20]．LOHを介した復帰モザイク現象はその後もさまざまな先天性皮膚疾患で報告されている[21]．

KID症候群はGJB2変異を原因とする先天性皮膚疾患であり，全身の皮膚の角化異常，慢性炎症を特徴とする．筆者らはKID症候群において復帰変異モザイク現象を疑う所見を見出し，多領域から表皮を採取しエクソームシークエンスを実施した[22]．症状が消退した部位から採取したサンプルは，GJB2遺伝子にミスセンス変異を獲得した大きなクローンで満たされていた．さらに，症状が持続している箇所にもGJB2にミスセンス変異をもつ小さなクローンが複数現れていた．すべてのクローンは異なる部位にGJB2変異を獲得しており，共有変異はなかったことから，各クローンが独立して進化したことが示された．生殖細胞系列変異の修復ではなく，二次的なミスセンス変異でも機能的に正常なクローンが出現する場合があることが示唆された．

おわりに

本稿ではクローン進化による発がんの過程を関連するがん種ごとに解説した．また，先天性皮膚疾患でのクローン進化についても説明し，クローン進化が個体の遺伝的背景によって異なることを示した．今後この分野が発展することで，発がんの最初期のイベントが明らかになるとともに，がん二次予防におけるリスク層別化や先制的な治療につながることが期待される．

また，体細胞変異が老化や非がん疾患で果たす役割の解明，新規治療ターゲットの発見につながることを筆者は期待している．

本稿の執筆にあたっては，国立がん研究センター中央病院病理診断科 橋本大輝先生にご意見を賜りました．この場を借りて御礼を申し上げます．

文献

1) Wunderlich V：J Mol Med (Berl), 80：545-548, doi:10.1007/s00109-002-0374-y（2002）
2) Nowell PC：Science, 194：23-28, doi:10.1126/science.959840（1976）
3) The ICGC/TCGA Pan-Cancer Analysis of Whole Genomes Consortium：Nature, 578：82-93, doi:10.1038/s41586-020-1969-6（2020）
4) Chang D & Shain AH：NPJ Genom Med, 6：61, doi:10.1038/s41525-021-00226-4（2021）
5) Thomson J, et al：J Invest Dermatol, 141：1664-1674.e7, doi:10.1016/j.jid.2020.12.024（2021）
6) Martincorena I, et al：Science, 348：880-886, doi:10.1126/science.aaa6806（2015）
7) Kakiuchi N & Ogawa S：Nat Rev Cancer, 21：239-256, doi:10.1038/s41568-021-00335-3（2021）
8) Peterson SC, et al：Cell Stem Cell, 16：400-412, doi:10.1016/j.stem.2015.02.006（2015）
9) Fowler JC, et al：Cancer Discov, 11：340-361, doi:10.1158/2159-8290.CD-20-1092（2021）
10) Abascal F, et al：Nature, 593：405-410, doi:10.1038/s41586-021-03477-4（2021）
11) Bonilla X, et al：Nat Genet, 48：398-406, doi:10.1038/ng.3525（2016）
12) Pleasance ED, et al：Nature, 463：191-196, doi:10.1038/nature08658（2010）
13) Rabbie R, et al：J Pathol, 247：539-551, doi:10.1002/path.5213（2019）
14) Shain AH, et al：N Engl J Med, 373：1926-1936, doi:10.1056/NEJMoa1502583（2015）
15) Tang J, et al：Nature, 586：600-605, doi:10.1038/s41586-020-2785-8（2020）
16) Ishida Y, et al：Clin Cancer Res, 27：1756-1765, doi:10.1158/1078-0432.CCR-20-3205（2021）
17) Biggs PJ, et al：Nat Genet, 11：441-443, doi:10.1038/ng1295-441（1995）
18) Rashid M, et al：Nat Commun, 10：2213, doi:10.1038/s41467-019-09979-0（2019）
19) Hirano-Lotman Y, et al：Br J Dermatol：ljae448, doi:10.1093/bjd/ljae448（2024）
20) Choate KA, et al：Science, 330：94-97, doi:10.1126/science.1192280（2010）
21) Lai-Cheong JE, et al：Trends Mol Med, 17：140-148, doi:10.1016/j.molmed.2010.11.003（2011）
22) Ishida Y, et al：J Eur Acad Dermatol Venereol, 38：e285-e287, doi:10.1111/jdv.19595（2024）

＜著者プロフィール＞
石田雄大：2006年カリフォルニア大学デイビス校卒業（生化学・分子生物学），'10年北海道大学医学部医学科卒業，'20年京都大学大学院医学研究科博士課程修了．皮膚科専門医．'23年より英国Wellcome Sanger Instituteで研究に従事．皮膚がんや皮膚疾患におけるクローン進化の全容解明に取り組んでいる．

第2章 皮膚疾患とそのメカニズム

5. 重症薬疹における細胞死のメカニズム
—新規治療薬の開発をめざして

長谷川瑛人，阿部理一郎

> Stevens-Johnson症候群（Stevens-Johnson syndrome：SJS）/中毒性表皮壊死症（toxic epidermal necrolysis：TEN）は皮膚，粘膜の広範囲にびらんを形成することを特徴とする重症な薬疹である．皮膚や粘膜におけるびらんは表皮細胞の細胞死により生じる．近年この細胞死の機序についての研究が進んでいる．本稿ではSJS/TENにおける細胞死の機序についての知見を概説し，それに伴う治療法開発の展望について述べる．

はじめに

Stevens-Johnson症候群（Stevens-Johnson syndrome：SJS）/中毒性表皮壊死症（toxic epidermal necrolysis：TEN）は，発熱，広範囲の紅斑・びらん・水疱，粘膜疹を伴う重篤な疾患である[1]．SJS/TENは重症度の異なる，同一スペクトラムの疾患と考えられている．本邦における診断基準では，水疱・びらんなどの表皮剥離面積が体表の10％未満であればSJS，10％以上であればTENと診断される[2]．これらは稀な疾患ではあるが，その死亡率は非常に高い（SJS：4.1％，TEN：29.9％）[3]．

SJS/TENにおけるびらん・水疱や粘膜疹は，表皮細胞や粘膜上皮細胞の細胞死により形成されるため，この表皮細胞の細胞死がSJS/TENの病態において最も重要であると考えられる．この細胞死は，かつては細胞傷害性T細胞（cytotoxic T lymphocyte：CTL）によるアポトーシスと考えられてきた．しかし，近年アポトーシス以外のプログラムされた細胞死に関する研究が進むにつれ，SJS/TENでみられる細胞死は，アポ

[略語]

CTL：cytotoxic T lymphocyte
（細胞傷害性T細胞）
FasL：Fas ligand（Fasリガンド）
FPR1：formyl peptide receptor 1
IVIg：intravenous immunoglobulin
（免疫グロブリン大量静注療法）
MLKL：mixed lineage kinase domain-like protein
NETs：neutrophil extracellular traps
（好中球細胞外トラップ）

PBMC：peripheral blood mononuclear cell
（末梢血単核球）
RIP1：receptor-interacting protein 1
RIP3：receptor-interacting protein 3
SJS：Stevens-Johnson syndrome
（スティヴンス・ジョンソン症候群）
TEN：toxic epidermal necrolysis
（中毒性表皮壊死症）

Cell death mechanism in severe cutaneous drug reactions—Development of novel therapeutic agent
Akito Hasegawa/Riichiro Abe：Division of Dermatology, Niigata University Graduate School of Medical and Dental Sciences
（新潟大学大学院医歯学総合研究科分子細胞医学専攻細胞機能講座皮膚科学分野）

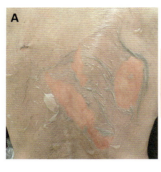
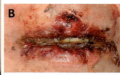

図1　TENの臨床像
A）体幹の広範囲にびらんを形成している．B）口唇の粘膜疹．

トーシス以外のプログラムされた細胞死も関与することがわかってきている．本稿では，SJS/TENでみられる細胞死の病態について解説し，病態の解明に伴う診断法や治療法の開発の展望を述べる．

1 SJS/TENの臨床

　SJS/TENの原因が薬剤である場合は，内服開始から1〜2週間以内に発症することが多い．疼痛を伴う紅斑，水疱，びらんが出現し，急速に全身に拡大する（**図1A**）．全身症状としては発熱，全身倦怠感などがみられる．SJS/TEN患者のほぼ全例で，皮膚粘膜移行部（眼，口唇，外陰部など）に重篤な粘膜病変がみられる（**図1B**）．特に眼には結膜充血，偽膜形成，眼表面上皮のびらんなどが認められ，治癒後に失明などの重篤な後遺症を残すことがある．頻度の高いSJS/TENの原因薬剤には，抗菌薬，アロプリノール，解熱鎮痛薬，抗てんかん薬などがある[3]．

2 SJS/TENにおける表皮細胞の細胞死

　SJS/TENは，病理組織学的に表皮の全層性壊死を特徴とする．この細胞死は，CTLにより誘導されるアポトーシスであると考えられてきた．以前は，細胞死はプログラムされた細胞死であるアポトーシスと，内部または外部のストレスに起因する，制御されない細胞死であるネクローシスの2種類であると考えられてきた．しかし現在は，ネクロプトーシスやパイロトーシスなど，アポトーシスとは異なるメカニズムで生じる，さまざまな種類のプログラムされた細胞死が存在することがわかってきている[4]．われわれは以前，SJS/TENにおいても，表皮細胞の細胞死にアポトーシスだけではなく，ネクロプトーシスという種類のプログラムされた細胞死もみられ，病態に深く関与していることを明らかにした[5]．

1）SJS/TENにおけるアポトーシス

　SJS/TENにおける表皮細胞のアポトーシスは，皮疹部に浸潤するCTLがperforin/granzyme B経路やFas-Fasリガンド（FasL）経路により，カスパーゼカスケードを誘導することで引き起こされる[1]．CTLやNK細胞は標的細胞上のFasに結合する，FasLを産生する．FasがFasLを認識すると，カスパーゼカスケードが活性化されることで，細胞はアポトーシスに陥る．通常の状態では，Fasは表皮細胞上に発現し，FasLは細胞内に存在する．FasLは自己崩壊する必要が生じた際に細胞表面に移行する．Viardらは，SJS/TENの表皮細胞上に，FasとそのリガンドであるFasLが発現していること，またTENにおいてFasLの可溶化タンパク質である可溶性FasLの血清濃度が上昇していることを報告した[6]．可溶性FasLは原因薬剤の刺激により，表皮細胞ではなく末梢血単核球（peripheral blood mononuclear cell：PBMC）から産生され，表皮細胞上のFasと結合することでアポトーシスを誘導する（**図2**）[7][8]．

　Fasを介するアポトーシスに，TNFαが関与していることも報告されている．TNFαはTEN患者の水疱内容液，皮疹部，血清中に高濃度で含まれている[9]．TNFαがケラチノサイトの誘導型一酸化窒素合成酵素の発現と活性を増加させ，表皮細胞のFasLの発現を亢進させ，アポトーシスを誘導している[10]．

　一方Nassifらは，perforin/granzyme B経路の重要性を指摘している[11][12]．CTLは標的細胞を認識すると，perforinとgranzyme Bを放出する[13]．Perforinは標的細胞に小孔を形成し，この小孔からgranzyme Bが細胞内に入る．細胞内に入ったgranzyme Bはカスパーゼカスケードを活性化することでアポトーシスを誘導する．

　2008年に，ChungらはSJS/TENにおけるgranulysinの細胞傷害性について報告した[14]．SJS/TENの

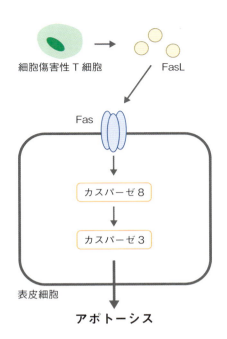

図2 Fas-FasL経路によるアポトーシスのメカニズム
原因薬剤の刺激により末梢血単核球から可溶性FasLが産生される．可溶性FasLは表皮細胞のFasと結合することで表皮細胞のアポトーシスを誘導する．

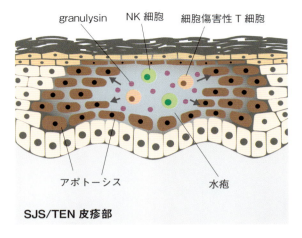

図3 Granulysinによる表皮細胞のアポトーシス
SJS/TEN皮疹部の水疱内に浸潤する細胞傷害性T細胞やNK細胞がgranulysinを産生する．Granulysinにより表皮細胞のアポトーシスが誘導される．

水疱内に含まれるCTLやNK細胞がgranulysinを産生しており，直接的な細胞間の相互作用を必要とせずにアポトーシスを誘導することができる（図3）．

近年，エクソソームとよばれる細胞外小胞の生体内での役割が注目されている．エクソソームは細胞から分泌される直径50〜150 nmの小胞で，内部にmiRNAやmRNA，タンパク質などを内包し，他の細胞へ情報伝達を行っている[15]．Chenらは，SJS/TEN患者の血漿中のエクソソームではmiRNAであるmiR-375-3pの発現が著明に上昇しており，miR-375-3pを介して表皮細胞におけるアポトーシス制御因子であるXIAPの発現を低下させることでアポトーシス誘導を促進していることを明らかにした[16]．

2）ネクロプトーシス ―細胞死機序の研究の進展

2014年にわれわれのグループは，SJS/TENにおける表皮細胞死はannexin A1とformyl peptide receptor 1（FPR1）[※1]の相互作用によるネクロプトーシスが関与していることを明らかにした[5]．ネクロプトーシスとはプログラムされた細胞死の一種で，形態的にはネクローシスと類似しており，周囲に細胞内容物を放出することで炎症を引き起こす[17]．一般的にネクロプトーシスは，TNF-αの刺激により開始される．TNFαの刺激により，receptor-interacting protein 1（RIP1）とreceptor-interacting protein 3（RIP3）がネクロソームとよばれる複合体を形成する．そこにネクロプトーシスの実行因子であるmixed lineage kinase domain-like protein（MLKL）が動員される．MLKLはネクロソーム上でリン酸化され，細胞膜を傷害することでネクロプトーシスを誘導する．

SJS/TENの病変部を解析すると，表皮細胞でFPR1の発現が亢進していた．原因薬剤により刺激された単球が放出するannexin A1が表皮細胞のFPR1に結合することで，表皮細胞内でネクロソームが形成され，ネクロプトーシスが起こる（図4）[5]．SJS/TENにおける表皮細胞のFPR1の発現は，好中球が好中球細胞外トラップ（NETs）を形成することで放出されるLL-37が，表皮細胞上のP2X7受容体に作用することで上昇する[18]．

> **※1 FPR1（formyl peptide receptor 1）**
> さまざまな細胞で発現をしている7回膜貫通型レセプター．特に好中球やマクロファージで強く発現しており，炎症部位への好中球遊走に関与している．

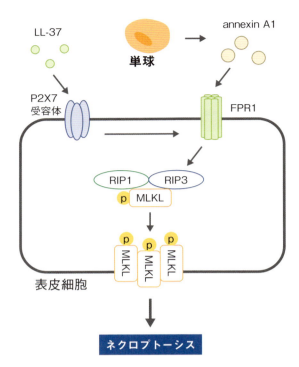

図4　SJS/TENにおける表皮細胞のネクロプトーシスのメカニズム
好中球が放出するLL-37が表皮細胞のP2X7受容体を刺激することでFPR1の発現が誘導される．単球が放出するannexin A1とFPR1の相互作用によりネクロプトーシスが誘導される．

薬疹治癒後患者のPBMCを免疫不全マウスに静注し，原因薬剤を投与すると，SJS/TENモデルマウスを作製することができる[19]．このSJS/TENモデルマウスにネクロプトーシス阻害剤を投与することで，SJS/TEN様の反応が抑制された．これらの結果から，ネクロプトーシスがSJS/TENの病態において重要な役割を果たしていることがわかる．また，われわれはネクロプトーシスを起こした表皮細胞が細胞外にRIP3を放出することを示し，SJS/TEN患者の血清RIP3が上昇していることを解明した[20]．SJS/TEN患者の血清RIP3は，多形紅斑や薬剤過敏症症候群など薬疹の他の病型よりも有意に高値であり，かつSJS/TENの重症度とも相関した．このことから，RIP3はSJS/TENの診断および重症度マーカーとして有用であると考えられる．

近年われわれは，SJS/TENにおける細胞死の詳細なシグナル経路について，培養細胞を用いた研究を進めている．不死化表皮細胞であるHaCaTへP2X7受容体のリガンドであるBz-ATPとFRP1のリガンドであるfMLPを加えることでネクロプトーシスではなくアポトーシスが誘導されることを示した[21]．われわれは以前，SJS/TENの表皮ではFPR1を介したネクロプトーシスが誘導されることを解明したが[5]，FPR1は表皮におけるアポトーシスにも関与している可能性があると考えられ，FPR1を介した細胞死の詳細な機序の解明は今後の課題である．

3 SJS/TENにおける細胞死機序の治療法開発への応用

現在SJS/TENの治療には副腎皮質ステロイドの全身投与や免疫グロブリン大量静注療法（IVIg），血漿交換療法などが行うが，いまだその致死率は高く[3]新規の治療法の開発は必須である．

SJS/TENの病態の中心は表皮や粘膜における細胞死であり，細胞死の抑制を目的とした治療が必要である．現行の治療では，IVIgはFas-FasL結合を阻害することでアポトーシスを阻害すると考えられている[6]．血漿交換療法ではTNFαやannexin A1などの細胞死を誘導するサイトカインを除去することで細胞死を抑制する．

本邦では保険適応はないが，世界的にはエタネルセプトやインフリキシマブなどのTNFα阻害剤がSJS/TENの治療に用いられ，その有効性が報告されている[22][23]．TNFαはSJS/TENにおいてアポトーシスを誘導しているため，TNFα阻害剤により表皮のアポトーシスを阻害できると考えられる．われわれは2021年10月より，ステロイド全身療法により効果の不十分であったSJS/TENを対象に，エタネルセプトの有効性と安全性を評価する多施設共同非盲検単群試験を行い，本邦における薬事承認をめざしている．

またわれわれを含む国際共同グループは，TEN患者の皮膚組織から空間プロテオミクスを用いて，TENの皮疹部ではJAK/STAT系[※2]が亢進していることを明

> **※2　JAK/STAT系**
> 細胞内で炎症や細胞増殖，分化などに関する情報を伝達する役割を担っている．JAK/STAT系を阻害するJAK阻害剤は，現在すでにアトピー性皮膚炎や関節リウマチなど，さまざまな疾患に使用されている．

らかにした[24]．上述した，免疫不全マウスにSJS/TEN治癒後患者のPBMCを投与し，原因薬剤を内服させることで結膜炎を生じさせるSJS/TENモデルマウスに対し，JAK阻害剤であるバリシチニブを投与したところ，モデルマウスのTEN様の結膜炎症状が抑制された．SJS/TENモデルマウスの結膜ではTUNEL陽性の細胞死が観察されるが，バリシチニブを投与されたモデルマウスの結膜では，TUNEL陽性細胞もみられなくなった．このことより，JAK/STAT系はSJS/TENにおける細胞死に関与しており，JAK/STAT経路の阻害により細胞死が抑制されたと考えられる．実際に7名のTEN患者にJAK阻害剤を投与したところ，良好な成績を得た．

　ネクロプトーシスもSJS/TENの新規の治療ターゲットとして期待される．ネクロプトーシスは虚血性脳障害や自己免疫疾患，悪性腫瘍の病態にかかわることが知られており，ネクロプトーシスの阻害がこれらの疾患の治療法として期待されている[25]．現時点ではネクロプトーシスをターゲットとした抗体は開発されていないが，annexin A1やFPR1への抗体療法がSJS/TENの治療法として有用である可能性があり，今後の研究の進展が期待される．

おわりに

　SJS/TENの病態にはいまだに不明な点が多いが，細胞死におけるネクロプトーシスの関与やJAK/STAT系の関与など，新たな病態の解明も進んでいる．SJS/TENは致死率の高い重篤な疾患であるが，病態解明が進むことで疾患特異性の高い有効な治療の開発が可能になる．今後，病態解明をさらに進めるとともに，TNFα阻害剤やJAK阻害剤，FPR1阻害剤など新規の治療薬開発を行い，SJS/TENの予後改善が期待される．

文献

1 ）Hasegawa A & Abe R：F1000Res, 9：F1000 Faculty Rev-612, doi:10.12688/f1000research.24748.1（2020）
2 ）重症多形滲出性紅斑ガイドライン作成委員会：日皮会誌，126：1637-1685, doi:10.14924/dermatol.126.1637（2016）
3 ）Sunaga Y, et al：J Dermatol Sci, 107：75-81, doi:10.1016/j.jdermsci.2022.07.004（2022）
4 ）D'Arcy MS：Cell Biol Int, 43：582-592, doi:10.1002/cbin.11137（2019）
5 ）Saito N, et al：Sci Transl Med, 6：245ra95, doi:10.1126/scitranslmed.3008227（2014）
6 ）Viard I, et al：Science, 282：490-493, doi:10.1126/science.282.5388.490（1998）
7 ）Abe R：J Dermatol Sci, 52：151-159, doi:10.1016/j.jdermsci.2008.06.003（2008）
8 ）Abe R, et al：Am J Pathol, 162：1515-1520, doi:10.1016/S0002-9440(10)64284-8（2003）
9 ）Nassif A, et al：J Invest Dermatol, 123：850-855, doi:10.1111/j.0022-202X.2004.23439.x（2004）
10）Viard-Leveugle I, et al：J Invest Dermatol, 133：489-498, doi:10.1038/jid.2012.330（2013）
11）Nassif A, et al：J Invest Dermatol, 118：728-733, doi:10.1046/j.1523-1747.2002.01622.x（2002）
12）Nassif A, et al：J Allergy Clin Immunol, 114：1209-1215, doi:10.1016/j.jaci.2004.07.047（2004）
13）Elmore S：Toxicol Pathol, 35：495-516, doi:10.1080/01926230701320337（2007）
14）Chung WH, et al：Nat Med, 14：1343-1350, doi:10.1038/nm.1884（2008）
15）Zhang Y, et al：Cell Biosci, 9：19, doi:10.1186/s13578-019-0282-2（2019）
16）Zhang C, et al：Sci Transl Med, 12：eaaw6142, doi:10.1126/scitranslmed.aaw6142（2020）
17）Linkermann A & Green DR：N Engl J Med, 370：455-465, doi:10.1056/NEJMra1310050（2014）
18）Kinoshita M, et al：Sci Transl Med, 13：eaax2398, doi:10.1126/scitranslmed.aax2398（2021）
19）Saito N, et al：J Allergy Clin Immunol, 131：434-41.e1, doi:10.1016/j.jaci.2012.09.014（2013）
20）Hasegawa A, et al：J Allergy Clin Immunol Pract, 8：1768-1771.e7, doi:10.1016/j.jaip.2020.01.006（2020）
21）Nishiguchi T, et al：J Dermatol Sci, 116：90-99, doi:10.1016/j.jdermsci.2024.10.001（2024）
22）Wang CW, et al：J Clin Invest, 128：985-996, doi:10.1172/JCI93349（2018）
23）Gaitanis G, et al：Dermatology, 224：134-139, doi:10.1159/000338202（2012）
24）Nordmann TM, et al：Nature, 635：1001-1009, doi:10.1038/s41586-024-08061-0（2024）
25）Liu Y, et al：Int J Mol Med, 44：771-786, doi:10.3892/ijmm.2019.4244（2019）

＜筆頭著者プロフィール＞
長谷川瑛人：2012年，新潟大学医学部卒業．'14年新潟大学皮膚科入局．'17年4月新潟大学大学院博士課程入学，'20年9月同課程修了．同年10月より新潟大学皮膚科助教．SJS/TENなどの重症薬疹に関する研究を行っている．特に表皮細胞の細胞死のメカニズムについての研究を精力的に進めている．近年は細胞死機序に基づいた診断バイオマーカーの開発や新規治療薬の開発を行っている．

第2章　皮膚疾患とそのメカニズム

6. 自己炎症症候群のメカニズム

松田智子，植木瑶子，神戸直智

> 自己炎症症候群は，自然免疫にかかわる遺伝子異常を背景に，外的病原因子なしに全身性の炎症を引き起こす疾患群として提唱された．しかし，自己成分の処理不全が誘発する炎症性疾患も内包することで，IL-1β過剰産生をきたすインフラマソーム関連疾患に注目が集まっていた自己炎症症候群も，今日ではⅠ型IFN過剰産生疾患等へと疾患概念が拡大し，次々と新しい疾患が報告されている．本稿を通じて，ヒトの免疫機構を理解するうえでのモデル疾患としての有用性と魅力を感じていただければ幸いである．

はじめに

自己炎症症候群（autoinflammatory syndrome）は，自然免疫系にかかわる遺伝子の変異を背景とし，周期的な発熱を特徴とする全身性の炎症性疾患群である．この疾患概念は，1999年にKastnerらがTNF受容体関連周期性症候群（TNF receptor-associated periodic syndrome：TRAPS）を報告した際に提唱されたものである[1]．その際，1997年に原因遺伝子としてMEFV/pyrinが同定された家族性地中海熱（familial Mediterranean fever：FMF）や，オランダとフランスの家系で周期熱を引き起こす疾患として報告されていた高IgD症候群（hyper IgD and periodic fever syndrome：HIDS）も，自己炎症症候群に含まれる疾患として位置づけられた．

［略語］

CAPS：cryopyrin-associated periodic syndrome（クリオピリン関連周期熱症候群）
CARD：caspase-activating and recruitment domain（CARD領域）
DAMPs：damage-associated molecular patterns
DIRA：deficiency of IL-1 receptor antagonist（IL-1受容体拮抗分子欠損症）
FMF：familial Mediterranean fever（家族性地中海熱）
GSDMD：gasdermin D
HIDS：hyper IgD and periodic fever syndrome（高IgD症候群）

IL-1R：IL-1 receptor（IL-1受容体）
LPS：lipopolysaccharide（リポ多糖）
LRR：leucine rich repeat
NOD：nucleotide-binding oligomerization domain（NOD領域）
PAMPs：pathogen-associated molecular patterns
PYD：pyrin domain（PYD領域）
ROS：reactive oxygen species（活性酸素種）
TLR：Toll-like receptor（トール様受容体）
TRAPS：TNF receptor-associated periodic syndrome（TNF受容体関連周期性症候群）

The mechanism of autoinflammatory syndromes
Tomoko Matsuda[1] /Yoko Ueki[1] /Naotomo Kambe[1] [2]：Department of Dermatology, Kyoto University Graduate School of Medicine[1] /Center for Allergy, Kyoto University Hospital[2]（京都大学大学院医学研究科皮膚科学[1] /京都大学医学部附属病院アレルギーセンター[2]）

自己抗体や自己反応性T細胞の存在から獲得免疫の関与が推定される自己免疫疾患に対し，自己炎症症候群は自然免疫の異常が中心となる疾患群として提唱された．しかし，自己の変性したタンパク質や核酸を認識して炎症が誘発される状況や自然免疫系が獲得免疫系を誘導するメカニズムが解明されていくなかで，遺伝子解析技術の進歩もあり，新たな疾患の責任遺伝子が次々と同定され自己炎症症候群の概念は広がりを見せている．当初はIL-1βが関与するインフラマソーム関連疾患のみが自己炎症症候群として捉えられていたが，今日ではIFNの過剰産生を病態とする疾患群にむしろ注目が集まっている[2]．また，発症に至る分子メカニズムを根拠としてIL-1やJAKを標的とした分子標的薬が治療に用いられ，目覚ましい治療効果をあげている．このような背景のなかで，自己免疫類縁疾患に分類されていた成人Still病やBehçet病などの疾患も，現在ではその病態から広義の自己炎症症候群と捉えられるようになっている．

本稿では，遺伝子変異を背景とする狭義の自己炎症症候群のなかから，自己炎症症候群を代表する疾患としてクリオピリン関連周期熱症候群（cryopyrin-associated periodic syndrome：CAPS）を取り上げつつ，CAPSとの比較を通じて他の疾患についても触れる．ヒトの免疫機構を理解するうえでのモデル疾患としての自己炎症症候群の有用性と魅力を感じていただければ幸いである．

1 インフラマソームと自己炎症症候群

プログラムされた細胞死であるアポトーシス（apoptosis）に関与する一群のカスパーゼ（caspase）のなかで，カスパーゼ1は起炎性サイトカインであるIL-1βの活性化にかかわる．アポトーシスの際に形成されるタンパク質複合体であるアポトソーム（apoptosome）をモデルとして，カスパーゼ1によるIL-1βの活性化機構として提唱されたのがインフラマソーム（inflammasome）である．アポトソームでは，放出されたシトクロムcを認識するApaf-1が，そのcaspase-activating and recruitment domain（CARD領域）を介してカスパーゼ9前駆体と会合し，7回対称軸を有する車輪型構造を形成することでカスパーゼ9の活性化が引き起こさ

れる．一方，インフラマソームでは，パターン認識受容体として作用するNLR遺伝子[※1]群が，pyrin domain（PYD領域）とCARD領域を有するアダプター分子であるASC/Pycardを介してカスパーゼ1前駆体と会合し，同様に巨大なタンパク質複合体を形成する．その結果，カスパーゼ1の活性化が引き起こされる（**図1**）．

インフラマソームを構成するNLR遺伝子群として最初に報告されたのはNLRP1である[3]．他には，細胞内寄生細菌であるサルモネラ菌の鞭毛構成タンパク質フラジェリンを認識するNLRC4や，核酸受容体であるAIM2も知られている．また，当初はインフラマソームを競合的に阻害することで炎症の調整に関与すると考えられていたMEFV/pyrinも，現在ではセンサー分子として直接インフラマソームを構成することが報告されており，特にこの分子は，黒死病として人類を脅かしてきたペスト（*Yersinia pestis*）を認識し，炎症を引き起こす経路に関与していることが注目されている[4]．

最も解析が進んでいるNLR遺伝子は，CAPSの原因として知られるNLRP3であろう[5]．NLRP3は細胞内で働くパターン認識受容体の1つとして，尿酸結晶，変性アミロイドタンパク質，インフルエンザ由来の核酸，ワクチン接種時に使用されるアジュバントなど，さまざまなpathogen-associated molecular patterns（PAMPs）やdamage-associated molecular patterns（DAMPs）によって活性化される．しかし，なぜこの1つの分子がこれほど多様な物質によって活性化されるのか，その機序は依然として解明されていない．なお，これらの物質が同定される以前には，CAPSにおける遺伝子変異を用いてNLRP3の活性化機構が研究されていた点は，自己炎症症候群のモデル疾患としての有用性の証左の1つである．

CAPSにおいて同定されるNLRP3の疾患関連変異は，例外的に一部がleucine rich repeat（LRR）領域に認められるものの，通常は自己重合化にかかわる中央部のnucleotide-binding oligomerization domain

---

※1 NLR遺伝子

TLR（Toll-like receptor）にちなんで名づけられたが，正式にはNOD-like receptorではなく，NACHT-LRR-containing．NACHTはNOD領域とほぼ同義だが，ATP加水分解に関与する構造を有する分子群から命名されており，LRRはリガンド認識を担う．

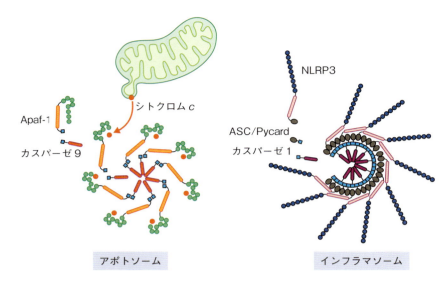

図1 アポトソーム（apoptosome）とインフラマソーム（inflammasome）

アポトソームでは，ミトコンドリアから放出されたシトクロム c を認識して Apaf-1 が重合化し，その CARD 領域を介してカスパーゼ 9 前駆体が近傍へと引き寄せられる結果，カスパーゼ 9 の活性化が引き起こされる．インフラマソームでは，NLR 遺伝子群（ここでは，NLRP3 を例として図示）が，PYD 領域と CARD 領域を有する ASC/Pycard を介してカスパーゼ 1 前駆体と会合して近傍へと引き寄せ，カスパーゼ 1 の活性化が引き起こされる．BioRender を用いて作成．

（NOD 領域）に認められる．CAPS は遺伝子型（genotype）と表現型（phenotype）が非常によく相関する疾患である[6]．CAPS における最も軽症な表現型は，全身の寒冷曝露に引き続いて発熱や関節痛を伴う蕁麻疹様紅斑が出現するという臨床症状を呈するが，寒冷曝露が炎症の引き金となる分子機構は解明されていない．また，LRR 領域に変異を認める一部の CAPS 症例では，発熱などの急性炎症所見は認められるものの，蕁麻疹様紅斑を伴わない例が報告されている．このことは，NLRP3 遺伝子の活性化を端緒とする CAPS の臨床症状であるが，皮疹の誘発と急性炎症の惹起が異なる機構を介している可能性を示唆しており，興味深い．

CAPS で認められる p.R260W 変異は，別の自己炎症症候群である Blau 症候群[7]でみられる NOD2 遺伝子上の p.R334W 変異と NOD 領域上で同一の位置に相当する（図2）．NLRP3 では N 末端のシグナル伝達ドメインが PYD 領域であるのに対し，NOD2 では2つの CARD 領域をもつため，アミノ酸の位置が異なる形で表記される．しかし，蕁麻疹様皮疹を特徴とする CAPS と，肉芽腫を特徴とする Blau 症候群が，NLRP3 と NOD2 という2つの遺伝子の機能獲得型変異を共有する点は興味深い[8]．なお，Blau 症候群においては，CAPS で観察さ

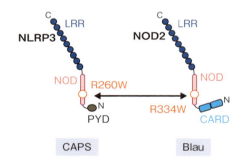

図2 CAPS 患者で同定される NLRP3 変異と Blau 症候群での NOD2 変異

NLRP3 では N 末端のシグナル伝達ドメインが PYD 領域であるのに対し，NOD2 では2つの CARD 領域をもつため，アミノ酸の位置が異なる形で表記されるが，CAPS 患者で同定される p.R260W 変異と Blau 症候群で同定される p.R334W 変異は，NOD 領域内では同じ位置に相当する．BioRender を用いて作成．

れるような遺伝子型と表現型の明確な相関はみられない[9]．これは，CAPS が急性炎症として蕁麻疹様紅斑や発熱を特徴とする一方，Blau 症候群では肉芽腫という炎症の終焉を観察しているためである可能性がある．

起炎性サイトカインである IL-1β は多層的に制御されている[10]．まず，IL-1β の産生と活性化は2段階で行

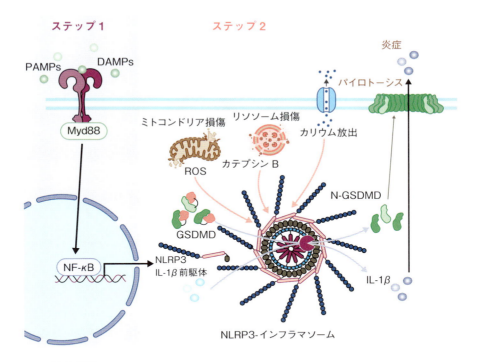

図3　NLRP3の活性化機構
ステップ1では，PAMPsやDAMPsがTLRを介してシグナルを細胞内に伝達し，NF-κBを介した転写が亢進し，NLRP3とIL-1β前駆体が産生される．ステップ2ではインフラマソームを活性化するシグナルが加わり，ROSの発生，リソソームの分解，カリウムの細胞外放出を伴ってカスパーゼ1前駆体が活性化される．その結果，活性化したカスパーゼ1がIL-1β前駆体を切断し，生物学的に活性なIL-1βが生成される．このようにして活性化されたIL-1βは，プログラム化されたネクローシス様の細胞死であるパイロトーシス（pyroptosis）の誘導によって細胞外へと放出され，炎症が惹起される．BioRenderを用いて作成．

われる（図3）．ステップ1では，単球やマクロファージなどのIL-1β産生能をもつ細胞が，例えばPAMPsの1つであるリポ多糖（lipopolysaccharide：LPS）の刺激を受けると，トール様受容体（Toll-like receptor：TLR）を介してシグナルが細胞内に伝達され，NF-κBを介した転写が亢進し，NLRP3とIL-1β前駆体が産生される[11)12)]．次に，ステップ2ではインフラマソームを活性化するシグナルが加わり，活性酸素種（reactive oxygen species：ROS）の発生，リソソームの分解，カリウムの細胞外放出を伴ってカスパーゼ1前駆体が活性化される．その結果，活性化したカスパーゼ1がIL-1β前駆体を切断し，生物学的に活性なIL-1βが生成される[13)]．なお，カスパーゼ1はIL-1βの活性化だけでなくIL-18の活性化にも関与する．しかし，NLRC4インフラマソームの活性化によって発症するNLRC4異常症では患者の血清IL-18値が著しく高値となるのに対し，

NLRP3インフラマソームの恒常活性化によって臨床症状を呈するCAPSではIL-18の上昇が観察されない．この理由も現在のところ不明である．

活性化されたIL-1βがどのように細胞外へ放出されるかは，長らく謎とされてきた．しかし，CAPSの変異体を導入した細胞では，現在ではパイロトーシス（pyroptosis）[※2]と総称されるネクローシス様細胞死が誘導されることが知られている．この現象は，CAPS患者から同定された未知のNLRP3変異の疾患関連性を検証するための実験系としても研究室内で活用されている．NLRP3の活性化に伴って誘導されるネクローシ

※2　パイロトーシス（pyroptosis）

パイロトーシスは炎症性カスパーゼにより引き起こされる炎症反応を伴う細胞死である．細胞膜の孔形成により内容物が放出され，炎症を促進する．アポトーシスと異なり免疫応答を誘導するのが特徴である．

ス様細胞死の機序として，活性化したカスパーゼ1が
ガスデルミンD（GSDMD）を切断し，切断された
GSDMDのN末端断片が多量体化して細胞膜に大きな
孔を形成することで細胞が破裂することがわかってい
る[14]．さらに興味深いことに，一つひとつの細胞に着
目して解析を行うと，同一の処理をしてもネクローシ
ス様細胞死が誘導されるタイミングは細胞ごとに異な
ることが観察されている．また，IL-1βはこの細胞破
裂に伴い細胞外へ放出される[15]．

　このようにして放出されたIL-1βは，IL-1受容体
（IL-1 receptor：IL-1R）と結合する際，内因性の拮抗
物質であるIL-1Rアンタゴニスト（IL-1Ra）と競合す
ることで調整される．このIL-1RaをコードするIL1RN
遺伝子の変異によって発症する自己炎症症候群が，
IL-1R拮抗分子欠損症（deficiency of IL-1 receptor
antagonist：DIRA）である[16]．DIRAは，CAPSに類似
した骨病変や発熱などの炎症症状を呈するが，皮膚病
変はCAPSとは異なり，無菌性膿疱や落屑を伴う皮膚
炎が特徴である．この差異には，IL-1RaがIL-1βだけ
でなく，表皮細胞から大量に産生されるIL-1αをも拮
抗する作用を有することが関与している可能性がある．

　IL-1RはTLRと細胞内ドメインを共有しており，TIR
ドメインに会合するMyd88を介して細胞内シグナルを
伝達する．そのため，活性化されたIL-1βがIL-1Rと
結合すると，NF-κBの転写が亢進し，さらなるIL-1β
前駆体の産生を誘導する．このオートクライン的機序
は炎症の増強に大きく寄与している．一方，CAPSを
代表とする自己炎症症候群の治療に現在用いられてい
るIL-1阻害薬は，リコンビナントIL-1Ra（アナキン
ラ）であれ抗IL-1βモノクローナル抗体（カナキヌマ
ブ）であれ，いずれもIL-1βとその受容体との結合を
阻害する薬剤である．しかしながら，これらの薬剤は
IL-1βとIL-1Rの結合を直接的に阻害することで，
オートクライン的機序によるさらなるIL-1β産生を抑
制することになる．結果として，これらの薬剤は他の
炎症性サイトカインをターゲットとする治療薬に比べ
て，炎症抑制効果が顕著である可能性が示唆される．

おわりに

　自己炎症症候群は，遺伝子改変マウスによる研究で

免疫分子の機能が明らかにされてきたように，ヒトに
おける免疫機構の解明において重要なモデル疾患であ
る．本稿では，スペースの都合上触れられなかったが，
患者検体やiPS細胞を用いたin vitroモデルで疾患表現
型を再現する試みを通じて，ヒト免疫系の理解に貢献
しているものの，以前として患者が示す臨床症状の機
構がすべて明らかになっているわけではない．希少疾
患ではあるが，自己炎症症候群の研究に興味をもつ研
究者が増えることを期待したい．

文献

1）McDermott MF, et al：Cell, 97：133-144, doi:10.1016/
s0092-8674(00)80721-7（1999）
2）Kretschmer S & Lee-Kirsch MA：Curr Opin Immunol,
49：96-102, doi:10.1016/j.coi.2017.09.003（2017）
3）Martinon F, et al：Mol Cell, 10：417-426, doi:10.1016/
s1097-2765(02)00599-3（2002）
4）Park YH, et al：Nat Immunol, 21：857-867, doi:10.1038/
s41590-020-0705-6（2020）
5）Putnam CD, et al：Immunol Rev, 322：259-282, doi:10.
1111/imr.13292（2024）
6）Saito M, et al：Arthritis Rheum, 52：3579-3585, doi:10.
1002/art.21404（2005）
7）Blau EB：J Pediatr, 107：689-693, doi:10.1016/s0022-
3476(85)80394-2（1985）
8）Matsuda T, et al：Front Immunol, 13：895765, doi:10.3389/
fimmu.2022.895765（2022）
9）Matsuda T, et al：Ann Rheum Dis, 79：1492-1499,
doi:10.1136/annrheumdis-2020-217320（2020）
10）Matsuda T, et al：Allergol Int, 72：385-393, doi:10.1016/
j.alit.2023.02.005（2023）
11）He Y, et al：Trends Biochem Sci, 41：1012-1021, doi:10.
1016/j.tibs.2016.09.002（2016）
12）Jo EK, et al：Cell Mol Immunol, 13：148-159, doi:10.1038/
cmi.2015.95（2016）
13）Kayagaki N, et al：Nature, 526：666-671, doi:10.1038/
nature15541（2015）
14）He WT, et al：Cell Res, 25：1285-1298, doi:10.1038/
cr.2015.139（2015）
15）Russo HM, et al：J Immunol, 197：1353-1367, doi:10.4049/
jimmunol.1600699（2016）
16）Aksentijevich I, et al：N Engl J Med, 360：2426-2437,
doi:10.1056/NEJMoa0807865（2009）

<筆頭著者プロフィール>

松田智子：2014年，奈良県立医科大学卒業，'14～'16年まで
市立ひらかた病院で研修，'16年より関西医科大学皮膚科学講
座，'23年より京都大学大学院医学研究科皮膚科学にて研究
員．皮膚科入局後にBlau症候群の診療に携わって以来興味を
もち，Blau症候群の全国調査やアプリを用いたQOL調査な
ど，主に自己炎症症候群のフィールドで研究に従事している．

第3章 皮膚幹細胞と再生・老化

1. 表皮幹細胞ダイナミクスから紐解く皮膚再生と老化

佐田亜衣子

> 世界規模で急速に高齢化が進むなか，加齢関連疾患の原因究明と克服は大きな課題となっている．皮膚は，外部刺激や異物の侵入から体内を保護するとともに，生体と外部とのインターフェイスとして機能する．近年，臓器の加齢性機能低下の一因として，分化細胞の供給源である幹細胞の老化（ステムセルエイジング）が提唱されている．皮膚においても，加齢に伴い，幹細胞機能や組織再生能は低下し，がん発症のリスクは増加する．本稿では，皮膚のターンオーバーと修復を支える表皮幹細胞の加齢変容について，最新の知見を交えて概説する．

はじめに

　皮膚は，光老化などの外的要因と，分裂ストレスなどの内的要因により老化が進行し，外観や形態的変化として表出する．皮膚の老化は，表皮の厚さの減少，表皮-真皮接合部の平坦化，創傷治癒の遅延，バリア機能の低下，がんのリスク増加など，組織学的および機能的な変化として特徴づけられる．しかし，細胞や分子レベルで皮膚老化の決定的な要因が何であるのかは解明されていない．

　組織幹細胞は，組織の恒常性維持と損傷修復に働き，生涯にわたって自己複製と分化を行う細胞として定義される．一方，加齢に伴い組織幹細胞の数や機能が低下する現象（ステムセルエイジング[※1]）も報告され，そのメカニズムの解明が進みつつある[1]．加齢とともに生じる脱毛や白髪，バリア機能低下，創傷治癒の遅延が皮膚幹細胞の老化に起因するのであれば，幹細胞が制御されるしくみを理解することで，皮膚の健康を長期にわたって維持する鍵となるかもしれない．本稿では，最近の研究でわかってきた皮膚における幹細胞システムの成り立ちとその加齢変容について概説したい．

[略語]
LRC：label-retaining cell（ラベル保持細胞）
TA cell：transit-amplifying cell
（一過性増殖細胞）

※1　ステムセルエイジング

加齢に伴い，組織幹細胞の増殖低下・停止，早発分化，細胞死の増加，がん化，ニッチへの応答性の変化等が，単独，あるいは複合的に起こり，組織の機能不全や疾患発症の一因となるとする説．

Skin stem cell dynamics in homeostasis and aging
Aiko Sada：Medical Institute of Bioregulation（MIB），Kyushu University（九州大学生体防御医学研究所）

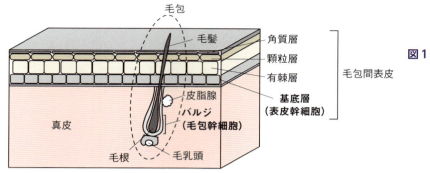

図1 皮膚組織の構造
皮膚は，外胚葉由来の表皮と，中胚葉性の結合組織である真皮から主に構成される．表皮は，毛包間表皮と付属器（毛包，皮脂腺等）に分けられ，それぞれが固有の幹細胞集団によって維持されている．

1 皮膚の恒常性維持と再生を支える幹細胞システム

　皮膚は多層構造をとり，表面から表皮，真皮，皮下組織とよばれる（**図1**）．皮膚の表面に位置する0.2 mm程度の薄皮である表皮はヒトにおいては数カ月，マウスにおいては数日〜数週間程度で新陳代謝をくり返す．表皮は4層からなり，表皮幹細胞を含む増殖細胞は最深部の基底層に位置する．表皮と真皮の境界部に位置する基底膜は，細胞外マトリクスに富み，幹細胞の維持や運命決定に必須な微小環境を提供する．表皮の基底細胞は，上層へ移行するとともに増殖能を失い，分化を開始する．分化へと進んだ細胞は，有棘層，顆粒層，角質層を経て，皮膚の表層から剥がれ落ちる．表皮分化の最終段階で，細胞は核やミトコンドリアなどの細胞小器官を失い，扁平な死んだ状態の細胞が重なり合うことで角層バリアを形成する．このように，古くなった細胞は垢となって組織から失われるが，表皮幹細胞によって新しい細胞が常に産生されることで組織の恒常性が維持される．

　皮膚には，毛包，皮脂腺，汗腺といった付属器が備わり，固有の機能を果たす．毛周期に応じた毛の周期的な生え変わりは，皮膚のバルジ領域に存在する毛包幹細胞によって支えられる．毛包間表皮と毛包の幹細胞は，恒常状態では互いに独立して働くが，傷害やストレスに応答し，異なる系統に分化する可塑性を有している．毛包，表皮の異なる幹細胞集団は，スーパーエンハンサーや異なるヒストン修飾等によって規定され，皮膚の損傷や腫瘍化によって起こる幹細胞の可塑性の発揮や破綻が，スーパーエンハンサーの書き換えによって起こるといった分子メカニズムの一端も近年

の研究から明らかにされつつある[2]．加齢によって，毛包幹細胞から表皮系譜への異所的分化や移動，幹細胞の枯渇が起こり，脱毛や白髪の原因となることも報告されている[3]〜[6]．

　皮膚は再生能力の高い臓器の1つとしても知られ，軽微な傷であれば自然に治癒する．このような自己再生能の高さから，表皮幹細胞を体外に取り出して培養し，培養表皮シートとして移植する移植医療が古くから発展し，再生医療※2の先駆けとして発展してきた．2017年には，遺伝性難病である表皮水疱症患者に対し，遺伝子導入幹細胞を含む表皮シートを移植することで，全身の約8割以上の組織再生に成功したことが報告された[7]．しかしながら，皮膚の再生医療の多くは表皮組織の再生にとどまり，多様かつ複雑な皮膚の機能や三次元構造を完全に再生することはいまだ困難である．

2 皮膚幹細胞の分裂不均一性

　組織幹細胞は，細胞分裂頻度を低く抑えることで，DNA損傷や遺伝子変異，テロメア短縮等の影響を最小限にし，老化やがん化を防ぐと考えられてきた．低頻度分裂な組織幹細胞では一般に代謝状態が低く抑えられており，特殊なニッチ環境におかれることで，長期的な内的・外的ストレスから保護されている[8]．しかし，低頻度分裂な性質が，組織幹細胞の能力を長期的に維持し，幹細胞の老化を遅らせるメカニズムとして

> **※2　再生医療**
> 細胞や細胞外マトリクスなどの生体材料を用い，組織の損傷等を人工的に再生させることを目的とした医学と工学の融合分野．次世代の医療として注目されている．

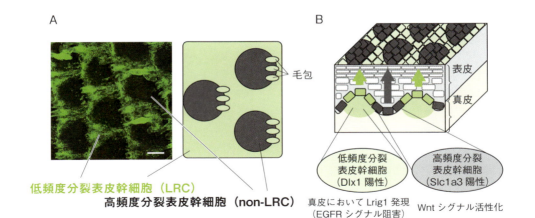

図2 分裂頻度の異なる表皮幹細胞集団の局在
A）マウス表皮のホールマウント染色像を基底層側から見たもの．緑は低頻度分裂な表皮幹細胞，黒は高頻度分裂な表皮幹細胞の領域をH2B-GFPレポーターマウスによって可視化した．スケールバーは200μm．文献17より引用．
B）分裂頻度の異なる表皮幹細胞集団の領域化とその制御因子を模式図として示した．表皮の下に位置する真皮が幹細胞の不均一なパターンを誘導するニッチ因子の1つとして働く．

機能しているかどうかは不明である．

1980年代，皮膚組織において分裂頻度の遅い細胞集団が，ラベル保持細胞（LRC）としてバルジ領域で同定され，これらが毛包幹細胞としての性質をもつ集団であることが示された[9]〜[11]．2004年には，Fuchs，Tumbarらによって開発されたH2B-GFPマウスの系を用いることで，低頻度分裂細胞を蛍光標識することが可能となり[12]，毛包幹細胞に関する細胞・分子レベルでの理解は，ここ10〜20年の間に飛躍的に進んだ．

毛包における幹細胞システムは，階層的幹細胞／前駆細胞モデルによく当てはまる．このモデルにおいて，低頻度分裂細胞が長期的な幹細胞として細胞系譜（ヒエラルキー）の頂点に位置し，活発に分裂する前駆細胞を生み出すことが提唱されている．毛包幹細胞は毛周期に応じて活性化されるが，これには毛包周囲の真皮や毛乳頭，脂肪細胞など環境からのシグナルと，毛包幹細胞における自律的因子（エピゲノムや転写因子等）が協調して働くことが重要である．マウス毛包では，バルジに位置する毛包幹細胞の分裂頻度は毛周期1回につき1〜5回程度，生涯を通じての平均分裂回数が100回以下と推定され[13]，毛包幹細胞が低分裂状態に保たれていることは，長期的な幹細胞機能の維持に重要であると考えられている[14]〜[16]．

毛包間表皮は，再生医療の観点から臨床研究が発展してきた一方で幹細胞システムの基礎的理解が遅れていた．筆者らは，H2B-GFPシステムを用い，マウスの背部と尾部において，分裂頻度に約3倍の違いがある低頻度分裂細胞（LRC）と高頻度分裂細胞（non-LRC）が，皮膚の別々の場所に大きなクラスターをつくり，規則的に局在することを発見した[17]（図2）．低頻度分裂細胞（LRC）のマーカーとしてDlx1[※3]，高頻度分裂細胞（non-LRC）のマーカーとしてSlc1a3[※4]を同定し，どちらの集団も，長期的な幹細胞能力を保持することを示した．分裂頻度の異なる2種類の幹細胞集団は，恒常状態では独立して働くが，損傷修復過程では，両方の幹細胞がさかんに増殖するとともに，互いの領域への移動が観察された．興味深いことに，損傷後3カ月が経過すると，2種類の表皮幹細胞とその子孫細胞は，恒常時と同様に元の領域で観察された．このこ

※3 Dlx1
分裂頻度の低い表皮幹細胞のマーカーとしてトランスクリプトーム解析により同定した遺伝子．Dlxファミリーに属する転写因子．

※4 Slc1a3
分裂頻度の高い表皮幹細胞のマーカーとしてトランスクリプトーム解析により同定した遺伝子．グルタミン酸トランスポーターとして働き，幹細胞やがん細胞の代謝制御に重要な機能をもつ．

とは，分裂頻度の低い表皮幹細胞と高い表皮幹細胞は，何かしら内在的な違いをもち，異所的な場所では長期的に維持されないことを示唆する．さらに，マウスとヒト皮膚における幹細胞システムとの相同性についてもシングルセル解析などによって理解が進みつつある[18）19)]．

表皮幹細胞の下には真皮の線維芽細胞が位置し，表皮‐真皮間のシグナルを通じて，表皮幹細胞の空間的な局在を制御している．表皮幹細胞の増殖に働くニッチシグナルの1つであるEGFRの負の制御因子Lrig1は，低頻度分裂領域において生後初期に発現が開始し，表皮幹細胞の直下で不均一なパターンを形成する[20)]（**図2B**）．また古典的Wntシグナルは，高頻度分裂な表皮幹細胞において活性化し，表皮幹細胞の分裂不均一性の制御に働く可能性が示唆されている[20)]．

3 加齢に伴う皮膚幹細胞の変容

表皮幹細胞は，分裂頻度の違いにより老化のスピードが異なるのかという疑問に答えるため，筆者らは，マウスの平均寿命である2年間にわたる細胞系譜解析を行った．その結果，加齢とともに分裂頻度の高いSlc1a3陽性の表皮幹細胞のクローンが徐々に失われ，表皮幹細胞の集団としてのバランスが乱れていくことを見出した[21)]．このような幹細胞レベルでの変化と一致して，分裂頻度の異なる表皮幹細胞集団がつくり出す組織の領域化パターンが乱れていることがわかった．さらにRNAシークエンス解析によって，若齢の表皮幹細胞では抑制されている表皮幹細胞分化や毛包形成にかかわる遺伝子群の発現が，高齢の表皮幹細胞では亢進し，逆に幹細胞性にかかわる遺伝子の発現が低下していた．すなわち，老化した表皮幹細胞，特に高頻度分裂な集団においてステムネスの維持にかかわる遺伝子シグネチャを喪失している可能性が示唆された[21)]．

次に，加齢に伴い発現が変化する遺伝子群のなかから皮膚における機能が未知であった細胞外マトリクスfibulin-7に着目した．皮膚においてfibulin-7は基底膜に局在し，加齢とともに発現が減少する．Fibulin-7を欠損したマウスでは，分裂頻度の高い表皮幹細胞クローンの減少が促進するとともに，創傷治癒が遅延するなど，皮膚老化様の表現型を示すことがわかった．

さらに，表皮幹細胞の初代培養細胞を用い，fibulin-7の全長またはコイルドコイルドメインを欠損した変異体を過剰発現させ機能獲得実験を行ったところ，fibulin-7を過剰発現した表皮幹細胞は未分化かつ低分裂状態で維持されること，増殖の制御はfibulin-7のN末端，分化の制御はC末端のドメインに依存していることが明らかになった[21)]．

Fibulin-7は，fibulinファミリーに属し，C末端に保存されたfibulinドメインを，N末端にヘパリン結合能を有するコイルドコイルドメインをもつ[22)]．Fibulin-7の生化学的な機能を明らかにするために，fibulin-7と結合するタンパク質をアフィニティークロマトグラフィーと質量分析により同定したところ，基底膜構造タンパク質，増殖調整因子，マトリセルラータンパク質，マトリクス分解酵素が含まれていた．Fibulin-7は，C末端のドメインを介して基底膜構造タンパク質であるCollagen IVなどと相互作用を示し，fibulin-7欠損マウスでは基底膜の不規則な肥厚パターンや発現異常が生じた．以上より，fibulin-7は細胞外マトリクスタンパク質との物理的な相互作用を通じて，表皮幹細胞の微小環境を維持し，幹細胞を分裂や炎症ストレスから保護する機能をもつ「抗老化マトリクス」として働く可能性が示唆された[21)]（**図3**）．

おわりに

皮膚は，外的・内的ストレスを常に受けながらも，柔軟に応答し，組織を回復する力をもつレジリエンスの高い臓器の1つであるが，加齢とともに徐々にその能力を喪失していく．また細胞外マトリクスの加齢変化に加え，炎症やニッチ環境の変化は皮膚幹細胞の性質を低下させることも報告され，さらなるメカニズムの解明が待たれる[23）〜25)]．皮膚レジリエンスを維持する中心的なプレーヤーである"ステムセル"の視点から老化現象を捉え直すことで，皮膚科学，老化研究における新しい知見の創出につながるかもしれない．皮膚幹細胞の制御メカニズムの解明は，幹細胞異常を起因とする加齢性疾患や再生医療上の課題を解決する糸口となることが期待される．

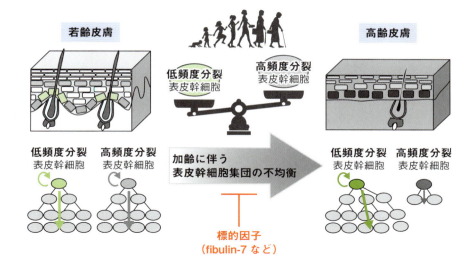

図3　加齢に伴う表皮幹細胞変容
若齢皮膚においては，不均一な表皮幹細胞集団が組織の恒常性を維持するが，加齢によってこの幹細胞集団に不均衡が生じ，高頻度分裂な幹細胞集団が喪失する．加齢に伴い表皮幹細胞集団のアンバランスが起こる現象を分子レベルで理解することで，新たなストラテジーにもとづく老化の理解と克服へとつなげる．

文献

1) Brunet A, et al：Nat Rev Mol Cell Biol, 24：45-62, doi:10.1038/s41580-022-00510-w（2023）
2) Ge Y, et al：Cell, 169：636-650.e14, doi:10.1016/j.cell.2017.03.042（2017）
3) Matsumura H, et al：Science, 351：aad4395, doi:10.1126/science.aad4395（2016）
4) Zhang C, et al：Nat Aging, 1：889-903, doi:10.1038/s43587-021-00103-w（2021）
5) Inomata K, et al：Cell, 137：1088-1099, doi:10.1016/j.cell.2009.03.037（2009）
6) Liu N, et al：Nature, 568：344-350, doi:10.1038/s41586-019-1085-7（2019）
7) Hirsch T, et al：Nature, 551：327-332, doi:10.1038/nature24487（2017）
8) Tümpel S & Rudolph KL：Trends Cell Biol, 29：672-685, doi:10.1016/j.tcb.2019.05.002（2019）
9) Bickenbach JR：J Dent Res, 60 Spec No C：1611-1620, doi:10.1177/002203458106000311011（1981）
10) Cotsarelis G, et al：Cell, 61：1329-1337, doi:10.1016/0092-8674(90)90696-c（1990）
11) Blanpain C, et al：Cell, 118：635-648, doi:10.1016/j.cell.2004.08.012（2004）
12) Tumbar T, et al：Science, 303：359-363, doi:10.1126/science.1092436（2004）
13) Waghmare SK, et al：EMBO J, 27：1309-1320, doi:10.1038/emboj.2008.72（2008）
14) Keyes BE, et al：Proc Natl Acad Sci U S A, 110：E4950-E4959, doi:10.1073/pnas.1320301110（2013）
15) Lay K, et al：Proc Natl Acad Sci U S A, 113：E1506-E1515, doi:10.1073/pnas.1601569113（2016）
16) Wang L, et al：Science, 351：613-617, doi:10.1126/science.aad5440（2016）
17) Sada A, et al：Nat Cell Biol, 18：619-631, doi:10.1038/ncb3359（2016）
18) Wang S, et al：Nat Commun, 11：4239, doi:10.1038/s41467-020-18075-7（2020）
19) Ghuwalewala S, et al：EMBO J, 41：e110488, doi:10.15252/embj.2021110488（2022）
20) Gomez C, et al：Stem Cell Reports, 1：19-27, doi:10.1016/j.stemcr.2013.04.001（2013）
21) Raja E, et al：EMBO Rep, 23：e55478, doi:10.15252/embr.202255478（2022）
22) de Vega S, et al：J Biol Chem, 282：30878-30888, doi:10.1074/jbc.M705847200（2007）
23) Doles J, et al：Genes Dev, 26：2144-2153, doi:10.1101/gad.192294.112（2012）
24) Seldin L & Macara IG：Dev Cell, 55：558-573.e6, doi:10.1016/j.devcel.2020.09.021（2020）
25) Ge Y, et al：Proc Natl Acad Sci U S A, 117：5339-5350, doi:10.1073/pnas.1901720117（2020）

＜著者プロフィール＞
佐田亜衣子：2011年総合研究大学院大学遺伝学専攻修了，博士（理学）取得．'11～'16年米国コーネル大学博士研究員，'16～'19年筑波大学生存ダイナミクス研究センター助教．'19年10月より熊本大学国際先端医学研究機構にて独立．'23年7月より現職．HFSP長期フェロー，令和元年度熊本大学女性研究者賞，令和3年度科学技術分野の文部科学大臣表彰 若手科学者賞受賞．

第3章　皮膚幹細胞と再生・老化

2. 皮膚老化と血管

一條　遼，豊島文子

> 老化はあらゆる臓器において機能低下を引き起こす．若齢期には組織の変異は通常すみやかに修復されるが，加齢に伴って変異が蓄積されることにより，組織の機能低下が誘導される．皮膚では加齢により，組織の菲薄化，弾力性の低下，バリア機能の低下などが起きる．これらの原因に関しては，これまで多くの報告がなされている．近年，一細胞解析技術の発展により，皮膚を構成する細胞の細胞間コミュニケーションが詳細に解析可能となってきた．その過程で，皮膚老化の一因として血管が重要であることが明らかとなってきた．本稿では最新の知見をもとに皮膚老化と血管の関係性について紹介する．

はじめに

　老化は組織の機能低下を引き起こす．そのメカニズムは組織特有なもの，複数の組織で共通するメカニズムなどさまざまである．加齢による細胞数の減少は組織の菲薄化に直結する．組織は加齢とともに硬化し，場合によっては線維化が進行する．各組織の加齢による菲薄化，線維化は典型的な老化の表現型となっている．皮膚も例外ではなく，加齢に伴い菲薄化，線維化が起き，硬化する．その他にも皮膚の加齢現象としては毛髪の減少，色素沈着，しわ，たるみの形成などが

ある．皮膚老化の因子は多岐にわたる．紫外線によるダメージの蓄積，外的ストレス，生活習慣などは代表例である．

　皮膚は表皮，真皮，皮下組織の三層構造から成り立っている．血管は主に真皮層と皮下組織に分布しており，栄養供給や老廃物の排出，温度調節など多岐にわたる機能を担っている[1]．また，血管内皮細胞は皮膚の恒常性維持に必要な成長因子やサイトカインの分泌に寄与しており，炎症反応や創傷治癒においても重要な役割を果たす[2]〜[4]．よって，皮膚組織の加齢現象と血管との関係性については重要であると考えられる

［略語］
ECM：extracellular matrix（細胞外マトリクス）
MMP：matrix metalloproteinases
NF-κB：nuclear factor kappa B
Ptx3：Pentraxin 3
ROS：reactive oxygen species（活性酸素種）

scRNA seq：single cell RNA sequencing
SIRT1：Sirtuin1
TSP-1：Thrombospondin-1
VEGF：vascular endothelial growth factor
（血管内皮増殖因子）

Skin and vascular ageing
Ryo Ichijo[1] /Fumiko Toyoshima[2]：Department of Biosystems Science, Institute for Life and Medical Sciences, Kyoto University[1] /Department of Homeostatic Medicine, Medical Research Laboratory, Institute of Integrated Research, Institute of Science Tokyo[2]（京都大学医生物学研究所生命システム研究部門組織恒常性システム分野[1] /東京科学大学総合研究院難治疾患研究所恒常性医学分野[2]）

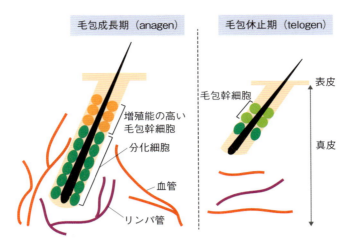

図1 毛包成長期，休止期における血管は増加し配向性が変化する
毛包成長期（anagen）において真皮における血管は増加し，血管は垂直方向に延びる形となる．毛包休止期（telogen）には元の水平方向の配向に戻る．

が，両者の関連についての研究はこれまで進展していなかった．近年のscRNA seq[※1]や顕微鏡技術の開発に代表される技術革新により，多角的な角度からの老化研究が可能となってきた．本稿では，最新技術で明らかとなった皮膚老化と血管の関連性について紹介する．

1 皮膚と血管

皮膚表皮には毛包と毛包間表皮が存在する．それぞれに幹細胞が存在し，毛包幹細胞，毛包間表皮幹細胞が表皮の恒常性に重要である[5)～7)]．毛包は表皮から真皮に向かって下方に突出する皮膚付属器である．よって，真皮に存在する血管と密なコミュニケーションが可能である．Vasculature niche（血管系ニッチ）は造血幹細胞，神経幹細胞，筋細胞などの組織幹細胞と相互作用が研究され，幹細胞プールの恒常性と維持に重要であることが示されてきた[8)～10)]．さらに，幹細胞が隣接する内皮細胞を誘導し，周囲に血管系ニッチを形成し，幹細胞の恒常性を維持，創傷治癒の促進を可能とすることも報告されている[11)]．皮膚に存在する毛包幹細胞と血管系ニッチに関しては近年研究が進展

してきている分野である．毛包には周期性（毛周期）がある[12)]．成長期（anagen）には毛包幹細胞が増殖と分化をくり返すことで毛包が伸長する．退行期（catagen）にはアポトーシスにより細胞が減少することで毛包が縮小する．休止期（telogen）には細胞周期が遅くなり，静止状態となる．そして，再度，成長期にエントリーすることを定常状態でくり返している．成長期において，皮膚では血管新生が誘導され，それにより酸素と栄養を基質前駆細胞（matrix progenitor cells）に供給することで毛幹の成長を促進する[13)]．退行期では，毛包の退縮とともに周囲の血管が崩壊する．この血管の変化は，毛包ケラチノサイトにおけるVEGFの抑制およびTSP-1の発現上昇によることが報告されている[14) 15)]．成長期に毛包幹細胞が活性化すると，皮下組織で通常は水平に配置され，毛芽に集約されている血管が分散し，真皮内の毛包，表皮に向けて垂直に配置される[16)]．退行期になると血管は元の水辺配置に戻り，毛芽下に密な血管構造をとる．この密な構造の形成にはRunx1が重要であることが報告されている[16)]．以上のように，血管と毛周期は密接にリンクしている（図1）．

> **※1 scRNA seq**
> single cell RNA sequencing. 近年，急速に発展しつつある一細胞レベルで遺伝子発現を観察可能な技術．

2 血管の老化

心血管系および脳血管系の疾患は，日本における高

齢者の上位に位置する死因である。世界保健機関（WHO）の発表によると2000〜2019年の「世界の死因トップ10」は1位「虚血性心疾患」，2位「脳卒中」であった。今後もこの傾向は続くと予想されており，加齢に伴う血管系の疾患研究に取り組むことはきわめて重要である。加齢に関連した心血管系および脳血管系疾患の多くは動脈機能の変化によって悪化するため，動脈老化の基礎にあるメカニズムを解明することが重要である。加齢によって誘発される微小循環の機能的・構造的変化は，血管性認知障害，アルツハイマー病，サルコペニア，腎臓疾患，眼疾患など，さまざまな加齢関連疾患の病因に関与している。例えば，心臓において血管の老化は動脈壁の弾性を低下させ，動脈硬化を進行させる。その結果，血管抵抗が増加し，心臓は血液を送り出すためにより大きな負荷を受ける。これは左心室肥大や心筋のリモデリングを誘導する[17]。血管内皮の老化により一酸化窒素（NO）生成が低下すると，血管が適切に拡張しなくなる。この機能不全の進行により，冠動脈疾患のリスクが高まり，心臓の酸素供給が不足する可能性がある。さらに血管の硬化は血圧の上昇を引き起こす。特に収縮期血圧が高くなる。高血圧は心臓に慢性的な負担をかけ，心不全やその他の心疾患につながる可能性があるため避けるべきリスクとなっている。

慢性的な低度の炎症が加齢過程の特徴であるということはよく知られている[18]。加齢に伴う炎症の活性化は，アテローム形成や動脈瘤形成から微小血管機能障害，血液脳関門障害，アルツハイマー病態に至るまで，大血管・微小血管病態において重要な役割を果たしている。これまでの研究で，高齢マウスや霊長類では，炎症性サイトカイン（IL-6，TNF-αなど），ケモカイン，その他の炎症性メディエーターの誘導など，血管内皮細胞や平滑筋細胞の遺伝子発現プロファイルに炎症性変化がみられることが示されている。その結果，血管壁における炎症性微小環境は，血管機能障害を促進し，細胞代謝を障害することでアポトーシスを増加させ，血管疾患の発症に寄与する[19]。

加齢に伴う血管炎症のメカニズムは多面的である。加齢に伴う血管壁におけるROS[※2]の増加と炎症の活性化には重要なクロストークが存在する。ROSは，NF-κB等の炎症性シグナル経路を活性化するシグナル伝達分子として作用し，血管内皮の活性化と炎症性パラクリンメディエーターの発現を制御してアテローム形成を促進する。老化した内皮細胞や平滑筋細胞ではNF-κBの活性化が認められ，血管系におけるNF-κBの選択的阻害は，血流調節を改善し，全身性炎症を減少させ，有益な代謝効果を生み出すことで，健康寿命を延伸することが可能である[20]。また，TNF-αによるNADPHオキシダーゼの活性化等，炎症メディエーターによる細胞酸化ストレスの誘導も報告されている[21]。よって，血管における酸化ストレスの制御は抗老化作用をもつと考えられる。SIRT1は強力な抗炎症作用を発揮し，SIRT1活性の低下は加齢に伴う血管炎症の一因となる可能性が報告されている[22]。SIRT1の活性剤は老化したマウスの血管炎症を抑制することが示されており，抗老化薬のターゲットとして有用である可能性がある。

加齢によるECMの減少は組織老化に大きな影響を与える。内皮下基底膜，内膜，中膜，外膜，間質マトリクスは血管組織の質量の半分以上を占める。これらの加齢によるECMの減少は，血管系の恒常性低下に影響を及ぼす。加齢に伴い，ECMの生合成を制御する成長因子の発現が変化し，多くのECM成分の合成が低下するため，血管壁の弾力性と回復力が低下する。加齢に関連したECMの変化は，血管のメカノトランスダクションを変化させ，血管の力学的環境の変化に対する細胞の応答を阻害している可能性がある[23]。さらに，加齢と細胞老化は血管内皮細胞や平滑筋細胞の分泌表現型を変化させ，MMP分泌を増加させる。このことは，ROSの上昇によって誘導されるMMP活性化の増加とともに，血管系の構造変容を引き起こし，高血圧のような病的リモデリングを誘導する。その結果，脳微小出血の発症を含む動脈瘤形成や血管破裂の可能性を増大させる。以上のように血管の老化はさまざまな臓器に影響を及ぼす（**図2**）。

※2　ROS

活性酸素種。過剰な活性酸素種の生成は酸化ストレスを誘導することで，細胞老化を引き起こす。よって，ROSは老化やがんなどのさまざまな疾病の原因となる。

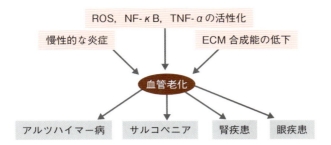

図2　血管老化の原因と血管老化が組織に与える影響
慢性的な炎症，ROS，NF-κB，TNF-αの活性化，ECM合成能の低下は血管老化の一因となる．これらの要因によって誘導される血管老化は続いて，アルツハイマー病，サルコペニア，腎疾患，眼疾患を引き起こす．

3 皮膚老化における血管の重要性

　皮膚血管系は，酸素と栄養を供給する一方，毛細血管網は組織内で，これらの成分の拡散領域を決定している．よって，老化による血管の減少は皮膚恒常性の低下を直接的に誘導する．皮膚老化に関しては，光老化による研究が多く，社会的関心も高い．しかし，光老化と血管の機能低下を直接的につなぐ因果関係は明らかとなっていない．近年，力学的刺激に対して細胞がいかに応答するかに着目した分野である「メカノバイオロジー」に関する研究がさかんになってきており，メカノバイオロジーと老化の関係も徐々に明らかとなりつつある[24]．

　皮膚は加齢により硬化する．しかし，その詳しいメカニズムは未解明であった．われわれは，若齢，高齢マウスの皮膚を用いてRNA sequencingを実施し，Gene Ontology解析すると，高齢マウスの皮膚表皮でカルシウムに関する遺伝子群が増加することを見出した．二光子顕微鏡により，マウスを用いた in vivo カルシウムイメージングを行うとカルシウムの長期流入が起きていることがわかった．そこで，機械刺激に対して応答するカルシウムチャネルとして知られるPiezo1に着目した．その結果，高齢マウスではPiezo1の過剰な活性により，カルシウムの長期流入が表皮基底細胞で起きていることがわかった．マウス表皮基底細胞では老化に伴って，collagen XVIIの発現低下，早期分化が観察される．さらに，若齢マウスでは表皮基底細胞は基底膜に対して平行に分裂するが，老化すると基底膜に対して垂直方向の分裂が増加することが知られている．これらの老化に伴って観察される表皮基底細胞の表現型が，表皮基底細胞特異的にPiezo1をノックアウトした高齢マウスではレスキューされる．さらに，scRNA seqとノックアウトマウスを用いた実験から，加齢によって線維芽細胞がPtx3を分泌し，それにより血管減少が誘導されることがわかった．さらに，加齢に伴い真皮線維芽細胞でPtx3の発現が上昇することが，血管の減少と真皮の硬化を誘導し，Piezo1を介したカルシウムの長期流入による表皮幹細胞の加齢変容を誘発するという新たな皮膚老化機構が明らかとなった（**図3**）[25]．今後，血管やメカノバイオロジーに着目した老化研究の発展が期待される．

おわりに

　ここまで皮膚老化と血管の関係性について論じてきたが，この分野は発展途上の分野である．今後，anti-aging drugの開発において，血管に着目することは重要となってくる可能性がある．皮膚だけでなく，他臓器でも血管の減少により機能の低下が誘導されるため，血管の重要性はきわめて高く，今後も注目され続ける分野である．顕微鏡技術の発展により，in vivo レベルで詳細なcell-cell communicationを観察可能となってきている点も，皮膚と血管の老化を議論するうえで重要となると考えられる．近年発展してきた老化細胞に細胞死を誘導することで治療標的とするsenolysisを血管系に適用することで，革新的なanti-aging drug開発がなされる可能性がある．

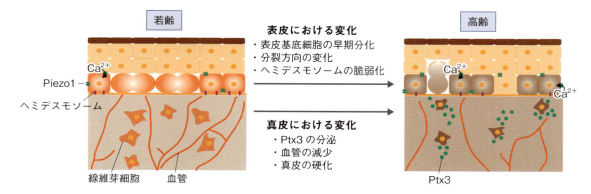

図3 加齢に伴う力学的変化に着目した皮膚老化メカニズム
加齢により，線維芽細胞はPtx3を分泌する．これにより血管が減少し，真皮が硬化する．それを感知した表皮基底細胞においてPiezo1を介した過剰なCa^{2+}の流入が起きる．これにより，表皮基底細胞の早期分化，分裂方向の変化，ヘミデスモソームの脆弱化（collagen XVIIの発現低下）が起きる．

文献

1) Li KN & Tumbar T：EMBO J, 40：e107135, doi:10.15252/embj.2020107135（2021）
2) Huggenberger R & Detmar M：J Investig Dermatol Symp Proc, 15：24-32, doi:10.1038/jidsymp.2011.5（2011）
3) DiPietro LA：J Leukoc Biol, 100：979-984, doi:10.1189/jlb.4MR0316-102R（2016）
4) Ichijo R, et al：Sci Adv, 7：eabd2575, doi:10.1126/sciadv.abd2575（2021）
5) Blanpain C & Fuchs E：Annu Rev Cell Dev Biol, 22：339-373, doi:10.1146/annurev.cellbio.22.010305.104357（2006）
6) Sada A, et al：Nat Cell Biol, 18：619-631, doi:10.1038/ncb3359（2016）
7) Ichijo R, et al：Nat Commun, 8：508, doi:10.1038/s41467-017-00433-7（2017）
8) Bautch VL：Nat Med, 17：1437-1443, doi:10.1038/nm.2539（2011）
9) Tavazoie M, et al：Cell Stem Cell, 3：279-288, doi:10.1016/j.stem.2008.07.025（2008）
10) Verma M, et al：Cell Stem Cell, 23：530-543.e9, doi:10.1016/j.stem.2018.09.007（2018）
11) Butler JM, et al：Nat Rev Cancer, 10：138-146, doi:10.1038/nrc2791（2010）
12) Alonso L & Fuchs E：J Cell Sci, 119：391-393, doi:10.1242/jcs.02793（2006）
13) Mecklenburg L, et al：J Invest Dermatol, 114：909-916, doi:10.1046/j.1523-1747.2000.00954.x（2000）
14) Yano K, et al：J Invest Dermatol, 120：14-19, doi:10.1046/j.1523-1747.2003.12045.x（2003）
15) Xiao Y, et al：J Invest Dermatol, 133：2324-2331, doi:10.1038/jid.2013.167（2013）
16) Li KN, et al：Elife, 8：e45977, doi:10.7554/eLife.45977（2019）
17) Heusch G：Circ Res, 118：1643-1658, doi:10.1161/CIRCRESAHA.116.308640（2016）
18) Furman D, et al：Nat Med, 25：1822-1832, doi:10.1038/s41591-019-0675-0（2019）
19) Seals DR, et al：Clin Sci (Lond), 120：357-375, doi:10.1042/CS20100476（2011）
20) Csiszar A, et al：J Appl Physiol (1985), 105：1333-1341, doi:10.1152/japplphysiol.90470.2008（2008）
21) Frey RS, et al：Circ Res, 90：1012-1019, doi:10.1161/01.res.0000017631.28815.8e（2002）
22) Kitada M, et al：Aging (Albany NY), 8：2290-2307, doi:10.18632/aging.101068（2016）
23) Foote K, et al：Cardiovasc Res：cvae091, doi:10.1093/cvr/cvae091（2024）
24) Phillip JM, et al：Annu Rev Biomed Eng, 17：113-141, doi:10.1146/annurev-bioeng-071114-040829（2015）
25) Ichijo R, et al：Nat Aging, 2：592-600, doi:10.1038/s43587-022-00244-6（2022）

＜筆頭著者プロフィール＞
一條 遼：2017年京都大学大学院生命科学研究科博士課程卒業．その後，京都大学ウイルス・再生医科学研究所，Helmholtz Zentrum München，京都大学医生物学研究所にて組織老化，再生医療の研究に従事．現在は老化研究を中心に組織恒常性の破綻メカニズム，がん，線維化に関する研究を行っている．

第3章　皮膚幹細胞と再生・老化

3. 皮膚老化とケラチノサイト

長谷川達也，中溝　聡，椛島健治

> 皮膚は，環境と身体の境界線としての独自の機能も果たし，さまざまな環境要因に日々曝されており，特に，紫外線によって皮膚の老化も加速される．最表面である表皮は，加齢や紫外線などの環境要因による影響を受けやすく，機能低下が私たちの生活や健康に大きく影響しうるため，老化機構の理解が重要である．本稿では，表皮の細胞を多面的かつ包括的に理解する視点で表皮の老化を眺めつつ，なかでもケラチノサイトに焦点を当てて紹介する．

はじめに

2050年には世界の人口の20％以上が60歳以上になり，2015年から2050年にかけて，世界の60歳以上の人口比率は12％から22％へとほぼ倍増すると予測されている[1]．高齢化の進行は国の人口構成と構造に多大な変化をもたらし，その度合いに応じて社会保障や経済成長などについて対策を講じる必要性があるだけでなく，高齢化の進行は，加齢に伴い，筋力・認知機能・免疫機能のような生理機能が低下する（いわゆる老化）[2]．また，加齢に伴って生活習慣病などの加齢関連疾患，認知症やがんを発症・進展することが知られているので，公衆衛生の観点からも世界的な課題であると考えられる．

［略語］
AGEs：advanced glycation end products
KLF6：Krüppel-like transcription factor 6
MHC：major histocompatibility complex
　　　（主要組織適合性複合体）

皮膚も例外ではなく，加齢の影響が外観の変化として現れやすいだけではなく，免疫系の機能低下や皮膚がんの多発傾向が高齢者に多くみられる．また，皮膚は，他の臓器と比べて環境と身体の境界線としての独自の機能も果たし，そのため，日々，さまざまな環境要因（紫外線，大気汚染，乾燥，アレルゲン，病原微生物など）に晒されており，特に，紫外線によって皮膚の老化も加速される．なかでも，皮膚の最表面に位置する表皮は，加齢や環境要因による影響を受けやすく，機能が低下することが知られている．表皮機能の低下は私たちの生活や健康に大きく関与するため，表皮老化の理解はきわめて重要である．

1 加齢に伴う表皮の変化・老化

加齢した表皮は，薬物透過性の変化，刺激性接触皮膚炎に対する感受性の増加，しばしば乾皮症を示すことから，表皮バリア機能の低下が示唆されている．実際，老齢皮膚では，若齢皮膚と比べて急性のバリア機

Keratinocytes in skin aging
Tatsuya Hasegawa[1] /Satoshi Nakamizo[2] /Kenji Kabashima[2] : Shiseido Global Innovation Center[1] /Department of Dermatology, Kyoto University Graduate School of Medicine[2] （資生堂グローバルイノベーションセンター[1] /京都大学大学院医学研究科皮膚科学講座[2]）

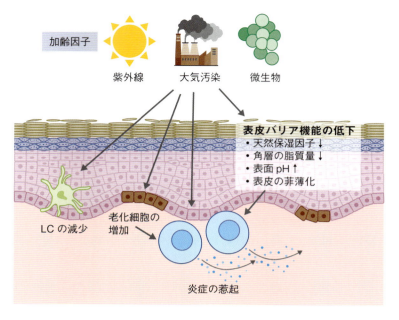

図1 加齢に伴う表皮の変化
加齢に伴い，皮膚の最表面に位置する表皮では，バリア機能の低下，表皮の菲薄化，ランゲルハンス細胞の減少，炎症の惹起，老化細胞の蓄積などが引き起こされる．また，環境要因として，紫外線，大気汚染などが表皮の恒常性維持の破綻を加速させる．

能破壊刺激に対して，透過性バリアの機能回復が遅延する[3]．最表面である表皮の角層では脂質の量が合成能の低下に起因し減少することや[3)4)]，皮膚の表面のpHは加齢に伴い酸性状態が損なわれ，pHが上昇すること[5]などが表皮バリア機能の低下の要因である．

これらの加齢に伴う変化は，表皮を構成するケラチノサイトに主に起因している．加齢に伴う表皮バリア機能の低下は，皮膚局所の炎症状態を惹起するだけでなく，全身の炎症状態にもつながることが示唆されている[6)7)]．このように，環境と身体を隔てる生体の最前線としての皮膚の重要性が再認識されつつある．

一方で，細胞老化として，生物を構成する細胞もまた老化することが知られ，近年，加齢に伴い生体内に蓄積する老化細胞※1が，慢性炎症を惹起し，組織や臓器の機能を低下させ，老化や加齢関連病態に関与して

いることが明らかになってきている[8]．実際に，加齢に伴い老齢の表皮でも老化細胞が蓄積していることと同時に表皮の菲薄化を伴う表皮の老化が観察され[9]，ケラチノサイトを含む表皮細胞の老化が表皮機能の破綻を誘導する可能性が示唆される．

さらに，表皮にはランゲルハンス細胞やメラノサイトなど，免疫や色素形成にかかわる細胞も存在し，加齢によりそれらの細胞も質的・量的変化を起こすことで，皮膚恒常性の破綻につながる．マクロファージの一種であるランゲルハンス細胞は，環境と身体の境界線で，見張り役として，異物の認識および獲得免疫の始動に重要な身体の最表面にいる免疫細胞であるが，加齢に伴い数が減少することから，皮膚の免疫老化を助長すると考えられる[10)11)]．また，メラニン色素を供給するメラノサイトも，加齢に伴い，老化したメラノサイトが表皮に蓄積し，周囲のケラチノサイトに影響を及ぼし，表皮の老化が進行する可能性も示唆されている[12]．このように，表皮を構成する細胞は，加齢に伴い質・量的に低下し，表皮および皮膚の恒常性維持に障害が生じる（図1）．

※1 老化細胞
DNA損傷，酸化ストレス，エピジェネティクス異常といったさまざまなストレスで生成され，異常細胞の過増殖を防ぐがん抑制機構として不可逆的に細胞増殖は停止する一方で細胞死に抵抗を示すことで，加齢に伴い生体内で蓄積される．

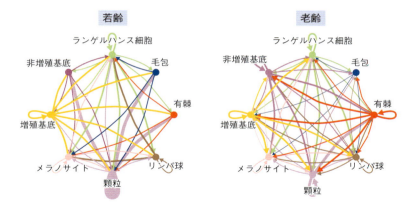

図2 老齢の増殖ケラチノサイトにおいて，細胞間コミュニケーションが減少している可能性
表皮の層別解析および細胞間の相互解析により，基底層に局在する増殖するケラチノサイトと有棘層のケラチノサイトにおいて，加齢に伴う細胞間の相互頻度が減少している可能性を見出した．

こうした多種多様な細胞の老化変化を，ミクロからマクロまで多階層的に捉えるため，近年はシングルセル解析やマルチオミクス解析※2を用いた網羅的研究がさかんになっている．本稿では，それらの知見を踏まえ，特にケラチノサイトに焦点を当てて表皮老化を概説する．

2 皮膚老化とケラチノサイト

筆者らは，露光部のヒト皮膚検体を用いて，表皮を採取し，シングルセルRNA-seq解析した結果，ケラチノサイト，メラノサイト，ランゲルハンス細胞，T細胞の集団を同定した．若齢と老齢で比較すると，細胞構成は加齢で大きな変化はなかったが，炎症に関係する遺伝子（*CD55*, *RORA*, *MIF*, *SERPINB3*）の発現が老齢表皮で上昇し，一方で，酸化ストレスにかかわる*TXNIP*は老齢の表皮で減少するなどの加齢変化を確認した[13]．また，表皮の層別解析では，老齢表皮では，毛包間表皮のケラチノサイトにおいて，加齢に伴う遺伝子変化が大きいことを明らかにした．さらに，細胞間の相互解析についても解析を深めた結果，基底層に局在する増殖するケラチノサイトと有棘層のケラチノサイトにおいて，加齢に伴う細胞間の相互頻度が減少する可能性も見出した（図2）．

これらの結果は，表皮老化がまず毛包間ケラチノサイトにおいて顕著化し，メラノサイトや免疫細胞への影響は相対的に小さいことを示唆しており，表皮老化を包括的に理解するうえで重要な基盤といえる．

また，露光部での加齢変化を考えるうえで，年齢と紫外線曝露量を考慮する必要もある．紫外線の影響を検討するため同一人由来の上腕と臀部の皮膚を用いたシングルセルRNA-seq解析において，未分化ケラチノサイトは紫外線に対してより感受性が高いことが報告されており[14]，表皮の増殖ケラチノサイトが光老化を考えるうえで重要な細胞集団であることが確かめられた．さらに，露光部の老齢皮膚を用いた超ディープシークエンス解析により，生理学的に正常な皮膚においても，表皮細胞の4分の1以上に扁平上皮がんを引き起こす可能性のある遺伝子に突然変異を多く有しながらも表皮の生理的機能が維持されているという興味深い所見も得られている[15]．

一方，加齢に伴う表皮の慢性炎症状態の進行が皮膚老化を促進することもわかっており，ケラチノサイトでは転写因子 Krüppel-like transcription factor 6（KLF6）の遺伝子発現低下が，加齢に伴うケラチノサイトの増殖能の低下や細胞老化，そして表皮の慢性炎症に寄与することがシングルセルRNA-seq解析を通

> **※2 マルチオミクス解析**
> 生命現象の包括的な理解や疾患の発症機序の解明を目的に，トランスクリプトミクス，プロテオミクス，メタボロミクスなどのデータを統合し，生体内のさまざまな物質を網羅的に解析する手法．

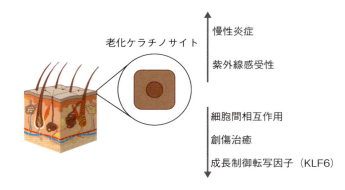

図3 シングルセル解析を通じて明らかになった表皮ケラチノサイトの加齢変化
増殖ケラチノサイトは，加齢に伴い，細胞間相互頻度の減少，紫外線に対する感受性亢進，転写因子KLF6の発現低下やp63などの転写因子のクロマチン領域などの変化が観察され，表皮の老化に関与している可能性がある．

じて明らかになっている[16]（図3）．

マウスの皮膚を用いたシングルセル ATAC-seq 解析によるケラチノサイトのエピジェネティックな特徴についての加齢変化も報告されている[17]．p63，p73，GATA3，JUN に関するクロマチン領域，転写活性の変化が老齢のケラチノサイトで観察されており，ケラチノサイトのアイデンティティ，発生，炎症にかかわる転写領域であることからも，ヒトとマウスの種を超えて scRNA-seq の解析報告とも一部共通し連動する結果となっており，クロマチン構造と転写レベルでのゲノム，エピゲノム両方から老化を理解することの重要性が示唆される（図3）．

タンパク質レベルでの解析においても，老齢のケラチノサイトは若齢のケラチノサイトと比べて，多くのタンパク質の発現が変化しており，老齢のケラチノサイトでは，細胞外マトリクス，創傷治癒，主要組織適合性複合体（major histocompatibility complex：MHC）タンパク質やクロマチン関連のタンパク質などの変動が観察されている[18]．また，ケラチノサイトは分化に応じて層別的に特性が変化し，隣接細胞との相互作用や微小環境形成にも寄与するため，空間的・構造的観点からの解析も必要とされる．細胞老化の観点でも，空間トランスクリプトーム解析を通じて，*CDKN1A* 陽性のケラチノサイトが老齢皮膚でも観察されている[19]．老齢の表皮では，細胞老化の特徴の1つであるLamin B1の喪失を示すケラチノサイトも確認されている[20]．一方，重症薬疹患者の皮膚組織をタンパク質レベルで空間解析することにより，JAK/STAT経路やインターフェロンシグナルが重要な要素であることを明らかにする論文が近年発表された[21]．さらに，近年では，真皮との相互作用やAGEs（advanced glycation end products）の蓄積によるケラチノサイト機能への影響が注目され，糖化ストレスが光老化とは別に表皮老化を促進する可能性も指摘されている[22]．今後の技術発展による表皮老化のさらなる解明が期待される．

おわりに

ここまで，主にシングルセル解析を通じて明らかになった表皮ケラチノサイトの加齢変化，および老化関連遺伝子の変動などについて概説してきた．今後は，より多数のヒト検体を用いた研究や，代謝物・タンパク質・オルガネラなどの包括的情報を一括取得するマルチオミクス解析により，加齢変化を一層深く理解する必要がある．また，ミクロの視点に加え，真皮や皮下組織，あるいは免疫細胞や線維芽細胞などとの相互作用を含めたマクロ視点で捉えることも重要である．こうした試みを通じて，皮膚老化や加齢に伴う皮膚疾患の共通基盤を明らかにし，原因に根差した予防・治療法開発につなげていくことが期待される．

文献

1） World Health Organization：World report on ageing and

health, XII : 246（2015）

2）Howlett SE, et al：Nat Aging, 1：651-665, doi:10.1038/s43587-021-00099-3（2021）

3）Ghadially R, et al：J Clin Invest, 95：2281-2290, doi:10.1172/JCI117919（1995）

4）Ghadially R, et al：J Invest Dermatol, 106：1064-1069, doi:10.1111/1523-1747.ep12338692（1996）

5）Choi EH, et al：J Invest Dermatol, 127：2847-2856, doi:10.1038/sj.jid.5700913（2007）

6）Hu L, et al：J Invest Dermatol, 137：1277-1285, doi:10.1016/j.jid.2017.01.007（2017）

7）Ye L, et al：J Eur Acad Dermatol Venereol, 33：2197-2201, doi:10.1111/jdv.15540（2019）

8）He S & Sharpless NE：Cell, 169：1000-1011, doi:10.1016/j.cell.2017.05.015（2017）

9）Hasegawa T, et al：Cell, 186：1417-1431.e20, doi:10.1016/j.cell.2023.02.033（2023）

10）Bhushan M, et al：Br J Dermatol, 146：32-40, doi:10.1046/j.1365-2133.2002.04549.x（2002）

11）Hasegawa T, et al：J Invest Dermatol, 140：1327-1334, doi:10.1016/j.jid.2019.11.017（2020）

12）Victorelli S, et al：EMBO J, 38：e101982, doi:10.15252/embj.2019101982（2019）

13）Nakamizo S, et al：J Invest Dermatol, in press（2025）

14）Zhou F, et al：Front Med (Lausanne), 11：1453940, doi:10.3389/fmed.2024.1453940（2024）

15）Martincorena I, et al：Science, 348：880-886, doi:10.1126/science.aaa6806（2015）

16）Zou Z, et al：Dev Cell, 56：383-397.e8, doi:10.1016/j.devcel.2020.11.002（2021）

17）Patrick R, et al：Cell Metab, 36：1858-1881.e23, doi:10.1016/j.cmet.2024.06.006（2024）

18）Sprenger A, et al：Mol Cell Proteomics, 12：2509-2521, doi:10.1074/mcp.M112.025478（2013）

19）Yu GT, et al：Aging Cell, 24：e14358, doi:10.1111/acel.14358（2025）

20）Wang AS, et al：Sci Rep, 7：15678, doi:10.1038/s41598-017-15901-9（2017）

21）Nordmann TM, et al：Nature, 635：1001-1009, doi:10.1038/s41586-024-08061-0（2024）

22）Chen CY, et al：Front Med (Lausanne), 9：837222, doi:10.3389/fmed.2022.837222（2022）

＜筆頭著者プロフィール＞

長谷川達也：2005年，金沢大学薬学部卒業，'08年，同大学大学院薬学研究科博士課程卒業（早期修了），薬学博士．'08年，資生堂に入社．'17～'20年，マサチューセッツ総合病院・ハーバード大学医科大学院に留学．'21年，資生堂に復職．現在は，免疫‐老化‐常在微生物の相互関係について主に研究し，健康長寿を実現するサービスの社会実装をめざす．

| 第3章 | 皮膚幹細胞と再生・老化 |

4. 皮膚再生のための技術開発

難波大輔，上田敬博

> 広範囲熱傷の治療に，自家培養表皮シートと人工真皮を用いた再生医療が行われている．しかしながら，救命率や治療成績の向上のために，自家培養表皮シートの作製迅速化や高品質化が求められており，それに向けてAI技術を活用した培養幹細胞の非侵襲的品質管理法の開発や，培養ヒト表皮角化幹細胞の維持機構の解明が進められている．また皮膚オルガノイド研究によって，真皮や皮膚付属器の再生が多能性幹細胞を用いて可能になりつつある．これらの研究や技術開発は，より優れた皮膚再生技術が今後生み出される可能性を示している．

はじめに

　生体外で組織や臓器を，細胞や細胞外マトリクスから再構成する試みは，細胞培養技術の開発に始まり，近年では，オルガノイド研究へと発展し，常に生物学や医学の発展に貢献してきた．皮膚はわれわれの身体の表面に位置し，最も損傷を受けやすい臓器であり，熱傷などによる広範囲の皮膚損傷を治療するために，早くから皮膚再生技術の研究開発が行われてきた．皮膚を構成する表皮は，細胞を主とした組織であり，その再生研究は，組織幹細胞の研究とそれらを用いた再生医療技術の開発を牽引してきた．一方，細胞外マト

リクスを主とする真皮の再生研究は，細胞外マトリクスを用いた人工臓器開発の研究を牽引してきた．そして，それぞれの研究成果が，現在では熱傷治療に広く使用されている自家培養表皮シートと人工真皮へと結実した．本稿では，自家培養表皮シートと人工真皮を用いた熱傷治療について，その現状を概説し課題点を指摘したうえで，それらを克服するための最新研究について紹介する．

1 皮膚再生医療の誕生

　患者自身の皮膚より採取した表皮角化幹細胞から，生体外で表皮様構造をもった細胞シートを作製し，患者の皮膚欠損部位に移植する自家培養表皮シートを用いた表皮再生医療は，1975年に発表されたRheinwaldとGreenによるヒト表皮角化幹細胞の培養法の開発[1]に始まり，1981年に最初の自家培養表皮シート移植の臨床研究が報告され[2]，1984年の全身熱傷患者の救

[略語]
DeepACT : deep learning-based automated cell tracking
mTORC1 : mechanistic target of rapamycin complex 1
TBSA : total body surface area
TRP : transient receptor potential

Technology development for skin regeneration
Daisuke Nanba[1] / Takahiro Ueda[2] : Division of Regenerative Medicine and Therapeutics, Faculty of Medicine, Tottori University[1] / Advanced Emergency and Critical Care Medical Center, Tottori University Hospital[2]（鳥取大学医学部再生医療学分野[1] / 鳥取大学医学部附属病院高度救命救急センター[2]）

命[3] を経て，現在では，広範囲の熱傷治療に対する治療法として広く普及している[4]．このGreen型自家培養表皮シート[※1]は，再生医療の産業化の先駆的な例として，米国ではEpicel，韓国ではHoloderm，わが国ではジェイスの名称で販売されている．

同時期に，YannasとBurkeは，Ⅰ型コラーゲン分子集団の架橋度の違いによる生体内動態変化を解析した論文を1975年に発表し[5]，それを基礎として熱傷治療に必要な人工皮膚の特性について研究を重ね，Ⅰ型コラーゲンにグリコサミノグリカンを加えた複合体を人工真皮とし，その上にシリコン膜を人工表皮として重ねることで，人工皮膚を開発した[6]．この人工皮膚を用いた熱傷治療は，Greenらによる培養表皮シートの自家移植の最初の臨床報告が行われた同じ年の1981年に論文報告された[7]．このYannasとBurkeらが開発した人工皮膚は，インテグラという名称で販売されるようになり，現在では人工真皮の通称で広く使用されている．

Greenらが開発した培養表皮シートは，創部に真皮が欠損している状態では，その生着率が低いことが問題となっており，生着率を上げるために患者の残った皮膚をメッシュ状にした自家分層メッシュ植皮や，屍体皮膚を用いた同種真皮移植を行った後に培養表皮シートを移植する必要があった[8]．しかしながら，熱傷による皮膚欠損部位に移植されたインテグラの上に培養表皮シートが生着することが確認されたことにより[9]，自家分層メッシュ植皮や同種真皮移植を行うことなく，人工真皮と培養表皮シートを用いた自家移植を用いた広範囲熱傷の治療が可能となった．

2 皮膚再生医療の現状と課題

Greenらが開発した培養表皮シートと，YannasとBurkeらによって開発された人工真皮を組合わせた治療は，広範囲熱傷の治療に有効であり，本学医学部附属病院高度救命救急センターにおける治療ストラテジーを**図1A**に示す．熱傷面積が全体表面積（total body surface area：TBSA）の30％以上の深達性Ⅱ度またはⅢ度熱傷の場合，早期に自家培養表皮シート作製のため健常皮膚から全層皮膚の採取を行い，Green型自家培養表皮シートであるジェイスの作製を株式会社ジャパン・ティッシュエンジニアリングに依頼する．自家培養表皮シートが完成する3〜4週間の間に，筋膜上まで創部デブリードマンを行い，その後，人工真皮を貼付する．わが国で使用できる人工真皮[※2]は，ペルナック（グンゼ社），テルダーミス（テルモ社），インテグラ（インテグラ社）の3つであり，これらを用いて培養表皮シートの母床を構築する．自家分層メッシュ植皮の上にジェイスを移植するとその生着が促進されるが[10]，植皮採取部位が限られる場合にはパッチ植皮や人工真皮による母床構築ができていれば，自家培養表皮シートの生着は可能である．この治療ストラテジーに則ったTBSA 95％のⅢ度熱傷患者の治療例を**図1B**に示す[11]．

ここに示したような治療によって，広範囲熱傷の救命ができるようになったが，いくつかの課題が残されている．その1つ目は，培養表皮シート作製に要する期間が3〜4週間と長いことである．培養表皮シートを移植することで，体液の流出が抑えられることにより，体内循環環境が大きく改善し，患者の生命維持に大きく貢献する．この効果は擬似表皮としてシリコン膜が付随した人工真皮では十分得られないことから，シート作製期間の短期化によって救命率の向上が期待できる．課題の2つ目は，真皮の再生が達成されていないことである．同種真皮移植[12]や人工真皮[10]による自家培養表皮シートの母床構築では，シートの生着が不良であるとの報告があり，現状では，培養表皮シートが生着する母床として真皮が十分に再生されているとは言い難い[13]．また，培養表皮シートの生着を促進する自家分層メッシュ植皮では，メッシュ状の瘢痕が

※1　Green型自家培養表皮シート

患者の健常皮膚より採取した表皮角化幹細胞を，マウス線維芽細胞である3T3-J2細胞をフィーダー細胞として共培養することで，角化幹細胞の自己複製と分化細胞産生によって，表皮に類似した構造の細胞シートが，生体外で作製できる．

※2　人工真皮

ペルナックやテルダーミスは，それぞれブタ腱由来コラーゲンとウシ真皮由来コラーゲンをプロテアーゼ処理し熱架橋したアテロコラーゲンからなる下層と，シリコン膜からなる上層より構成されている．インテグラは，ウシアキレス腱由来のコラーゲンとコンドロイチン-6-硫酸との架橋結合からなる下層と，シリコン膜からなる上層から構成される．

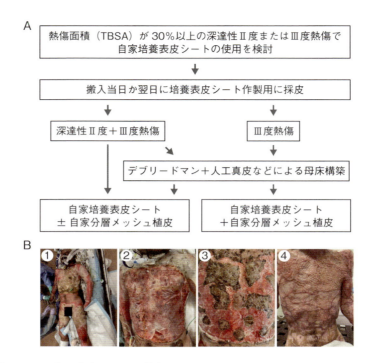

図1 自家培養表皮シートと人工真皮を用いた熱傷治療
A) 鳥取大学医学部附属病院における自家培養表皮シートを用いた熱傷治療のストラテジー．B) 火災によるTBSA 95％のⅢ度熱傷の治療例．①受傷時．②筋膜上までのデブリードマン後に人工真皮貼付．③分層植皮とジェイス移植時．④受傷4カ月後．完全閉創．写真は文献11より転載．

残ることも課題であり，今後は真皮再生技術の開発が必須である．そして，課題の3つ目は，毛包，皮脂腺，汗腺などの皮膚付属器の再生が行われないことである．熱傷治療部位では，毛包や皮脂腺が欠損しているため，皮膚の保護が不十分であり，また，汗腺が欠損していることで，患者の体温調節が困難となる．このように皮膚付属器の再生は，熱傷治療後のQOLの向上に必須である．

3 培養表皮シートの作製迅速化や機能向上をめざした研究開発

培養表皮シートの迅速な作製をめざして，低分子化合物を用いた表皮角化細胞増幅法が研究されている．Rhoキナーゼの阻害剤であるY-27632，γ-セクレターゼ阻害剤であるDAPT，SMAD阻害剤であるDMH-1およびA-83-01，TGFβRⅠ/ALK5阻害剤であるRepSoxなどが報告されているが，幹細胞性の長期維持や安全性などを含めた検証は十分になされていない[14]．筆者らは，このような低分子化合物のハイスループット・スクリーニングや幹細胞性維持の評価，培養表皮シート作製時における品質管理法の開発をめざして，深層学習を用いた細胞の自動認識と，状態空間モデルを用いた細胞の自動追跡法を組合わせたDeepACT（deep learning-based automated cell tracking）を開発した[15]（**図2A**）．自家培養表皮シート作製と同様の培養系におけるヒト表皮細胞コロニー内の細胞動態解析をこのDeepACTを用いて行ったところ，コロニー内の細胞が一様に動いているパターンの場合に，そのコロニーが幹細胞由来コロニーである可能性が高く，一方，コロニー辺縁部の細胞のみが動いている場合には，そのコロニーは一過的増殖細胞（transient amplifying cells）由来コロニーである可能性が高いことが明らかとなった（**図2B**）．この結果は，細胞動態の解析から培養状態の表皮角化幹細胞を無標識で同定できることを示しており，将来的に培養表皮シート作製過

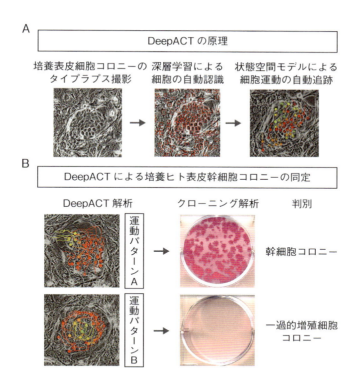

図2 DeepACTを用いた無標識ヒト表皮幹細胞同定法
A）DeepACTの原理．まず培養ヒト表皮細胞コロニーのタイムラプス撮影（5分ごと）を行う．続いて，各画像に対して深層学習を用いた自動細胞認識を行い，認識された細胞を状態空間モデルであるカルマンフィルターを用いて自動追跡する．B）DeepACTの解析例．DeepACTによってヒト表皮細胞コロニー内の細胞動態を自動解析し，運動パターンを抽出．各コロニーのクローニング解析を行い，幹細胞コロニーに特徴的な運動パターンを見出すことに成功した．文献15をもとに作成．

程に応用することで，培養環境のモニタリングや培養表皮シートの質を非侵襲的に評価できるようになると考えられる．

また培養表皮シート作製時におけるヒト表皮角化幹細胞の連続継代培養では，幹細胞がしだいに減少するクローナル・コンバージョンという現象が知られている[16]．筆者らは，培養環境における幹細胞ニッチの1つとして，培養時の温度に着目し解析を行ったところ，35℃のような低温環境では，角化幹細胞の自発的な分化が抑制されること，一方，38℃の高温環境では，角化幹細胞が分化することを見出した[17]．そして，この現象が温度感受性陽イオンチャネルであるTRP（transient receptor potential）ファミリー分子を介したmTORC1シグナルの活性制御機構によるものであり，低温環境ではTRPチャネルを介してmTORC1の活性が低下し，幹細胞性が維持されることを見出した．

さらに，mTORC1阻害剤であるラパマイシンが，低温環境と同じくヒト表皮角化幹細胞の自発的な分化を抑制し，継代培養に伴うクローナル・コンバージョンも抑制することを明らかにした[17]（図3）．この結果を培養表皮シートの作製時に応用することで，幹細胞含有率の高い培養表皮シートの作製や，幹細胞の枯渇による培養表皮シートの作製不良を防ぐことができると考えられる．

4 三次元皮膚モデルおよび皮膚オルガノイドの開発

皮膚の再生医療では，Greenらによる自家培養表皮シートと，YannasとBurkeらによる人工真皮が臨床応用されたが，同じ頃にまた違った方向からアプローチした研究が存在する．それはBellらによる複合型培

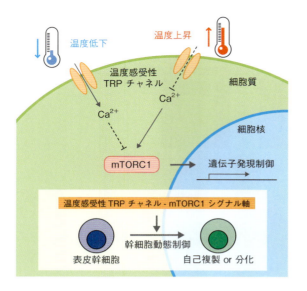

図3　mTORC1シグナルを介した温度による培養ヒト表皮幹細胞制御

培養環境温度を温度感受性TRPチャネルが感知することで，35℃のような低温環境では細胞内にカルシウムを流入させ，mTORC1シグナルを抑制する．低温またはmTORC1阻害剤であるラパマイシンの添加は，連続培養での幹細胞の自己複製を亢進する一方で，38℃のような高温環境ではmTORC1シグナルが活性化し，ヒト表皮幹細胞を分化させ，最終的に培養系での幹細胞の枯渇をもたらす．文献17をもとに作成．

養皮膚の開発である[18]．これは今日では三次元皮膚モデル※3とよばれているものであり，真皮線維芽細胞入りのコラーゲンゲルの上に，表皮角化細胞を播種することで，表皮を人工真皮に見立てたコラーゲンゲル上に再構成するものである．実際にラットの皮膚全層欠損部に，このBell型培養皮膚（複合型培養皮膚）を移植すると皮膚欠損部位を再生することができた．現在では，新生児由来の同種表皮角化細胞と真皮線維芽細胞を用いて作製した複合型培養皮膚であるApligrafが，Organogenesis社より難治性皮膚潰瘍などの治療用に販売されている．この複合型培養皮膚を用いた皮膚再生医療は，患者自身の細胞を用いた自家移植を行う場合，作製期間の長さとコストの高さが要因となって普及していない．しかしながら，この複合型培養皮膚は，皮膚そのものを生体外で模倣する優れたヒト皮膚モデルとしてさまざまな研究領域で使用されているだけでなく，生体皮膚に内在するさまざまな細胞種を組込んだadvanced human skin equivalentsとして，現在も研究開発が進んでいる[19]．さまざまな細胞種を用いて皮膚を再構成するという考えは，バイオプリンタによる皮膚作製へと発展しており，ヒト由来の表皮角化細胞，色素細胞，真皮線維芽細胞，毛乳頭細胞，血管内皮細胞，脂肪細胞を用いてバイオプリンティングによってヒト皮膚を再構築することや，ブタの皮膚と血管から採取した表皮角化細胞，線維芽細胞，脂肪細胞，血管内皮細胞を培養し，バイオプリンタを用いてそれらから皮膚を再構築し，細胞を採取したブタの創部に自家移植する試みも報告されている[20]．

また現在では，表皮だけでなく真皮や他の皮膚付属器を，多能性幹細胞を用いて生体外で作製する研究も行われており，実際に辻らによってマウスiPS細胞から毛包構造を有する皮膚オルガノイド[21]や，Koehlerらによってヒトips細胞から同様に毛包構造を有する皮膚オルガノイド[22]の作製技術が報告されている．さらに，中内らによって開発された胚盤胞置換法を用いて，マウスの表皮をヒトの表皮に置換する技術も最近報告された[23]．これらの技術は，皮膚の作製に長い期間を要するため，緊急性の高い熱傷治療などにおいては同種皮膚移植の材料として，また，自家移植に用いるには慢性潰瘍などにおける皮膚再建用の材料としての使用が期待される．特に皮膚オルガノイドは，真皮と皮膚付属器の再生を可能にするものであり，現在の熱傷治療の課題を克服するためにも，実用化に向けた研究が必要不可欠である．さらに，Cleversらが開発した表皮オルガノイドは，継代培養が可能であることや液相培養中で角層形成が起こることなどから[24]，これまでの表皮幹細胞培養系を補完するシステムとして注目されており，今後，皮膚科学研究や臨床分野への応用が期待される．

※3　三次元皮膚モデル

I型コラーゲンゲルを作製する際に，ヒト真皮線維芽細胞を加え，培養を行いコラーゲンゲルを収縮させた後に，その上にヒト表皮角化細胞を播種し，さらに培養を行う．角化細胞が多層化したタイミングで，その表面を気相-液相界面に置くと角化の最終段階である角層形成が起こる．

おわりに

　複合型培養皮膚を用いてBellらがラット皮膚全層欠損モデルの治療を行った論文が発表されたのが1981年であった．Greenらによる培養表皮シートと，YannasとBurkeによる人工真皮を用いた初の臨床研究の成果が報告されたのも1981年である．これらの研究はすべて独立になされているが，現在における皮膚再生医療の基本的な技術は，この頃に確立された．しかしながら，その頃から皮膚再生の臨床的な技法は大きく進展していない．1つの要因は，再生医療研究が医学・生物学研究の大きな潮流となる以前に，ここに示したような皮膚再生医療研究は1つの完成形を示しており，学問的に「皮膚の再生研究は終わった」との認識があったのかもしれない．しかしながら，熱傷治療においても，救命や患者のQOLの観点から，解決すべき課題が多く残っており，また，現在では，遺伝子改変した培養表皮シートを用いた皮膚先天性疾患への遺伝子治療や，代謝性疾患への治療法開発も行われている[14]．このように，皮膚の幹細胞研究および再生医療研究は，これまでと同様に，他の臓器の幹細胞生物学や再生医療研究を牽引している．これからの皮膚再生のための技術開発は，表皮角化細胞の細胞生物学やコラーゲンなどの細胞外マトリクスの生化学の上だけに成り立つものではなく，さまざまな学問領域の集積知の上に成り立つと考えられる．非常に高い皮膚再生能をもつ動物種の研究や，化学的修飾を施した増殖因子の徐放システムの開発，皮膚の物理化学的特性を明らかにする研究，イメージングやAIを用いた画像解析による皮膚再生現象の解明など，完全な皮膚再生を実現するために，多様な研究領域からの参加を期待したい．

文献

1) Rheinwald JG & Green H：Cell, 6：331-343, doi:10.1016/s0092-8674(75)80001-8（1975）
2) O'Connor NE, et al：Lancet, 317：75-78（1981）
3) Gallico GG 3rd, et al：N Engl J Med, 311：448-451, doi:10.1056/NEJM198408163110706（1984）
4) Green H：Bioessays, 30：897-903, doi:10.1002/bies.20797（2008）
5) Yannas IV, et al：J Biomed Mater Res, 9：623-628, doi:10.1002/jbm.820090608（1975）
6) Yannas IV & Burke JF：J Biomed Mater Res, 14：65-81, doi:10.1002/jbm.820140108（1980）
7) Burke JF, et al：Ann Surg, 194：413-428, doi:10.1097/00000658-198110000-00005（1981）
8) Cuono C, et al：Lancet, 1：1123-1124, doi:10.1016/s0140-6736(86)91838-6（1986）
9) Pandya AN, et al：Plast Reconstr Surg, 102：825-828; discussion 829-830（1998）
10) Matsumura H, et al：Burns, 42：769-776, doi:10.1016/j.burns.2016.01.019（2016）
11) 上田敬博, 他：医学のあゆみ, 280：1220-1223, doi:10.32118/ayu280121220（2022）
12) Paggiaro AO, et al：J Plast Reconstr Aesthet Surg, 72：1245-1253, doi:10.1016/j.bjps.2019.04.013（2019）
13) 森本尚樹：人工臓器, 49：173-177, doi:10.11392/jsao.49.173（2020）
14) Nanba D：J Dermatol Sci, 96：66-72, doi:10.1016/j.jdermsci.2019.10.002（2019）
15) Hirose T, et al：Stem Cells, 39：1091-1100, doi:10.1002/stem.3371（2021）
16) Barrandon Y, et al：Semin Cell Dev Biol, 23：937-944, doi:10.1016/j.semcdb.2012.09.011（2012）
17) Nanba D, et al：EMBO Rep, 24：e55439, doi:10.15252/embr.202255439（2023）
18) Bell E, et al：Science, 211：1052-1054, doi:10.1126/science.7008197（1981）
19) Jia YY & Atwood SX：Curr Opin Genet Dev, 89：102275, doi:10.1016/j.gde.2024.102275（2024）
20) Jorgensen AM, et al：Sci Transl Med, 15：eadf7547, doi:10.1126/scitranslmed.adf7547（2023）
21) Takagi R, et al：Sci Adv, 2：e1500887, doi:10.1126/sciadv.1500887（2016）
22) Lee J, et al：Nature, 582：399-404, doi:10.1038/s41586-020-2352-3（2020）
23) Nagano H, et al：Nat Commun, 15：3366, doi:10.1038/s41467-024-47527-7（2024）
24) Boonekamp KE, et al：Proc Natl Acad Sci U S A, 116：14630-14638, doi:10.1073/pnas.1715272116（2019）

＜著者プロフィール＞

難波大輔：1996年，大阪大学理学部卒業，2001年，大阪大学大学院理学研究科博士後期課程修了，博士（理学）．愛媛大学プロテオサイエンスセンター，東京医科歯科大学難治疾患研究所，東京大学医科学研究所を経て，'24年より現職．皮膚再生医療に関する研究に従事．

上田敬博：1999年，近畿大学医学部卒業，2014年，兵庫医科大学大学院医科学研究科修了，博士（医学）．兵庫医科大学病院救命救急センター，近畿大学病院救命救急センターを経て'20年より現職．広範囲熱傷の救命・治療に従事．

第3章 皮膚幹細胞と再生・老化

5. 皮膚付属器官の多様性を支える パターン形成

待田大輝，藤原裕展

> 毛包や乳腺などを含む皮膚付属器官の多様性は，発生過程における自己組織化原理と上皮−間充織相互作用との連携によって生み出される．本稿では，胎仔皮膚における対称性の破れをきっかけとして起こる器官発生場の形成から，それを土台とした複雑な立体構造の構築プロセスについて議論する．また，細胞の足場として働く細胞外マトリクスの多様性や動態が，この過程における細胞のふるまいや器官形態にどのように影響するかについて考察する．さらに，これらの知見がオルガノイドや再生医療への応用にどのようにつながるかを展望する．

はじめに

あらゆる生命体は，皮膚（体表）を介して環境と相互作用している．多様で過酷な環境に適応するため，生命は皮膚の構造と機能の驚異的な多様性を生み出してきた．皮膚を含む外胚葉性器官の発生過程では，平坦な上皮シートがいたるところで陥入あるいは突出し，部位に応じて，毛包，乳腺，汗腺，羽毛，歯など，多様な形とパターンの付属器官（以下，皮膚付属器）がつくられる（**図1**）[1]．しかし，各生物が独自の体表を構築するとき，その都度，器官構造を一からデザインし直しているとは考えにくい．むしろ，器官や生物種を超えて共通する普遍的な器官形成の原理があり，それが時空間的な修飾を受けることで，多種多様な器官構造が生まれると考えられる．しかし，この原理はまだ十分に解明されていない．

皮膚付属器の発生過程には多くの共通点がみられる．その特徴は，反応拡散機構による初期パターンの形成と，上皮と間充織との相互作用を基盤とした構造的な発展プロセスにある．陥入前後の各器官の原基は構造が似通っているが，発生が進むにつれて，それぞれ特有の形態と機能が表出する．例えば，毛包では円盤状のプラコード（器官原基の上皮）から分岐のない細長い管状の上皮構造が形成され，その最深部から毛が生える．一方，乳腺では同様のプラコードから管状の上皮構造がつくられ，それが枝分かれしながら発達し，先端部からミルクが分泌される．このように，類似する発生プロセスに基づきながらも，器官ごとに多様性

［略語］
ECM：extracellular matrix（細胞外マトリクス）
MMP：matrix metalloprotease
（マトリクスメタロプロテアーゼ）

Pattern formation underlying the diversity of skin appendages
Hiroki Machida[1] [2] /Hironobu Fujiwara[1] [2]：RIKEN Center for Biosystems Dynamics Research[1] /Graduate School of Medicine, Osaka University[2]（理化学研究所生命機能科学研究センター細胞外環境研究チーム[1] /大阪大学大学院医学系研究科医学専攻発生・再生医学[2]）

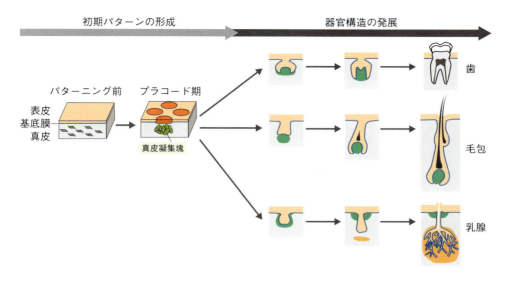

図1 外胚葉性付属器官の発生
哺乳類の外胚葉性付属器官のうち，歯，毛包，乳腺の発生過程を示す．発生初期には，プラコードと真皮凝集塊からなる初期パターンが形成される．この初期パターン（プレパターン）を基盤として各器官特有の三次元形態が発展する．文献1を参考に作成．

を生み出す柔軟性を備えている．

本稿では，毛包の発生過程に焦点を当て，その形成を支えるパターン形成のしくみを概説する．特に，われわれが提唱する毛包発生のテレスコープモデルをフレームワークとして，細胞間および細胞外マトリクス（extracellular matrix：ECM）[※1] との相互作用がどのように毛包の形態形成を誘導し，皮膚付属器の多様性の創出に寄与しうるかを考察する．

1 毛包の発生と再生

毛包の発生は，胎仔期の表皮（上皮）と真皮（間充織）がくり返し相互作用しながら進む多段階のプロセスである（**図2A**）．まず，反応拡散機構がWNTとその抑制因子DKKの濃度パターンを周期的に形成し，スポット状の毛包発生場をつくり出す[2) 3)]．この発生場にプラコードと真皮細胞の凝集塊が形成され，これらの相互作用によって表皮が真皮内に陥入する[4)]．その後，毛芽期には真皮凝集塊が毛乳頭へと成熟し，毛杭期では毛球部が形成されて毛の産生が始まる．さらに，毛包上皮は真皮の末梢神経，立毛筋，色素細胞などと相互作用しながら，完全な器官としての構造を完成させる．

器官の発生が完了すると，毛包は成長期，退縮期，休止期からなる毛周期をくり返し，毛と毛包を再生する（**図2B**）[4)]．この過程では，構造が安定した恒常部（毛幹漏斗部，イスマス部，バルジ部）と，再生による動的変化を担う可変部（バルジより下の領域）に分けられ，それぞれに機能やマーカーの異なる上皮幹細胞が配置されている．特に，毛乳頭と毛芽／毛球部の幹細胞の相互作用が毛周期の制御に重要な役割を果たしており，成長期には上皮細胞の増殖，退縮期には上皮のアポトーシス，休止期には幹細胞の静止状態が誘導，維持される．

このように，毛包は，自己組織化による初期パターン形成と上皮‐間充織相互作用の連携によって発生し，周期的な再生を続ける器官である．毛包を含む皮膚付属器は構造も機能も多様であるが，発生プロセスには類似点が多いため，毛包の理解は，乳腺など他の器官

> **※1　細胞外マトリクス（extracellular matrix：ECM）**
> 細胞外で巨大分子が複雑に相互作用して形成される不溶性の構造体．哺乳類では約300分子がECMとして同定されており，それら分子の組合わせで近接細胞に最適な環境を提供すると考えられている．代表的な分子として，コラーゲン，フィブロネクチン，ラミニンがある．

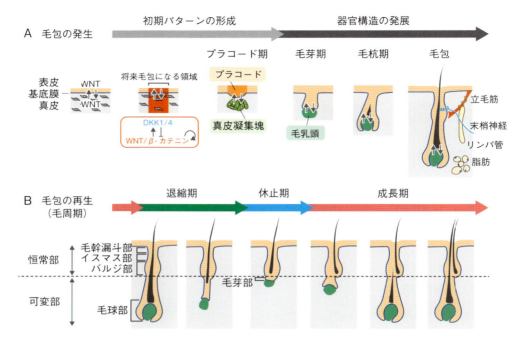

図2 毛包の発生と再生
A）毛包の発生は，反応拡散機構（赤枠内）を中心とした上皮と間充織の複雑な化学シグナルの交換や力学的相互作用によって制御される．この過程で，将来毛包になる領域が規定され，そこにプラコードと真皮凝集塊が形成される．その後，毛包は真皮方向に陥入しながら，細胞の分化と形態形成が進行し，上皮，線維芽細胞，立毛筋，末梢神経，リンパ管，脂肪などが連結された成熟した毛包が形成される．B）形成された毛包は，退縮期，休止期，成長期からなる毛包の再生周期（毛周期）をくり返し，毛包と毛を生涯にわたり周期的に再生する．

にも適用可能である．これら器官の多様性を生み出すメカニズムを理解するには，次項以降で説明する初期パターン形成と，その後の器官発展を支えるメカニズムを統合的に考察する必要がある．

2 自己組織化による初期パターンの形成

皮膚付属器の発生は，平坦な上皮シートにスポット状のプラコードが形成されるという共通の過程から始まる．この初期パターンの形成には，少なくとも2つのプロセスが関与すると考えられる．

1つ目は，拡散反応機構により生じるパターン形成である．皮膚内に存在する相互作用分子（促進因子と抑制因子）が特定の地点でその相互作用を強めることで対称性が破れ，その結果，促進因子の自己強化と抑制因子の長距離抑制が系全体に作用し，一気に皮膚付属器の発生場を特徴づける周期的パターンが形成される[5)6)]．2つ目は，真皮細胞が凝集塊を形成し，上皮に対して誘導シグナルを送ることで，プラコード形成が促進されるプロセスである．皮膚付属器に特有のスポット状パターンの形成には，真皮細胞の凝集が重要な役割を果たすことが示唆されている[7)]．毛包では，WNTとDKKの濃度パターンと，真皮凝集塊（毛乳頭）がこれらの役割を担うと考えられる．実際，Headonらにより，真皮細胞の凝集が起こらない指紋形成では，反応拡散系によって波状の丘構造が形成されることが示されている[7)]．

3 初期パターンを土台とした器官構造の発展

プラコードが周期的に配置された初期パターンができた後，各部位で異なる形態や機能をもつ皮膚付属器が発展する．例えば，毛包，乳腺，歯などの特徴が現れるだけでなく，毛包内でも頭髪や産毛といった多様なサイズや形態がつくられる．この過程では，プラコー

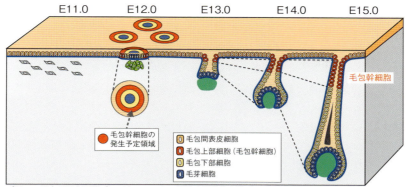

図3 毛包発生のテレスコープモデル
プラコード期（E12.0）の表皮基底層（プラコード）には，毛包の異なる上皮細胞群の発生源となる上皮前駆細胞が同心円状に配置される．同心円中心部から陥入していくことで，伸縮式の望遠鏡が伸びるように各リング領域から筒状の機能領域が形成される．バルジ部に局在する毛包幹細胞はプラコード最外層の赤色の領域から生み出される．
文献9を参考に作成．

ドの陥入や突出に伴い，発生場の座標が平面から立体へと変換される．さらに，細胞の分化が進むことで，パターン形成がより精緻化され，多様な形態や機能が生まれる．このため，初期パターンが単純であっても，発展過程での調整や環境条件によって，複雑で機能的な構造が実現できる．ただし，初期パターンや細胞状態がその後の器官発生に一定の拘束を与え，発生の方向性を決定づける可能性も忘れてはならない．この過程で上皮はより受動的な役割を果たし，間充織が上皮の表現型の決定に強く影響を与えることが，SengelとDhouaillyらによる，異なる表現型を示す皮膚領域からの上皮と間充織組織の貼り合わせ実験で示されている[8]．

4 毛包発生のテレスコープモデル

上記のように，皮膚付属器の発生は，単なる局所的な細胞間相互作用の積み重ねではなく，動的かつ多階層なプロセスによって特徴づけられる．このような発生機構を理解するフレームワークとして，筆者らが提唱するテレスコープモデルは有用であると考える（図3）[9]．

筆者らは，毛包が皮膚の上でどのように形づくられるかを明らかにするため，マウス胎仔から皮膚組織を取り出して生体外で発生させ，毛包ができる様子を2光子顕微鏡下で連続的に観察した．その後ビデオを巻き戻して細胞の系譜を遡ることで，毛包幹細胞を含むさまざまな上皮細胞の動的な系譜情報を再構成した．経時的な1細胞トランスクリプトミクスで再構成した系譜情報も合わせると，毛包プラコードには上皮前駆細胞の同心円状のプレパターンが存在し，これが陥入することで，それぞれのリング領域から成熟毛包の筒状区画が形成されることがわかった．つまり，プラコード内での細胞の配置が，その後の運命を規定するのである．この動態が伸縮式の望遠鏡の動きに似ていることから「テレスコープ動態」と名づけた．乳腺や羽毛など，他の皮膚付属器も同様のしくみでつくられている可能性があるため，さまざまな皮膚付属器の発生動態を説明しうるモデルとして「テレスコープモデル」を提唱した．さらに，バルジ毛包幹細胞がこの同心円の端のリング領域に由来することも判明した．

テレスコープモデルは，皮膚付属器の発生の初期段階における同心円状プレパターンから，特定の細胞系譜や組織構造が時空間的に発展していくプロセスを記述している．また，反応拡散機構が皮膚全体で周期的なプラコードのスポットパターン（マクロスケール）を生み出しつつ，毛包発生場内に同心円パターン（ミクロスケール）を形成する可能性も示唆している．反

応拡散機構の特徴として，形態形成因子の拡散と局所的な反応が相互作用することで空間的に周期的なパターンが生まれるが，これによってマクロな周期的スポットパターンだけでなく，各スポットの周囲に同心円状の濃度勾配や状態の異なる領域を形成することもできる．さらに，マクロとミクロのパターン形成は密接に連動しているため，反応拡散のパラメータの変化，反応場の条件，外部環境などに応じて両者が修飾されうる．ただし，どのような条件の変化が皮膚付属器や皮膚全体のパターンの多様性を生むのかは，依然として未解明な部分が多い．

テレスコープモデルは，反応拡散機構による初期パターン形成が上皮−間充織相互作用を通じてどのように立体構造の多様性を生むかを考えるうえで有益な作業仮説である．皮膚付属器の初期パターンは類似しているため，テレスコープモデルは毛包だけでなく乳腺や汗腺など他の付属器の発生を包括的に捉える枠組みも提供できる．しかしながら，同心円プレパターンの形成や，このプレパターンが後の細胞運命に与える影響の具体的なメカニズムは未解明である．また，このモデルを実現する上皮−間充織相互作用の詳細な解明も重要な課題である．

5 場の役割：細胞外マトリクスの多様性と動態

細胞は基底膜[※2]や間質マトリクスに代表されるECMを足場として活動している．そのため，ECMの構成要素と動態の時空間変化は，テレスコープモデルが示唆するパターン形成の各段階に影響を及ぼす．例えば，毛包の初期パターン形成（対称性の破れと自己組織化）を説明する最も注目すべきモデルは反応拡散機構であるが，これに対して，収縮性の線維芽細胞とECMとの相互作用に基づく機械的数理モデルがMurrayと

> ### ※2　基底膜
> 上皮組織，内皮細胞，筋細胞などさまざまな実質細胞の直接の足場として働く厚さ50～100 nmの薄いシート状のECM．基底膜の基盤構造は，細胞接着活性と自己会合能を有するラミニンの分子ネットワークに，ニドジェンやパーレカンを介して4型コラーゲンの分子ネットワークが組合わさることで構築される．

Osterにより提案されている[10]．このモデルは，線維芽細胞が弾性媒体であるECM内で収縮しながら移動することで，牽引力を発生させてECMを変形させ，その変形が細胞の動きを偏らせるというものである．最近のShyerらによる研究では，生体外で再構築した鳥類の皮膚モデルを用いて，プラコード形成期にみられる周期的な真皮凝集パターンが，収縮性細胞と真皮ECMの相互作用による機械的不安定性から生じることが示された[11]．また，筆者らは，マウス毛包の毛乳頭のECM分子組成が基底膜様に特殊化されていることを見出しており，このECMの分子組成や力学特性の違いが，真皮のパターニングやその維持に関与している可能性を考えている[12]．

さらに，上皮と間充織はそれぞれ基底膜という薄いシート状のECMで覆われ，他の組織とは物理的に隔てられている．筆者らは，基底膜が毛包の発生とともに領域に応じた固有の組成と構造を獲得することで，さまざまなタイプの上皮幹細胞と，そこに接続する線維芽細胞，筋肉，神経などの間充織細胞との相互作用を仲介することを明らかにしてきた（**図4A**）[12]～[14]．この基底膜の分子組成を人為的に変化させると，組織間の接続様式や毛包の再生周期が変化した（**図4B**）[12]～[14]．よって，基底膜のECM分子組成は，上皮と間充織との相互作用を仲介する重要な要素であり，これが器官の構造や機能を制御していることがわかる．しかし，同心円パターンが現れるプラコード期や，その後に続く真皮細胞の凝集と上皮の陥入時期の基底膜や真皮ECMの分子組成がどのようにパターン化され機能しているのかについては，依然として不明である．

ECMの分子組成に加え，ECMのターンオーバー，移動，拡張などの動態も，器官の形態や機能を決めるうえで重要である．例えば，マウス毛包の発生や皮膚上皮がんの成長モデルでは，基底膜のリモデリングのされやすさの程度が，上皮形態に影響することが示唆されている[15][16]．また，最近筆者らは，基底膜のダイナミクスをリアルタイムに観測するため，基底膜の主要分子であるコラーゲンIVに蛍光タンパク質の遺伝子を融合させたノックインマウスを作製した[17]．このマウスを用いた基底膜のライブイメージング技術を開発し（**図4C**），毛包の形態形成における基底膜の動態と機能を解析した結果，毛包先端部で顕著なコラーゲン

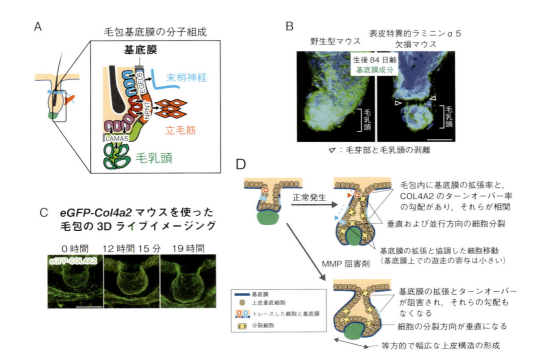

図4 毛包の発生と再生におけるECMの役割
A）マウス休止期毛包における基底膜のECM分子組成．領域特異的なECM分子（EGFL6，NPNT，LAMA5）が毛包とさまざまな周囲組織とのインターフェースを構築する．文献12〜14を参考に作成．B）ラミニンα5（LAMA5）の表皮特異的欠損マウスでは，毛乳頭周囲のラミニンα5が消失し，毛芽部と毛乳頭との剥離や，毛周期の異常がみられる．スケールバーは100μmを示す．文献12より引用．C）eGFP-Col4a2マウスを用いた毛包の3Dライブイメージング．スケールバーは50μmを示す．文献17より引用．D）毛包の形態形成における基底膜の動態と機能．Cの手法で毛包の形態形成における基底膜と細胞の動態を追跡した（上）．さらに，MMP阻害剤でコラーゲンⅣのターンオーバーを阻害した際の基底膜と細胞の動態を追跡し，毛包の形態形成における基底膜の動態の役割を明らかにした（下）．文献17を参考に作成．

Ⅳのターンオーバーと基底膜の拡張がみられ，これらターンオーバー率と拡張率は毛包の上部に向かって徐々に減少し，毛包の上部では基底膜の拡張がほとんどみられず，むしろ収縮傾向にあった（**図4D**）．さらに，マトリクスメタロプロテアーゼ（matrix metalloproteinase：MMP）阻害剤を加えると，この基底膜動態の空間パターンの形成が阻害され，基底膜を足場とする上皮前駆細胞の移動，分裂角度，そして上皮組織全体の形態が変化し，発生初期の乳腺のような等方的で幅広い毛包が形成された．このように，基底膜動態の時空間制御によっても，器官の形態や性質が制御されることがわかった．

おわりに：発生原理の再生医療やオルガノイドへの応用

本稿で紹介した発生期の細胞やECMの状態やパターンを再現することで，生体やオルガノイドでさまざまな皮膚付属器を効率よく誘導できる可能性がある．例えば，ヒトを含む哺乳類では，成体になってから怪我や火傷などで組織を失うと，皮膚は修復できるものの，付属器の再生はできず瘢痕化する．このような状況で器官を新生させるには，自己組織化機構を再起動できる許容的な組織状態をつくり出す必要があると考えられる．そのためには，細胞と場（ECM）の双方を一時的に胎仔的な状態へと戻すプロセスが必要だろう．一方で，毛包は周期的な再生が可能であるが，その背景として，毛包先端部での細胞とECMが胎仔期に近い

状態を維持している可能性は考えられないだろうか．このような特性の理解を深め，それを応用して細胞とECMの状態を精密に操作する手法が確立されれば，生体やオルガノイドにおいて，付属器を高精度で誘導できるようになるかもしれない．将来的には，器官の再生・新生のみならず，それらのサイズや形態，さらには機能的なタイプまでも自在に制御する技術が実現する可能性がある．

文献

1) Mikkola ML：Semin Cell Dev Biol, 18：225-236, doi:10.1016/j.semcdb.2007.01.007（2007）
2) Sick S, et al：Science, 314：1447-1450, doi:10.1126/science.1130088（2006）
3) Chen D, et al：Development, 139：1522-1533, doi:10.1242/dev.076463（2012）
4) Schneider MR, et al：Curr Biol, 19：R132-R142, doi:10.1016/j.cub.2008.12.005（2009）
5) Maini PK, et al：Science, 314：1397-1398, doi:10.1126/science.1136396（2006）
6) Tuning AM：Phil Trans R Soc Lond B, 237：37-72, doi:10.1098/rstb.1952.0012（1952）
7) Glover JD, et al：Cell, 186：940-956.e20, doi:10.1016/j.cell.2023.01.015（2023）
8)「Morphogenesis of Skin」(Sengel P), Cambridge University Press（1976）
9) Morita R, et al：Nature, 594：547-552, doi:10.1038/s41586-021-03638-5（2021）
10) Murray JD & Oster GF：IMA J Math Appl Med Biol, 1：51-75, doi:10.1093/imammb/1.1.51（1984）
11) Palmquist KH, et al：Cell, 185：1960-1973.e11, doi:10.1016/j.cell.2022.04.023（2022）
12) Tsutsui K, et al：Nat Commun, 12：2577, doi:10.1038/s41467-021-22881-y（2021）
13) Fujiwara H, et al：Cell, 144：577-589, doi:10.1016/j.cell.2011.01.014（2011）
14) Cheng CC, et al：eLife, 7：e38883, doi:10.7554/eLife.38883（2018）
15) Fiore VF, et al：Nature, 585：433-439, doi:10.1038/s41586-020-2695-9（2020）
16) Villeneuve C, et al：Nat Cell Biol, 26：207-218, doi:10.1038/s41556-023-01332-4（2024）
17) Wuergezhen D, et al：J Cell Biol, 224：e202404003, doi:10.1083/jcb.202404003（2025）

＜著者プロフィール＞

待田大輝：2017年関西学院大学理工学部卒業，'19年同大学院理工学研究科博士課程前期課程修了，'24年大阪大学大学院医学系研究科博士課程単位取得退学．理化学研究所大学院生リサーチ・アソシエイト（JRA），日本学術振興会特別研究員DC2を経て，'24年4月より理化学研究所生命機能科学研究センター研究パートタイマーＩ．マウスとヒトの毛乳頭を対象に，細胞外マトリクスの特性解明と*in vitro*再構築の研究を行っている．

藤原裕展：2003年大阪大学大学院理学研究科単位取得退学（同年博士号取得），'03年JST ERATO関口細胞外環境プロジェクト研究員，'07年Cancer Research UK Cambridge Research Instituteポストドクトラルフェロー，'12年理化学研究所 発生・再生科学総合研究センター チームリーダー，改組を経て'18年より同生命機能科学研究センター チームリーダー．

第4章　大規模解析・テクノロジー──病態解明から治療・診断まで

1. 遺伝解析が明らかにする アトピー性皮膚炎の病態

寺尾知可史

> アトピー性皮膚炎は遺伝率の高い疾患であり，数多くの遺伝多型がかかわっていると考えられている．これまでに100以上の関連多型が同定されており，それらが示唆する疾患感受性遺伝子はアトピー性皮膚炎の病態の理解促進に役立ってきた．人種特異的な関連も示されており，CCDC80やNLRP10は日本人や東アジア人に特異性の多型が原因多型と考えられている．NLRP10の多型はアミノ酸を変化させるタイプの多型であり，疾患発症そのものだけでなく疾患発症年齢にもかかわる多型である．今後は疾患内遺伝的解析が進み，病態解明が進むことが期待される．

はじめに

　アトピー性皮膚炎には一般的な複雑形質と同じく遺伝的要因と環境要因がかかわっており，遺伝的要因の寄与（heritability）は，双生児を基にした推計では75％に及び，遺伝的な因子が数多くかかわっていることが推測されている[1]．Heritabilityが示唆することは「発症の分散の75％が遺伝因子によって説明可能である」ということであり，「アトピー性皮膚炎の75％は遺伝性による」ものではなく，「アトピー性皮膚炎をもつと75％が遺伝する」ということでもない点には注意が必要である．

　一塩基多型や短い欠失・挿入を解析する全ゲノム関連解析によって，アトピー性皮膚炎の遺伝背景は徐々に明らかになってきた[2]．

　①「発症すること」と②「発症時あるいは発症後の症状とその経過」については，別の要素がかかわっていることも十分考えられる．①の要素が重篤であれば②も重篤であることが一般的ではあるが，少なくとも，②にしかかかわらない要素があることは明確である．これらのことから，発症時や発症後の経過のデータを詳細に集めたデータベースが重要であり，これは単独の施設や単独の施設を中心とした病院群ではなかなか検出力が上がらないため，数多くの病院や研究施設の協力を得た体制づくりが求められる．さらに，豊富な臨床情報が伴った生体試料には大変な価値があるため，

[略語]
eQTL：expression quantitative trait loci
gnomAD：Genome Aggregation Database
GWAS：genome-wide association study
MENTR：Mutation-Effect prediction on NcRNA TRanscription

The pathophysiology of atopic dermatitis revealed by genetic studies
Chikashi Terao：Laboratory for Statistical and Translational Genetics, RIKEN Center for Integrative Medical Sciences/Clinical Research Center, Shizuoka General Hospital/The Department of Applied Genetics, The School of Pharmaceutical Sciences, University of Shizuoka（理化学研究所生命医科学研究センターゲノム解析応用研究チーム／静岡県立総合病院臨床研究部／静岡県立大学薬学部ゲノム病態解析講座）

それらを蓄積していく体制が患者への還元のためには強く求められる.

1 アトピー性皮膚炎発症にかかわる遺伝因子

アトピー性皮膚炎の発症にかかわる遺伝領域は100以上が知られている[3][4].アトピー性皮膚炎も一般の疾患と同じく,ヨーロッパ人集団の遺伝解析を中心に行われてきた.日本人の解析も千〜二千人規模のアトピー性皮膚炎サンプルを用いて行われてきた.

1）アトピー性皮膚炎の遺伝背景の人種差

ヨーロッパ人と日本人での共通部分も多いが,興味深いことに,日本人や東アジア人でしかみられない多型や頻度の高い多型のほか,人種間で関連の強さに差がある領域（アレル頻度の差では説明できないもの）もみられる.なお,われわれの検討では,日本人とヨーロッパ人のアトピー性皮膚炎の疾患感受性関連解析の相関は0.38であり[3],これは他疾患と比してやや低めであり（例えば関節リウマチでは0.64[5]）,人種特異的関連領域の存在と一致する結果であるといえる.

2）アトピー性皮膚炎の遺伝解析結果のパスウェイ解析

それらの領域から,関連する遺伝子を推定したうえで,そこから導かれる遺伝子群は細胞ではTh1,Th2 NK T細胞にかかわる遺伝子パスウェイが,機能ではサイトカイン−サイトカイン受容体,JAK-STATパスウェイの関連が示され,この結果は人種間で共通であった[3].これらは,一部のサイトカインを標的とした生物学的製剤やJAK阻害薬が臨床で用いられていることとあわせて,過去の動物実験やヒト検体の病態解析と合う結果である.

3）アトピー性皮膚炎の個別関連遺伝子領域

i）FLG領域

アトピー性皮膚炎に比較的特徴的な関連領域はFLG領域であろう.これはフィラグリンをコードする遺伝子であり,表皮のバリア機能に密接に関連する.この領域の関連多型は複数あり,厳密には人種で異なる可能性がある.

rs61816761はヨーロッパ人で最も強い関連を示す多型の1つで,FLGが働かなくなる終止コドンができてしまうタイプの多型（R501X）である[6].この多型はヨーロッパ人では4％程度のアレル頻度であるが,東アジア人ではきわめて稀である.rs12144049はFLG領域近くのintergenic領域のcommon variantで,Baurechtらのヨーロッパ人の論文で最も強い関連を示し[7],serum 25-hydroxyvitamin D levelsで最も強い関連を示す多型でもある[8].この多型はアレル頻度については人種差がないが,われわれのアトピー性皮膚炎の関連解析結果では有意水準には遠く及ばなかった〔p値0.82, OR1.01（0.94-1.08）〕.これらの結果から,このrs12144049はアトピー性皮膚炎およびserum 25-hydroxyvitamin D levelsの真の原因多型ではなく,その関連はrs61816761を含むFLG領域の頻度の低い機能多型との連鎖不平衡によって説明できる可能性がある.

興味深いことに,FLG領域がコードするフィラグリンは関節リウマチにおけるシトルリン化の標的として最初期に報告されたタンパク質であるが,FLG領域の関連は,ミスセンス多型でも遺伝子発現制御にかかわると推測される多型でも,いずれも関節リウマチではみられない（なお,関節リウマチではシトルリン化をつかさどる酵素をコードするPADI4領域の関連はみられる）.

ii）CD207, LRRC32領域

また,CD207はLangerinをコードする遺伝子であり,この領域はアトピー性皮膚炎との関連が示されている.Langerinは皮膚のLangerhans細胞の細胞膜に発現するタンパク質である.LRRC32は制御性T細胞特異的な細胞活性化マーカーであり,この領域もアトピー性皮膚炎にかかわる.

iii）AFF1, EGR2領域

われわれが同定したAFF1はリンパ球の核タンパク質である.興味深いことに,AFF1領域にかかわるSNPはCD4陽性T細胞におけるAFF1発現にかかわるSNPと一致しており,アトピー性皮膚炎のリスクアレルはCD4陽性T細胞におけるAFF1遺伝子発現低下にかかわっていた（**図1**）.AFF1は全身性エリテマトーデスでも関連が報告されている領域であるが,関連多型は異なっており,この領域の関連は複数のメカニズムが存在するものと思われる.また,同じくわれわれが報告したEGR2はT細胞活性化に重要な転写因子であり,この領域もSLEとかかわるがアトピー性皮膚炎とは別の関連の可能性が高い.

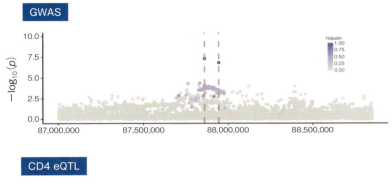
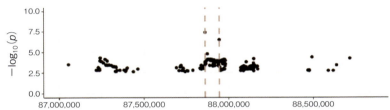

図1 日本人の解析で初めて報告されたアトピー性皮膚炎疾患感受性領域であるAFF1の関連シグナルは，CD4陽性T細胞の遺伝子発現変化と合致する
AFF1領域のGWAS関連シグナルと上位2SNPと，CD4⁺T細胞のAFF1遺伝子発現関連シグナルの上位2SNPは完全に一致する．なお，図はp値のみであるが，アトピー性皮膚炎のリスクアレルは遺伝子発現には負に相関していた．文献3より引用．

このように，関連領域が病態に重要な細胞種の情報を与える（あるいは確かめる）場合がある．ほかには，病態に重要なサイトカインの情報を与える場合もある．

iv）サイトカイン，サイトカイン受容体領域

アレルギー疾患にかかわるTh2サイトカインであるIL13領域もまたアトピー性皮膚炎に関連しており，IL13を標的とした生物学的製剤は臨床でも用いられており，アトピー性皮膚炎のこれまでの病態解析に合致する結果である．また，IL2RA，IL6R，IL7R（CD127），IL15，IL22の領域もヨーロッパ人の解析結果では関連を示す．これらの結果も，上で述べた細胞種特異的なマーカーの遺伝子領域と同じく，アレルギー性疾患の遺伝基盤およびT細胞を中心としたリンパ球の関与を示す結果であるといえる．また，上皮系細胞の関連も示唆する結果である．

v）NLRP10領域

NLRP10はミスセンス多型が最も強い関連を示し，この遺伝子が原因遺伝子である可能性が高い．また，この領域の関連は東アジア人特性が高く，この多型はアレル頻度は東アジア人とヨーロッパ人で大きく違うため（さまざまな人種の次世代シークエンサーによるシークエンスデータを集めた世界的なデータベースであるgnomAD[9]によると，東アジア人で12.4％だがヨーロッパ人では0.1％以下である），この多型が原因多型である可能性が高い．

NLRP10は自然免疫系にかかわるが，この遺伝子機能は他のNLRPに比較してそれほどわかっているわけではなく，本多型や本遺伝子に注目したアトピー性皮膚炎の誘導機序や病態関連解析は興味深い．臨床的には，この多型は下記で述べるように発症年齢にもかかわっており，アトピー性皮膚炎の本態に強くかかわっている可能性がある．われわれのアトピー性皮膚炎における関連の報告を基にした最近の機能解析研究で，NLRP10はアトピー性皮膚炎患者の皮膚で低下していること，ヒトの皮膚培養系で，NLRP10はカスパーゼ8のリクルートを抑制するとともにカスパーゼ8の活性化を抑制し細胞死を抑えることと，ケラチノサイトのマスター転写因子であるp63を安定化させてケラチノサイトの生存を延ばし，皮膚のバリア機能にかかわっていることが示された[10]．

これらの結果は，NLRP10は自然免疫系の機能とは別にFLGと同じく皮膚のバリア機能を介してアトピー性皮膚炎にかかわる可能性を提示するものである．

vi）CCDC80領域

CCDC80もまた，関連が東アジア人特異性が強い．われわれは，本領域の原因多型候補を機械学習によって同定した．遺伝子発現制御は細胞種特異的である．FANTOM5は，さまざまな細胞や組織の遺伝子発現と転写物（非コードRNA）をCAGEシークエンスとよばれる手法で同定したプロジェクトである[11]．本データを用いて，遺伝多型とエピゲノム情報を組合わせることによって，DNA配列から遺伝子発現変化を推測する機械学習手法MENTRを開発した[12]．本手法は，純粋に配列依存的な転写物制御を解析するため，任意の配列を入力可能である．その結果として，連鎖不平衡非依存的，かつアレル頻度非依存的に予測が可能であるため，関連ではなく原因である多型を推定可能である（遺伝子発現データと遺伝多型データを組合わせるeQTL解析は，一般的な全ゲノム関連解析と同じく，連鎖不平衡依存的な関連を見出せるが，原因の特定は難しい．さらに，アレル頻度が低いと検出力が低下し，稀な多型に至ってはほぼ関連解析すら不可能である）．

MENTRを用いてCCDC80領域を解析すると，最も強い関連を示す多型と連鎖不平衡にあるrs12637953が表皮の細胞やLangerhans細胞においてエンハンサー活性を変化させている可能性が高いことを見出した（**図2**）．

そこで原因多型と推定されたrs12637953についてルシフェラーゼアッセイを行い，リスク多型は転写活性を減少させることを確認した．rs12637953もNLRP10領域の多型と同じく東アジア人特異性が高く，gnomADで東アジア人30.2％に対してヨーロッパ人では0.4％であり，人種特異性の強い関連を人種間におけるアレル頻度の差によって説明可能であった．

4）アトピー性皮膚炎の国際メタ解析

われわれは最近，アトピー性皮膚炎の国際メタ解析に参加し，合計32の新規関連領域を同定した[4]．そのなかで，INPP5D，ATG5/PRDM1，AHI1はヨーロッパ人単独では有意には見つからなかった領域である．ATG5/PRDM1はほかの自己免疫疾患でもかかわる領域であり[13]，広い自己免疫疾患共通の基盤がその背景にある可能性がある．

5）アトピー性皮膚炎の疾患感受性シグナルと遺伝子発現の統合解析

遺伝子発現もまた遺伝多型で制御されている要素があり，遺伝多型と遺伝子発現の要約統計量データ（遺伝多型と遺伝子発現の関連）があれば，全ゲノム関連解析結果（遺伝多型と疾患感受性の関連）と組合わせることによって，遺伝子発現と疾患との関連を計算可能である（transcriptome-wide association study）[14]．遺伝子発現は細胞種ごとに制御機構が異なるため，細胞種ごとの遺伝多型と遺伝子発現の関連解析結果があれば，細胞種ごとに遺伝子発現と疾患との関連を計算可能である．

よって，われわれもまた，本全ゲノム関連解析と白血球分画の遺伝子発現の遺伝的制御解析結果[15]とを組合わせた．その結果，IL18受容体をコードするIL18R1，IL18RAPのいずれも遺伝的に規定される発現変化がアトピー性皮膚炎に関連していた．興味深いことに，発現変化は細胞種によって一定でなく，IL18R1はCD4陽性T細胞と好中球では発現低下，NK細胞では発現上昇，IL18RAPは好中球で発現低下がかかわっていた．このため，結果の解釈は原因細胞の特定とともに慎重にされるべきであるが，好中球においてIL18R1，IL18RAPのいずれもが発現低下していることは興味深い．

2 アトピー性皮膚炎発症時あるいは発症後の経過にかかわる遺伝多型

われわれは，アトピーの発症年齢にも遺伝的要素がかかわっているはずであると考えて解析を行った[16]．ここで注意したいのは，hypothesis-freeな全ゲノム関連解析では求められる有意水準の厳しさから（テストされる多型の数が多いため），検出力の不足からアトピー性皮膚炎の患者2,000例でも限界があるため，全ゲノム関連解析で有意である多型を解析対象候補として疾患感受性解析結果から選定することによってテストされる多型数を限定して解析を行った，という点である．

その結果，単独の多型で統計学的に有意になるものがあり，NLRP10のミスセンス多型は有意に若年発症に関連しており（5.8×10^{-4}），アトピー性皮膚炎の疾

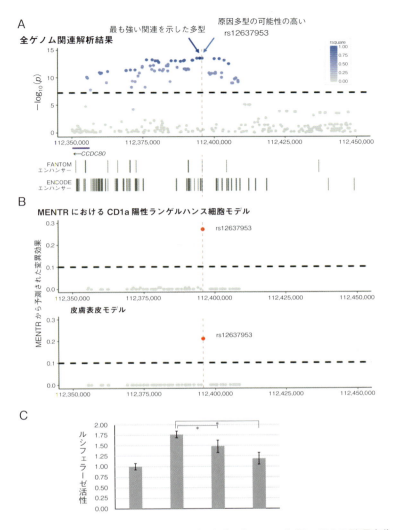

図2 CCDC80の関連は，MENTRと実験によって原因多型が同定され，皮膚における発現変化がその原因である可能性が高い

A）CCDC80領域のGWAS関連シグナル．最も強い関連を示す多型は，連鎖する多型が多く，どれが原因多型であるかわからない．B）MENTRによって予測された，多型ごとの転写物変化予測．表皮の遺伝子発現，Langerhans細胞の遺伝子発現を変化させる多型がただ1つ同定され，それはGWAS関連シグナルでも最も強い関連を示す多型の1つであった．C）Bで同定された多型が遺伝子発現を変化させることをルシフェラーゼアッセイで確認した結果．文献3より引用．

患発症リスクアレルを1つもつと約3.3年発症が早くなっていた．そして，アトピー性皮膚炎の疾患関連アレルの合計数や重みづけしたリスクアレルカウントの和（GWAS有意な領域のリスクアレルを個人がいくつもっているか）もまた，若年発症に関連していた（**図3**）[16]．これはすなわち，アトピー性皮膚炎の疾患感受性リスクアレルは，アトピー性皮膚炎の疾患の発症年齢を早める（若く発症させる）ことを示唆する．

これらの所見を全ゲノム領域に一般化できるかを検証するため，さらに解析を行った．その結果，アトピー性皮膚炎の疾患感受性に対する影響がある多型ほど，一般的に発症年齢を早める（若い時期に発症する）可能性が高いことがわかった．全ゲノム関連解析で有意な多型や近傍領域を除き，全ゲノム関連解析で示されたアトピー性皮膚炎疾患感受性領域の影響を除外したうえでアトピー性皮膚炎の全ゲノム関連解析での関連

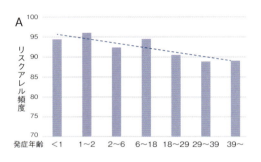
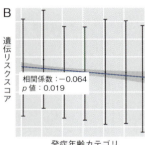

図3 NLRP10のミセセンス多型はアトピー性皮膚炎の早期発症とかかわり，アトピー性皮膚炎のリスク多型は全体として早期発症ともかかわる
A）発症年齢が低いほどNLRP10のミセセンス多型のアトピー性皮膚炎リスクアレル頻度は高い．なお，リスクアレルがいわゆる major allele（SNPは2アレルなので，頻度は一方のアレル頻度を1から引いたものになり，2アレルでより頻度の高い方を major allele とよぶ）のため，全体的に頻度が高い．B）GWAS有意な16領域（Aで示したNLRP10を除外）のリスクアレルとその効果量を基に個人ごとに算出した遺伝スコアは，アトピー性皮膚炎発症年齢と負に相関する．C）GWAS有意な領域を除き，遺伝スコアを全ゲノムに広げて p 値を小さいものから区切って足し合わせて計算していったスコアは，アトピー性皮膚炎発症年齢に負に相関していた．文献16より引用．

の強さごとに多型を分けて，多型の連鎖を加味してスコア化して，スコアと発症年齢との関連を解析した．その結果，全ゲノム関連解析で p 値が0.2より小さい多型まで足し合わせると最も関連が強く，それ以降多型を足し合わせても関連は大きくは下がらないことを見出した[16]．

一方で，若年発症と非若年発症のアトピー性皮膚炎の病態が同じではない可能性は指摘されており，将来的には各サブセットの症例数を増やした解析によって遺伝的にその相違を支持できる結果が得られるかもしれない．

上で述べたように，十分な数が集まれば全ゲノム関連解析にても関連はみられるはずであり，さらに，DNAのみならず，RNAやタンパク質濃度でも経過を予測する手法についてはアプローチが利用可能であるため，今後，数多くのデータが集まればさらに多くのことが遺伝統計の手法（これらは手法であって，DNAがないといけないわけではない）を使って，明らかになっていくと思われる．

おわりに

アトピー性皮膚炎にかかわる生まれながらの遺伝多型について概説した．生まれながらの多型に着目して解析する遺伝学はヒトで原因を同定可能な手法であり，病態解明に大きく貢献できる．今後はシークエンスコストの低下に伴い，全ゲノムシークエンスを拡大した関連解析が増えていくと思われる．その結果として，稀な多型や複雑な多型（構造多型やリピート）の関連も同定されていくと思われ，新たな疾患発症の生物学的な基盤が明らかになることも期待される．これまでの解析はどうしても症例数の集めやすい症例対照研究に偏ってきたが，今後は発症後の経過，特に治療反応性や重症度などの臨床情報を画一的なフォーマットで集めた疾患内研究が進んでいくと考えられる．

文献

1) Elmose C & Thomsen SF：J Allergy (Cairo), 2015：902359, doi:10.1155/2015/902359（2015）
2) Zhu Z, et al：Nat Genet, 50：857-864, doi:10.1038/s41588-018-0121-0（2018）
3) Tanaka N, et al：J Allergy Clin Immunol, 148：1293-1306, doi:10.1016/j.jaci.2021.04.019（2021）
4) Budu-Aggrey A, et al：Nat Commun, 14：6172, doi:10.1038/s41467-023-41180-2（2023）
5) Ishigaki K, et al：Nat Genet, 54：1640-1651, doi:10.1038/s41588-022-01213-w（2022）
6) Smith FJ, et al：Nat Genet, 38：337-342, doi:10.1038/ng1743（2006）
7) Baurecht H, et al：Am J Hum Genet, 96：104-120, doi:10.1016/j.ajhg.2014.12.004（2015）
8) Revez JA, et al：Nat Commun, 11：1647, doi:10.1038/s41467-020-15421-7（2020）
9) Chen S, et al：Nature, 625：92-100, doi:10.1038/s41586-023-06045-0（2024）

10) Cho Y, et al：Cell Death Dis, 15：759, doi:10.1038/s41419-024-07146-y（2024）
11) Hon CC, et al：Nature, 543：199-204, doi:10.1038/nature21374（2017）
12) Koido M, et al：Nat Biomed Eng, 7：830-844, doi:10.1038/s41551-022-00961-8（2023）
13) Ishikawa Y, et al：Nat Commun, 15：319, doi:10.1038/s41467-023-44541-z（2024）
14) Gusev A, et al：Nat Genet, 48：245-252, doi:10.1038/ng.3506（2016）
15) Ishigaki K, et al：Nat Genet, 49：1120-1125, doi:10.1038/ng.3885（2017）
16) Hikino K, et al：J Invest Dermatol, 142：3337-3341.e7, doi:10.1016/j.jid.2022.06.010（2022）

＜著者プロフィール＞

寺尾知可史：京都大学卒業後，初期研修医を経て京都大学免疫・膠原病内科の大学院へ．リウマチ性疾患の遺伝学的および疫学的解析および集団遺伝学を行う．2014年冬からハーバード大学・ブリガムアンドウィミンズ病院（Soumya Raychaudhuri教授）に留学し，リウマチ性疾患の遺伝学的解析を継続．'19年より現職．静岡県立総合病院などで臨床は継続して従事しており，臨床応用を見据えて幅広い疾患や形質を対象に遺伝疫学的解析を行っている．

| 第4章 | 大規模解析・テクノロジー――病態解明から治療・診断まで |

2. 多様な疾患病態を解明し精密医療を実現するためのデータ駆動型医学研究
―アトピー性皮膚炎を対象とした研究事例と臨床マルチモーダルデータ管理と統合のベストプラクティス

栁田のぞみ，川崎　洋

> 医学分野においても，"ビッグデータ"とよばれる大量データの収集・管理と研究，診療への活用が進みつつある．蓄積された診療情報とオミクス情報に代表される臨床マルチモーダルデータを統合解析することにより，アトピー性皮膚炎に代表される慢性炎症性疾患病態の多様性の解明と精密医療の実現が期待される．データ駆動型の臨床研究を推進するうえで共有されることの少ないデータ収集・管理プラットフォームの構築とそのベストプラクティスとともに，私たちの研究事例を紹介する．

はじめに

　"ビッグデータ"とよばれる大量データの収集・管理とそれを活用するさまざまな技術の革新により，ビッグデータの利用価値がさまざまな産業分野で示されている．医療・ヘルス分野においても電子カルテデータや臨床画像データ，患者レジストリ情報，IoTデバイスを活用した健康情報等をはじめとする健康医療ビッグデータの活用が注目されている．医学・生物学分野では，大規模シークエンス技術の進歩によるオミクス[※1]情報が日々大量に生産され，大量データの管理・解析パイプラインの開発とマルチモーダルデータの統合解析による複雑な疾患病態の解明や新薬開発，予測医療への応用が進んでいる．

　皮膚科という学問は，皮膚外観や病理組織像など，

[略語]
EASI：Eczema Area and Severity Index
GWAS：genome wide association study
RNA：ribonucleic acid
WGCNA：weighted gene coexpression network analysis

※1　オミクス（omics）

ギリシャ語の「すべて・完全」などを意味する接尾辞（ome）に「学問」を意味する接尾辞（ics）を合成した言葉．「研究対象＋omics」という名称を示し，ゲノミクス（genomics＝gene＋omics），トランスクリプトミクス（transcriptomics＝transcript＋omics），プロテオミクス（proteomics＝protein＋omics），メタボロミクス（metabolomics＝metabolite＋omics）などさまざまなオミクスが提唱されている．

Data-driven medical research to elucidate diverse disease pathologies and realize precision medicine
—A case study of atopic dermatitis and best practices in the management and integration of multimodal clinical data
Nozomi Yanagida[1] /Hiroshi Kawasaki[1] [2]：Department of Dermatology, Keio University School of Medicine[1] /Laboratory for Developmental Genetics, RIKEN Center for Integrative Medical Sciences（IMS）[2]（慶應義塾大学医学部皮膚科学教室[1] / 理化学研究所生命医科学研究センター免疫器官形成研究チーム[2]）

"かたち"を理解することで発展してきた背景があり，ビッグデータ研究というと皮膚写真，ダーモスコピー画像，病理写真，等の医用画像を使うものが主流であった[1][2]．一方で，これからの皮膚科診療や皮膚科学研究では，日々大量に生成される上述のデータを有効に活用することにより，"かたち"や臨床経過の背後に潜む分子動態を理解し，病態の違いから最適化した精密医療の実践が期待される．本稿では，蓄積された診療情報とオミクス情報に代表される臨床マルチモーダルデータを統合解析する，アトピー性皮膚炎を対象とした研究事例を紹介する．加えて，こうしたデータ駆動型の臨床研究を推進するうえでの課題をまとめる．

1 慢性炎症性疾患病態の多様性

今日の医療は，基礎生物学研究による生命原理に関する知識の蓄積と，ヒトを対象とした臨床医学研究によるデータ獲得の双方を基盤に発展してきた．しかしながら，これまでの方法論により目覚ましい治療実績につながった疾患がある一方で，アトピー性皮膚炎に代表される慢性炎症性疾患の解決には課題が多い．その特徴としてこれらの疾患は多因子疾患であり，患者一人ひとりで異なる遺伝的背景と後天的要素が複雑に絡み合うことで発症に至る[3]．同じ病名がついていたとしても，それぞれの患者で病気を引き起こす機序が異なっている可能性が指摘されている[4]．

例えば発症因子という観点で考えると，アトピー性皮膚炎では現在までにgenome wide association study（GWAS）により30を超える候補領域が同定されているが，これらの疾患発症における遺伝的寄与は20%以下に過ぎない[5]．最大の遺伝的疾患素因として知られるフィラグリンに関しても，変異者のすべてがアトピー性皮膚炎を発症するわけではない[3]．後天的要素としては住環境やライフスタイル，アレルゲン，微生物，紫外線や温湿度などの環境要因等，さまざまなものが報告されており[4]，患者ごとに各因子への曝露頻度や量は大きく異なる．

アトピー性皮膚炎の病態は古典的には免疫・アレルギー的側面から論じられることが多く，2型炎症が病態の本体として考えられているが，免疫学的多様性に加え近年は皮膚バリア，免疫・アレルギー，かゆみ等

の宿主因子と皮膚細菌叢や気候等の環境因子などが密接に関連して病態を形成することが明らかになっている[4]．

アトピー性皮膚炎は患者ごとに多彩な臨床像を示すのが特徴であり，治療に対する応答性も患者によりさまざまであるが，この臨床フェノタイプの多様性の背景には患者個々の病態の多様性が存在すると考えられる．

2 複雑な病態を理解し，多様な疾患を層別化するためのデータ駆動型アプローチ

従来の臨床医学研究の多くは，病名の縛りを受け，平均的な患者集団に対する標準治療を見出すことに重点が置かれてきた．しかし，アトピー性皮膚炎のような患者集団の病態や背景が多様な疾患を対象とする場合，臨床試験において有意な治療効果があると示された集団においても，実際の患者ごとの治療反応性は異なっており，効果が出なかったり悪化してしまったりする症例が含まれることになる（**図1**）．

また，前述したアトピー性皮膚炎の発症病態は基礎研究知見と限られた患者からの臨床データ解析によって明らかにされたものであり，どこまで一般化できるものか不透明であるのに加え，病態に関連する因子間に複雑な相互作用が存在するため一面的に病態を理解することは困難である．従来の臨床医学研究の因果モデルでは，例えば「免疫系の異常亢進がアトピー性皮膚炎を引き起こす」といった一対一の因果を仮定する．しかし，実際のヒト生体内では，免疫系の亢進は皮膚の炎症を引き起こすと同時に病原体の排除にもつながる．さらには，免疫系の内部でもフィードバック・フィードフォワードによる制御があるため，一対一の因果モデルでは原因を見落としたり，逆に原因でないものを誤って原因としたりする危険がある（**図2A**）．

リアルワールドにおける患者集団の不均一性に対応し，病態に内在する複雑な因果関係を理解するために，近年注目されているのがデータ駆動型アプローチである．データ駆動型アプローチでは，疾患に関連する可能性がある多数のパラメータ（血液検査，身体情報，画像，オミクス，ゲノムなど）を網羅的に計測し，デー

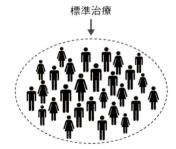
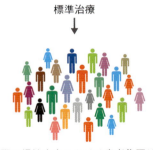

図1　従来型のスタンダード・ソリューションの限界
従来の診療の考え方はスタンダード・ソリューションをめざすもので，均質な患者集団をもつ疾患に対して有効であった．一方，実際の診療現場で対応する慢性疾患の患者集団は不均一な集団であるため，理想通りの効果を得られない症例が存在し，パーソナル・ソリューションが求められる．

タに基づく疾患の分類（層別化※2）を行う．そしてパラメータ間の相互作用を考慮したネットワーク型の因果モデルを用いて病態の複雑性を理解する（図2B）．多因子疾患をデータに基づいて層別化し適切なモデルにより病態を理解することで，サブグループごとに異なる疾患メカニズムや疾患関連因子を明らかにし，サブグループごとに適切な治療法の創出，最適な治療選択が可能になると期待される（図2B）．

3 データ駆動型アプローチによるアトピー性皮膚炎の層別化

アトピー性皮膚炎に関しては，これまでにさまざまなアプローチにより層別化研究が試みられている．血中マーカーに着目した解析では，140を超える血清バイオマーカー計測に基づいてアトピー性皮膚炎患者の層別化が試みられ，成人，小児のそれぞれで4つのサブグループへの分類が提案された．そして，これらサブグループ間の違いが病勢スコアに関連することが示唆されている[6)〜8)]．皮膚微生物叢構成の観点からは，アトピー性皮膚炎患者は2つのダーモタイプに分類されると報告した論文[9)]があり，皮膚微生物叢構成の特徴が疾患重症度や再燃予後等と関連する可能性が論じられている．その他にも発症時期や臨床経過のパターンに基づく層別化の重要性も提案されるなど，さまざまな臨床的切り口からアトピー性皮膚炎という複雑で不均一な疾患を捉え直そうとする動きが広がっている．

一方，こうした層別化研究において重要となるのは，分類されたサブグループの臨床的な意味づけである．近年の解析ツールは多項目データを解析することで，認知バイアスなく集団を層別化することを可能とする．しかし，層別化されたものが病態理解に有用であったり，治療選択や予後予測につながったりという臨床的に意味のある患者特性と紐づかなければ臨床的メリットに乏しい．計測される多項目パラメータを，いかに効率的に臨床情報と関連解析し，個別介入や予測医療につなげていくかは，データ駆動型研究における重要

> **※2　層別化**
> 多様な病態を有する疾患患者をバイオマーカー等の活用により，病態を反映する臨床的に意味のあるサブグループに分類すること．それぞれのサブグループに適した治療を実施する医療を層別化医療という．

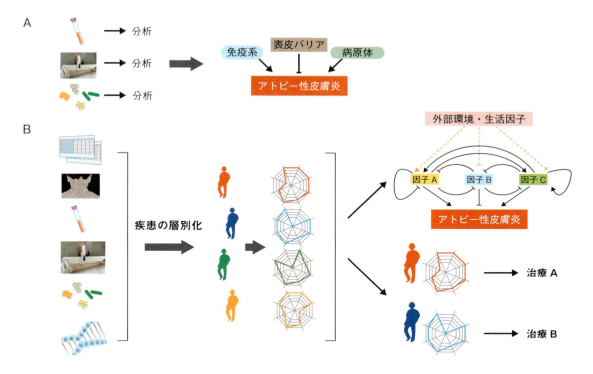

図2 データ駆動型アプローチの一例
A）従来型の臨床医学研究は，一対一の因果関係を仮定し，それぞれの要因が疾患に及ぼす影響を別々のスタディをデザインして調べる．このようなモデルは，単一の要因が強い疾患については部分的に奏効してきた．B）病態が多様で病因がさまざまな疾患に対して推奨される研究モデル．疾患病態を反映するマルチモーダルデータを収集する．多くの慢性疾患は患者ごとに病態が多様であるため，取得したマルチモーダルパラメータを統合解析し，疾患病態に基づく層別化を実施する．マルチモーダルデータ解析を実施することにより，要因間の相互作用を考慮したネットワーク型の因果モデルの作成が可能となり，複雑なアレルギー疾患病態の解明につながると期待される．それをもとに，層別化されたサブグループごとに治療標的を理解したうえで最適な治療を個々の患者に提供する．

な課題の1つである．

　私たちは，アトピー性皮膚炎を"臨床フェノタイプ"に着目して層別化した後に，それにかかわる病態をさまざまなパラメータを活用して理解することを試みた．例えば，EASI（Eczema Area and Severity Index）というアトピー性皮膚炎の重症度評価指標は，身体を頭頸部，体幹，上肢，下肢の4つの部位に分け，各部位における徴候（紅斑，浮腫／丘疹，掻破痕，苔癬化）の重症度を0～3の4段階で評価する．ここで得られる16種のパラメータの数値に関して関連解析を実施したところ，興味深いことに紅斑，苔癬化と浮腫／丘疹，掻破痕は異なる挙動を示すことがわかった（**図3A**）[10]．紅斑と丘疹はそれぞれ，アトピー性皮膚炎において特徴的な皮膚症状として知られるが，双方が混じって存在する症例があれば，どちらかの皮疹に偏って症状が形成される症例もある．紅斑と丘疹という2つの特徴的皮疹の背後に存在する分子的特徴を理解するために，私たちは115人のアトピー性皮膚炎患者と14人の健常者の皮膚組織および血液（末梢血単核球）のRNAシークエンスを実施した[10]．異なる組織のRNAシークエンスデータは，発現量の分布が大きく異なるため，皮膚と血液の絶対発現量を単純に結合すると解釈が難しくなる．また，RNAシークエンスでは2万個程度の遺伝子の発現データが得られるため，複数組織のデータを合わせると，発現量の関係を解析する次元数が膨大になる．そこで，各組織における遺伝子発現量を統合して解析するために，遺伝子間の共発現の大きさに基づきWGCNAという手法を用いて次元圧縮をし，共発現する遺伝子同士を1つのグループにまとめる遺伝子発現モジュールを定義した．これによりデータの次元

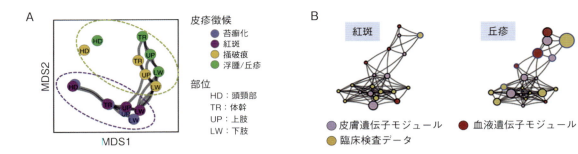

図3 アトピー性皮膚炎の臨床フェノタイプの多様性を分子レベルで理解する試み
A）皮疹性状の違いに基づく，分子病態解析アプローチとその解析結果の可視化．アトピー性皮膚炎患者で観察される代表的皮疹である丘疹と紅斑では，異なる分子動態が関与していることがわかった．B）遺伝子発現モジュールをもとに回帰モデルを用いて，アトピー性皮膚炎患者で観察される代表的皮疹である丘疹と紅斑に関連した分子病態を可視化した．皮疹の違いの背景には，異なる分子動態が関与していることがわかった．文献10より引用．

数を大幅に削減できるだけでなく，アトピー性皮膚炎に特徴的な遺伝子発現パターンを強調することができる．この解析では，皮膚組織で21モジュール，血液で15モジュールをそれぞれ同定できた．これらのモジュールを構成する遺伝子群の妥当性を確認したところ，各免疫細胞種や皮膚細胞種に特異的な発現パターンをもつこと，免疫制御や代謝など特定の分子の反応にかかわっていることが，公共データベース上のデータを活用した解析から明らかとなり，これらのモジュールはアトピー性皮膚炎の病態に関連する生物学的機能を反映した遺伝子の集団であると示唆された[10]．次に，紅斑および丘疹という2つの皮疹性状と皮膚組織の遺伝子発現モジュールの関係性をelastic netという回帰モデルを用いて解析した．その結果，紅斑には，皮膚のケラチノサイト，皮膚に分布する単球や樹状細胞，および血液の制御性T細胞で主に発現するモジュールが寄与していることが明らかになった．一方，丘疹では，血液のB細胞，血液のCD4陽性T細胞，皮膚の血管内皮細胞，および皮膚の線維芽細胞で主に発現するモジュールが寄与していた[10]．これらの結果から，アトピー性皮膚炎としてひとくくりにされてきた多彩な皮疹性状の根底には異なる分子病態が存在することが示された（**図3B**）．本研究結果は，アトピー性皮膚炎の疾患多様性を実証するとともに，患者皮疹という臨床フェノタイプが分子情報と密接に関連し，分子情報の理解から疾患多様性を読み解き，精密医療を実現するという概念を支持するものである．

炎症性皮膚疾患では分子を標的とした治療法が次々に登場し，疾患の枠を超え使用されている．臨床情報と生体分子の網羅的情報を統合し解析するアプローチは，患者の分子動態を指標として，各患者に最適な治療を選択する個別化医療の実践につながると期待される．実際私たちは，このような解析戦略をもとに，分子標的治療薬のアトピー性皮膚炎患者に対する治療反応性を予測する分子マーカーの同定やモニタリングに資するマーカーの同定に至りつつある（未発表）．

4 皮膚組織情報を収集する重要性

上述のアトピー性皮膚炎患者と健常者の皮膚組織および血液（末梢血単核球）のRNAシークエンス解析では，患者における皮膚組織と血液の組織間の相互作用を調べるために，サイトカインなどの可溶性因子とその受容体の遺伝子が同時に発現している状態（共発現）に着目した組織間相互作用解析が実施された．その結果，アトピー性皮膚炎患者群では健常者群に比べて，皮膚→皮膚の組織内相互作用に加えて皮膚→血液の組織間相互作用の度合いが増大していることが観察された．その一方で，血液→血液，血液→皮膚においては，可溶性因子とその受容体の発現亢進が認められなかった[10]（**図4**）．これらの結果は，アトピー性皮膚炎の病態においては皮膚組織と血液が互いに作用しながら病態形成を担っているものの，その関与の程度や病態理解への影響という観点において皮膚組織情報を解析し理解する重要性を強調するものである．

アトピー性皮膚炎のように症状がダイナミックに変

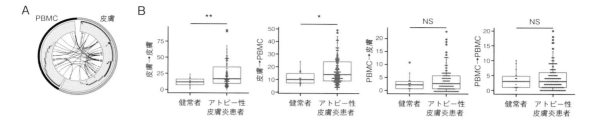

図4　アトピー性皮膚炎における皮膚組織と血液の組織間相互作用
A）皮膚組織およびPBMCのRNAシークエンスにより得られる遺伝子発現情報をもとにした，アトピー性皮膚炎患者の解析皮膚組織と血液の組織間相互作用解析例．サイトカインとその受容体について，一定数以上の遺伝子発現を示したペアが組織横断的に連結されていることがわかる．B）アトピー性皮膚炎患者群では健常者群に比べ，皮膚→皮膚，皮膚→PBMCの向きにおいて，サイトカイン‐受容体間相互作用の数が多い．文献10より引用．

動する疾患を対象とした場合，時系列でのデータ収集とそれを活用した病態理解は重要である．皮膚組織採取には侵襲があるため，過去の研究の多くは血液サンプルの時系列採取から病態解析がなされてきたが，皮膚組織情報を継続的に採取することで正確な病態理解と治療法の確立につながる可能性がある．関連して，近年テープストリップやスワブサンプル等の低侵襲手法から皮膚組織情報を取得する研究がさかんに実施され，その意義が議論されている．これらの手法で収集されるのは原則角層レベルまでの情報であり，それ以下の深部情報，特に真皮レベルの情報がこれらに漏れ込んでいるかどうかの検証は重要である．

5 データ駆動型医学研究を推進するためのデータ収集・管理プラットフォームの構築と解析標準化の重要性

こうしたデータ駆動型の臨床研究を大規模に推進，実用化させるために重要なのが，データを幅広く収集・利活用する基盤構築である．私たちは，大規模，多施設，マルチモーダルなデータ解析を推し進める際に，個人情報に配慮したうえでデータを効率よく収集し品質管理をするしくみ，そして取得された膨大なマルチモーダル情報と臨床情報を統合し，複数の医療従事者，研究者間で共有するプラットフォームの構築が必要と考え，データ統合と管理にかかる人的コストを低減し，再現性のあるデータ解析を推進するためのデータ駆動型研究用プラットフォームMeDIA（Medical Data Integration Assistant）を開発した[11]（**図5**）．MeDIAは複数のプロジェクトから発生する多種多様なデータを統合管理し，プロジェクトごと，解析対象項目ごと，対象患者ごとにどのようなデータが取得されているのか，誰がどのデータにアクセスできるのかを可視化することができる．また計測値だけでなく，計測条件や背景情報，治療効果，予後といったメタ情報とも連結されている．そして多施設研究を推進するために，各施設において使用可能なデータベース，ビューワーを保持する形に設計，維持されている．MeDIAは他の連携するプロジェクトにもデータ，ノウハウが共有され利用されている（https://github.com/MeDIA-team/MeDIA）．

データ駆動型臨床研究を推進する際に重要なステップとして，データ収集，データ統合，サブセット抽出，データ解析という4つがある．多くの臨床研究ではデータ収集と解析のみに焦点が当てられ，データ統合や管理，必要サブセットの抽出の工程における課題の議論やそれを円滑に進める方法論はほとんど共有されていない．これらの過程は研究の目的やプロジェクトの体制に依存するところが大きいものの，直面する課題やそれを解決するノウハウは共通のことが多い．さらにこれらの過程を共有のプラットフォームとして活用することは，技術面でのコスト削減につながり，プロジェクト間の連携や研究拡張を容易とする．これまでの臨床研究の多くは，プロジェクトとして取得されたデータはそのプロジェクト内のみで使用され，プロジェクトが終わると破棄されるか死蔵されることが多かった．データ駆動型研究では研究のサスティナビリティやオープンサイエンス[※3]に向けた取り組みが重要になると思

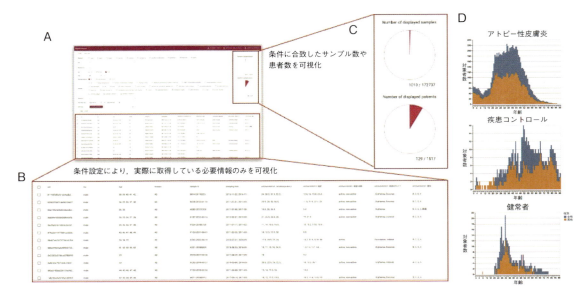

図5　データ管理ウェブアプリケーションMeDIAの画面例
A）MeDIAの患者ビュー画面のスクリーンショット．フィルターパネル（右上）には，患者またはサンプルをフィルターにかけるさまざまな条件が表示されている．B）ユーザーが選択した条件によってレンダリングされたテーブルビューアの拡大表示．ユーザーは「Select」パネルを使用して，表に表示したい情報を取捨選択できる．C）条件に一致したサンプル数と患者数を表す2つの円グラフの拡大表示．保有する情報，データ量を瞬時に可視化して把握できる．D）取得患者の年齢，性別分布を可視化した図．MeDIAで抽出・選択したデータは表形式で全件ダウンロード可能．文献11より引用．

われ，こうしたノウハウの共有や研究連携の取り組みや議論が，より活発化することを期待する．

最後に，私たちがこれまでに実施してきたデータ駆動型研究の経験を踏まえて，AI技術を活用したデータ駆動型医療を推進する際に重要な，臨床研究におけるマルチモーダルデータの管理に関するベストプラクティスを**表**のように提案する．臨床研究のさまざまな分野に適用できる汎用的な課題に対するアプローチを含めているが，各研究の状況に応じて，若干の修正が必要になる場合があることにご留意いただきたい．

> **※3　オープンサイエンス**
> オープンアクセスと研究データのオープン化を含む概念である．これを実現することで，研究成果を幅広いユーザーが利用可能となり，機関，専門領域，国境を超えて知の創出が加速すると考えられる．倫理的配慮やデータ管理上の課題も大きい．

おわりに

本稿では，蓄積された診療情報と計測される臨床マルチモーダル情報を統合解析する研究例を紹介しつつ，データ駆動型研究を実施する際に重要なデータ統合・管理プラットフォームの必要性を述べた．データ駆動型の臨床研究は，アトピー性皮膚炎などの多様性，複雑性を特徴とする疾患の病態理解を深め，個別化医療，精密医療の実現に寄与すると期待される．

また本稿では触れなかったが，近年は技術革新が著しく診察時の情報だけでなく診察と診察の合間の情報をIoT技術やウェアラブル機器を用いて取得することも可能となり，医療・ヘルス分野から収集，生成される情報は加速的に増大すると考えられる．一方で情報爆発を起こすことなく，データを解析する手法，技術も日々考案，改良されている．これらを有意義に使いこなすために，大規模なマルチモーダル情報を付随する臨床メタ情報，臨床経過・予後の情報と紐づけて安全に蓄積管理するプラットフォームを国内用として構

表 提案するデータ管理のベストプラクティス

カテゴリ	サブカテゴリ	課題	提案
データ	モデリング	研究ごとに異なるデータ生成計画	汎用のデータモデルの仕様を提案
	フォーマット	多様なフォーマットのマルチモーダルデータ	メタデータ指向のデータ統合，バイナリデータの分離
	コンテンツ	データごとに異なる属性値をとり，相互運用性が欠如	最低限の必須属性と拡張可能な属性をもつメタデータを記述するための標準フォーマット
プラットフォーム	ソフトウェアアプリケーション	EMRの記録と測定データとのリンク	EMRの記録と測定データを，ブラウザ・アプリが使用するのと同じ中間形式に変換してからロードする
	計算機	異なるコンピューティング・プラットフォームにおけるセキュリティポリシー，ユーザ権限管理の処理	分散型アプリケーションでデータごとアプリを移動させる
プロジェクトマネージメント	研究戦略	各データ収集時の研究背景の共有	専任のデータ管理担当者の設置とデータ生産部門へのヒアリング・コンサルティング
	グループマネージメント	データ作成と管理の分担と責任の明確化	データ生成部門と直接連絡可能なデータ管理担当者の設置と密なコミュニケーション

文献11より引用.

築していくことは未来の医療の資産となる．一時の研究成果が議論されるだけでなく，データ駆動型研究を持続的に維持し医療応用に結びつけるしくみづくりやオープンサイエンスに向けた枠組みが整備され，データ駆動型研究がさらに発展することを期待する．

文献

1) Esteva A, et al：Nature, 542：115-118, doi:10.1038/nature21056（2017）
2) Liu Y, et al：Nat Med, 26：900-908, doi:10.1038/s41591-020-0842-3（2020）
3) Langan SM, et al：Lancet, 396：345-360, doi:10.1016/S0140-6736(20)31286-1（2020）
4) Bieber T, et al：J Allergy Clin Immunol, 139：S58-S64, doi:10.1016/j.jaci.2017.01.008（2017）
5) Chong AC, et al：J Asthma Allergy, 15：1681-1700, doi:10.2147/JAA.S293900（2022）
6) Thijs JL, et al：J Allergy Clin Immunol, 140：730-737, doi:10.1016/j.jaci.2017.03.023（2017）
7) Bakker DS, et al：J Allergy Clin Immunol, 147：189-198, doi:10.1016/j.jaci.2020.04.062（2021）
8) Bakker DS, et al：J Allergy Clin Immunol, 149：125-134, doi:10.1016/j.jaci.2021.06.029（2022）
9) Tay ASL, et al：J Allergy Clin Immunol, 147：1329-1340, doi:10.1016/j.jaci.2020.09.031（2021）
10) Sekita A, et al：Nat Commun, 14：6133, doi:10.1038/s41467-023-41857-8（2023）
11) Ohta T, et al：Allergol Int, 73：255-263, doi:10.1016/j.alit.2023.11.006（2024）

＜筆頭著者プロフィール＞
栁田のぞみ：2018年岡山大学卒業．'20年広島大学入局，大学院入学．'24年博士（医学）取得．'24年より慶應義塾大学皮膚科入室．趣味は津軽三味線とスキー・スノーボード，最近は専らサーフィン．研究もいい波に乗れたらいいですね．

| 第4章 | 大規模解析・テクノロジー──病態解明から治療・診断まで |

3. 皮膚の二光子イメージング

江川形平

> 二光子励起顕微鏡は，長波長レーザーによる二光子励起を用いて組織の深部まで高解像度で可視化できる技術である．本稿では，二光子励起顕微鏡を用いた皮膚の構造・免疫応答の観察について解説する．角化細胞，ランゲルハンス細胞，血管・神経網の可視化や，接触皮膚炎モデルを用いたT細胞・樹状細胞の動態解析，さらには血管透過性亢進をリアルタイムで観察し，血清タンパクの移行過程を可視化する研究について紹介する．またヒト皮膚の診断応用に向けた課題と，画像処理技術による診断支援の可能性についても触れる．

はじめに：二光子励起顕微鏡による皮膚のイメージング

皮膚は体表面に存在するため観察が容易であり，イメージング研究との親和性が高い．従来の蛍光顕微鏡や共焦点レーザー顕微鏡でも生体イメージングは可能であったが，2000年代に二光子励起顕微鏡が登場したことで，その利便性は飛躍的に向上した．二光子励起顕微鏡は，その名の通り2つの光子を同時に照射して励起を行う顕微鏡である．通常，$800 \sim 1,000$ nmの長波長レーザーを用いるため，深部到達性に優れ，皮膚では表面から約$300 \sim 400\,\mu$m，透過性の高い組織では

1 mm程度の深部までクリアな像を得ることができる．さらに，レーザーをフェムト秒パルスで発振することで瞬間的に光子密度の高い領域を形成し，対物レンズの焦点部のみで励起が生じるのが特徴である．これにより，光路全体で励起が起こる従来の蛍光顕微鏡と比較して試料の退色が少なく，熱による組織損傷もきわめて少ない．この「低光毒性」は，蛍光分子数の少ない微細な構造の観察や，生体試料の長時間撮影において特に有用である．

従来，皮膚の微細構造を細胞レベルで観察するためには，①採取，②固定，③薄切，④染色といった一連の過程を経る必要があった．これは，特定の「ある時点」の「ある一断面」を切り取る静的な観察に限られる．しかし，生体イメージングでは，皮膚内の三次元構造をリアルタイムで追跡するタイムラプス撮影が可能となる．この技術は，ダイナミックな免疫応答の観察において特に大きな威力を発揮する．

[略語]

BALT：bronchus-associated lymphoid tissue
（気管支関連リンパ組織）

MALT：mucosa-associated lymphoid tissue
（粘膜関連リンパ組織）

SHG：second harmonic generation
（第二高調波発生）

Two-photon imaging of the skin
Gyohei Egawa：Department of Dermatology, Graduate School of Medical and Dental Sciences, Kagoshima University（鹿児島大学大学院医歯学総合研究科皮膚科学）

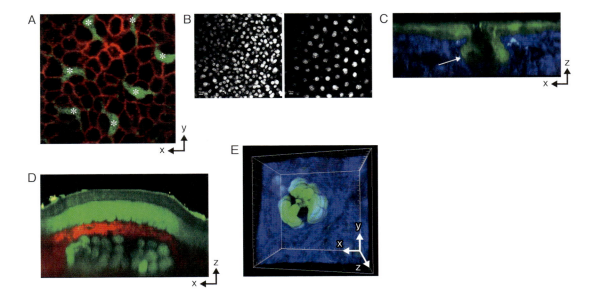

図1 表皮構造の生体イメージング
A）レクチンおよびLangerin-GFPマウスを用いた角化細胞とランゲルハンス細胞（＊）の可視化．B）表皮の核染色像．左が基底層，右が顆粒層．C）マウス皮膚断面図．表皮（緑），真皮（青）と毛包（矢印）．D，E）マウス足底の汗腺（D）と耳介部の皮脂腺（E）．文献1より引用．

1 皮内構造物の生体イメージング

皮膚は表皮，真皮，皮下組織から構成される．表皮は重層扁平上皮に分類され，細胞が密に接着した構造をもつ．主に角化細胞（ケラチノサイト）で構成されるが，ランゲルハンス細胞やT細胞などの免疫細胞も少数ながら分布する．本項では，二光子励起顕微鏡を用いた皮内構造の観察例を示す[1]．

1）表皮の細胞構造

図1Aでは，角化細胞とランゲルハンス細胞が可視化されている．角化細胞は蛍光標識レクチンにより，ランゲルハンス細胞は遺伝子改変マウス（Langerin-GFP）を用いて標識されている．角化細胞が海綿状または蜂巣状に配置するなか，ランゲルハンス細胞（＊）が圧迫されるように分布している様子が確認できる．また，T細胞や好中球が表皮内に侵入すると樹状細胞様の形態をとることから，角化細胞間の狭い隙間が免疫細胞の移動経路として機能していることが考えられる．

2）表皮層の構造特性

図1Bは，表皮の核染色像を示す．左は表皮基底層，右は顆粒層である．基底層では細胞密度が高く，不規則に分布するが，顆粒層では核が大きく均一化し，ほぼ等間隔に並ぶ．この配置は，顆粒層において角化細胞が平坦に圧縮され，ケルビン14面体とよばれる2つの広い六角形面をもつ形状をとるためである[2]．

3）皮膚小器官の生体イメージング

図1C〜Eは，皮膚の小器官である毛包，汗腺，脂腺の生体イメージング像を示す．角化細胞を蛍光標識する遺伝子改変マウス（CK5-GFP）や脂質標識色素（BODIPY）を用いて観察を行った．マウスの汗腺は足底に限局するが，巨大な糸球体様の構造をもつ様子が（図1D），皮脂腺は生体内で桑の実のような二葉構造を形成する様子が観察される（図1E）．

4）真皮内構造の生体イメージング

一方，真皮は細胞密度が低く，コラーゲンなどの細胞外基質に加え，血管，リンパ管，神経といった網目状の構造物から構成される．図2Aは，蛍光標識した抗体およびレクチンを用いて可視化した真皮内の血管，リンパ管，神経束を示す．血管と神経は類似した内径と網目状の分布を示すため，形態のみでは判別が困難であるが，抗体による染め分けを行うことで識別は容

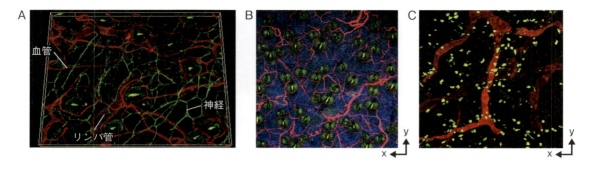

図2 真皮構造の生体イメージング
A〜C）蛍光標識抗体およびレクチンを用いた真皮内の血管，リンパ管，神経の可視化．

易である．一方，リンパ管は血管や神経よりも内径が大きく，分岐が少ないため，形態のみでも識別可能である．

図2Bは，血管の可視化像であり，皮脂腺もBODIPYにより標識されている．**図2C**は神経の可視化像を示し，顆粒状に見える構造は樹状細胞である．それぞれのサイズや分布の違いを比較すると，血管と神経は類似したネットワークを形成する一方，リンパ管はより単純な構造を示すことがわかる．

2 皮膚免疫応答の生体イメージング

生体イメージングが特に威力を発揮するのは，動的な免疫応答の観察である．皮膚には樹状細胞，マクロファージ，肥満細胞などの免疫細胞が定常状態から存在するが，皮膚炎が発生すると好中球やT細胞が血管内から皮膚へと遊走してくる．T細胞や好中球は5〜10μm/分の速度で移動するため，1〜3分間隔のタイムラプス撮影により，その動態を「動画」として捉えることが可能である．本項では，細胞性免疫が関与する接触皮膚炎と，液性免疫の動員が伴う血管透過性亢進の2つの皮膚免疫応答について，二光子励起顕微鏡を用いた研究を紹介する．

1）接触皮膚炎反応の生体イメージング

接触皮膚炎は，T細胞を主体とする細胞性免疫が誘導する代表的Ⅳ型アレルギー応答である[3]．抗原が皮膚に侵入すると，まずリンパ節でT細胞に提示され（感作相），活性化した抗原特異的T細胞が皮膚へ遊走し，炎症を誘導する（惹起相）．惹起相ではT細胞への抗原提示が皮膚内で行われていると考えられるが，その詳細なメカニズムについては未解明の部分が多く，①どの抗原提示細胞が主要な役割を果たすのか，②抗原提示を効率化する機構は存在するのか，という点が長らく議論されてきた．そこで，マウス接触皮膚炎モデルを用いた生体イメージングにより，皮内におけるT細胞活性化のメカニズムを解析した[4]．

二光子励起顕微鏡によるタイムラプス撮影では，健常皮膚において真皮の樹状細胞は均一に分布し，約5μm/分の速度で活発に移動する（**図3A左**）．これは，真皮内を巡回しながら抗原モニタリングを行っていると考えられる．一方，接触皮膚炎が誘導されると，樹状細胞は抗原塗布後数時間で徐々に集積し，クラスターを形成する（**図3A右**）．興味深いことに，このクラスターにはT細胞も同時に集積することが観察された（**図3B**）．

これらの結果から，抗原提示の担い手である樹状細胞と受け手であるT細胞が血管周囲に集積することで，皮内に「抗原提示の場」が形成されると考えられる．また，このクラスター形成には血管周囲のマクロファージが関与することが示唆された．このような免疫細胞の集積は，接触皮膚炎のみならず，乾癬，全身性エリテマトーデス，木村病，悪性黒色腫などでも報告されている．

炎症に伴い皮内で「抗原提示の場」が形成されることは，三次リンパ様構造の誘導を想起させる．粘膜上皮ではbronchus-associated lymphoid tissue（BALT）やmucosa-associated lymphoid tissue（MALT）といったリンパ様組織が形成されるが，皮膚における類

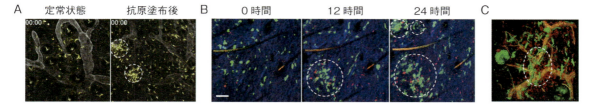

図3 接触皮膚炎の可視化
A〜C）抗原の塗布で樹状細胞（黄色）のクラスターが皮内に形成され（**A**），時間の経過とともに拡大する（**B**）．真皮内の血管周囲に樹状細胞とT細胞のクラスターが形成されている（**C**）．文献4より引用．

似構造の存在は不明であった．われわれの生体イメージング研究により，炎症時に皮内で抗原提示の場が誘導されることが明らかとなったが，B細胞濾胞や高内皮静脈（high-endothelial venule）が明確には形成されない点で，粘膜に誘導される三次リンパ様構造とは異なることが指摘されている．

2）血管透過性亢進のライブイメージング

接触皮膚炎は典型的なIV型（遅延型）アレルギー反応であるが，一方でI型（即時型）アレルギー反応の代表的な皮膚疾患が蕁麻疹である．蕁麻疹では，抗原刺激により肥満細胞膜上のIgEが架橋され，脱顆粒が誘導される．これに伴いヒスタミンが放出され，血管内皮細胞の受容体に作用することで内皮細胞間に隙間が生じ，血管透過性亢進が引き起こされる．その結果，アルブミンや免疫グロブリンなどの高分子タンパクが血管外へ漏出し，真皮の腫脹（膨疹）が生じる．われわれはヒスタミン投与による血管透過性亢進の様子を生体イメージングにより可視化した[5]．

血清高分子タンパクの動態を擬似的に観察するため，蛍光標識デキストランを静脈注射し，分子サイズごとの漏出を評価した．炎症のない状態では，20 kDaおよび40 kDaのデキストランはすみやかに血管外へ移行するが，70 kDa以上の分子は血管内に留まり，間質の蛍光強度の上昇は認められなかった（**図4A**）．この結果から，皮膚の血管は約70 kDaのサイズバリアをもつことが示唆される．

次に，ヒスタミンを静脈注射し，血管透過性亢進を誘導した．その結果，投与直後から透過性が亢進し，70 kDa，150 kDa，2,000 kDaの蛍光デキストランがすべて血管外へ漏出した（**図4B**）．このことから，血管透過性亢進により2,000 kDaを超える高分子タンパク

も皮膚内へ移行可能であることが示された．また，血管透過性亢進が後毛細管静脈で生じることや，抗ヒスタミン薬前処置によってこの反応が完全に抑制されることも観察された．

血管透過性の亢進は虫刺症などでもみられる一般的な生体反応である．今回の観察結果から，この現象は「定常状態では血管内に留まる70 kDa以上の高分子血清タンパクを組織中へ移行させる反応」と定義できる．特に，アルブミン（66 kDa）や免疫グロブリン（150 kDa）の組織移行により，以下の2つの効果が期待される．①アルブミンの移行 → 水の組織移行を伴い，腫脹を引き起こすことで抗原を希釈・洗い流し（wash-out effect）と②免疫グロブリンの移行 → 炎症部位へ選択的に移行し，局所での免疫応答の促進である．すなわち，「腫脹」は単なる炎症の副産物ではなく，「水と液性免疫を炎症部位に輸送する生理的応答」と捉えることができる．

3 ヒト皮膚の観察

ヒト皮膚の診断や検査を目的とした観察においては，安全性への配慮が最優先される．特に侵襲的な検査を実施する場合，安全域を広く設定する必要がある．例えば，レーザー光源を用いた観察では，熱傷のリスクを避けるために出力を抑え，光毒性の低い長波長の光線を使用することが求められる．また，動物実験とは異なり，ヒトでは細胞や組織の可視化を目的とした蛍光色素の投与が厳しく制限されており，遺伝子改変による細胞標識も実施できない．これらの制約により，生体イメージングを用いた細胞レベル解像度のヒト皮膚の観察は表皮から真皮浅層レベルの観察が主体であ

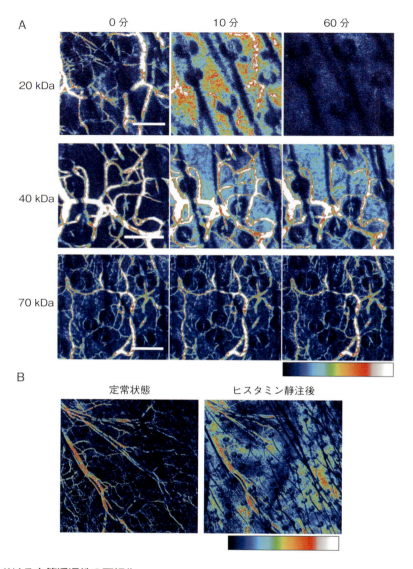

図4 生体内における血管透過性の可視化
A）定常状態での蛍光標識デキストランの血管透過性評価．B）ヒスタミン静注後の血管透過性亢進の様子．文献6より引用．

る．また，蛍光標識の代替として，自家蛍光やメラニンの散乱光，さらにはsecond harmonic generation（SHG）を活用した観察が主に行われている．そのため，腫瘍や色素性病変の観察・診断に関する研究は進んでいる一方で，炎症性皮膚疾患の生体イメージングによる診断はいまだ困難な課題となっている．

米国では反射型共焦点顕微鏡がヒト皮膚病変の観察に保険適応となっており，臨床の場でも広く用いられているが，本邦では保険適応はなく普及していない．

ベッドサイドで使用可能な二光子励起顕微鏡も市販されているものの，導入コストが約4,000万～5,000万円と高額であり，現在は研究用途に限られている．二光子顕微鏡によるヒト皮膚の観察については，日本国内のみならず米国においても保険適応はない．

二光子励起顕微鏡は，共焦点顕微鏡と比較して以下のような利点をもつ．①長波長の励起光を使用するため，より明るいシグナルが得られる，②点励起方式であるため，組織障害性が低い，③深部到達性が高い．

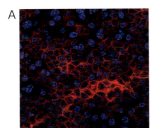 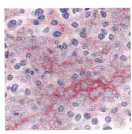 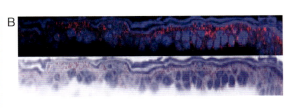

図5　蛍光画像をHEカラー画像へ変換した例
A）二光子励起顕微鏡で取得したマウス皮膚の水平断画像の変換例．B）垂直断画像の変換例．いずれも左が蛍光画像，右がHEカラー．

一方で，共焦点顕微鏡より解像度がやや低下する点には注意が必要である．

　二光子励起顕微鏡の特筆すべき特徴の1つに，SHGを用いた観察が可能であることがあげられる．皮膚においては，真皮のコラーゲンをSHGシグナルとして可視化できるため，線維化の評価などに応用する試みが進められている．二光子励起顕微鏡は基礎研究分野では皮膚の観察にも広く用いられていることから，多くの基礎的知見が蓄積されている．今後，ヒトに適用可能な蛍光色素や補助試薬が開発され，細胞の染め分けなどが可能になれば，二光子励起顕微鏡のヒトの皮膚病変の診断ツールとしての実用化が大いに期待される．

4　画像処理による診断補助の試み

　医師が日常的に診断に用いるのは，ヘマトキシリン・エオジン（HE）染色による皮膚生検サンプルの垂直断切片像である．病理組織学の長い歴史により，HE標本を基盤とした診断学が確立されている．一方で，共焦点顕微鏡や二光子励起顕微鏡などの生体イメージング技術によって得られる画像は，白黒または3色のカラー画像であり，基本的に水平断切片像として取得される．このため，取得された画像のオリエンテーションの理解や診断への応用には一定のトレーニングが必要となり，生体イメージングを診断に応用するうえでの大きなハードルとなっている．

　この課題を克服する試みとして，蛍光画像をHE画像に変換する画像処理技術が提案されている．画像処理によって新たな情報が追加されるわけではないが，医師が見慣れたHE画像に近い視覚表現に変換することで，診断に至るまでの負担が軽減されることが期待される．図5には，二光子励起顕微鏡を用いて取得したマウス皮膚の蛍光画像と，それをHEカラーに変換した画像を提示する．両者を比較し，視覚的な印象が大きく変わることを確認されたい．このような技術の発展により，生体イメージングの臨床応用がより身近なものとなることが期待される．

おわりに

　生体イメージングにより，生命現象の経時的変化をリアルタイムで観察することで，従来の定点的な研究手法では捉えきれなかった動的な事象を可視化することが可能となった．皮膚では，本稿で紹介したもの以外にも多様な免疫応答を誘導するプロトコールが確立されており，T細胞，樹状細胞，マクロファージに加え，好中球，肥満細胞，ランゲルハンス細胞など，さまざまな免疫細胞を可視化する技術が確立されている．

　生体イメージングを活用した研究の進展により，これまで予想しなかったような皮内の新たな生命現象が解明されることが期待される．一方で，臨床の場では依然として生体イメージング技術が皮膚生検の代替や補助として十分に普及しているとは言い難い．今後，イメージング機器や補助試薬のさらなる開発・改良が進むことで，研究のみならず臨床応用においても本技術が一層の貢献を果たすことが期待される．

文献

1）Kabashima K & Egawa G：J Invest Dermatol, 134：2680-2684, doi:10.1038/jid.2014.225（2014）

2) Yokouchi M, et al：Elife, 5：e19593, doi:10.7554/eLife.19593 （2016）
3) Honda T, et al：J Invest Dermatol, 133：303-315, doi:10.1038/jid.2012.284 （2013）
4) Natsuaki Y, et al：Nat Immunol, 15：1064-1069, doi:10.1038/ni.2992 （2014）
5) Egawa G, et al：Methods Mol Biol, 2223：151-157, doi:10.1007/978-1-0716-1001-5_11 （2021）
6) Egawa G, et al：Sci Rep, 3：1932, doi:10.1038/srep01932 （2013）

＜著者プロフィール＞

江川形平：2001年佐賀医科大学卒業．京都大学皮膚科学教室を基点に神戸理化学研究所，京大アステラス産学連携プロジェクト，シドニー大学Centenary Instituteで基礎や臨床の研究に携わる．「皮膚免疫応答の可視化」をメインの研究テーマとする．'24年4月から現職．

第4章 大規模解析・テクノロジー──病態解明から治療・診断まで

4. かたちの数理皮膚医学
─皮疹の形状から生体内を推定しよう

李　聖林

> 動物の皮膚模様は発生過程の自己組織化によって形成されるが，ヒトの皮膚に現れる皮疹模様は体内の平衡が崩れた結果を反映している．これらの模様形成には「空間的な非一様性」という共通原理が働き，内部情報が「かたち」として表れる．特発性慢性蕁麻疹に関する数理的研究では，皮疹形状が生体内状態を示す指標となる可能性が示されている．また，数理モデル，in vitro 実験，臨床データを活用し，病態と皮疹のメカニズムが解明されつつある．これにより，診断や治療の新たな可能性が広がっている．数理科学と皮膚医学の融合は，未来の医療を実現する鍵となるかもしれない．

はじめに

　ヒトとは異なり，動物の皮膚は多様な模様をもつことが多い[1]．例えば，熱帯魚の一種であるタテジマキンチャクダイ（学名：*Pomacanthus imperator*）は，美しく整ったストライプ模様をもち，アフリカの猛獣であるヒョウは，水玉のようなスポット模様を形成する（図1）．これらの皮膚模様は，機能的な理由だけでなく，生存のために獲得された進化の1つと考えられているが，その美しさは生命の不思議を感じさせるものでもある．

　一方，健康で正常な状態のヒトの皮膚は，空間的パターン（空間的な非一様性）をほとんどもたない．ヒトの皮膚に模様が現れるのは，遺伝的または環境的な

[略語]
CSU：Chronic Spontaneous Urticaria（特発性慢性蕁麻疹）
TF：Tissue Factor（組織因子）

要因によって体内に異常が生じ，その結果として生じる皮疹，黒子（ほくろ），脱毛などの病変である[2][3]．動物の体にみられる模様が生命の発生過程における自己組織化の秩序によって形成されるのに対し，ヒトの皮膚に現れる模様は，本来の秩序が失われ，体内の安定した平衡状態が崩れた結果を反映しているといえる．

　一見すると，これらは全く異なる現象のように見えるが，どちらも「空間的な非一様性」を形成するという共通の原理に基づいている．また，これらの模様は，目に見えない内部情報が体表面に「かたち」として現れる現象であり，模様の生成には一定の原理や構造が隠されていると考えられる．この構造的なメカニズムを解明することで，生命の発生過程だけでなく，体内で起こる異常やその背景にある病態の仕組みを明らかにする手がかりが得られる．ここでは，模様生成に関する数学的理論を解説し，皮疹の形がもつ意味を探った慢性蕁麻疹に関する最新の研究を紹介する．また，数理モデルと皮膚医学を融合させたアプローチが，皮

Mathematical dermatology of shape: Inferring *in vivo* states from the shape of skin eruptions
Sungrim Seirin-Lee：Kyoto University Institute for Advanced Study（KUIAS）/Graduate School of Medicine, Kyoto University（京都大学高等研究院／京都大学大学院医学研究科）

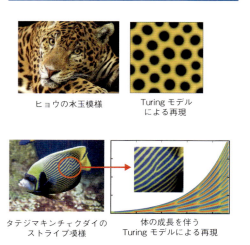
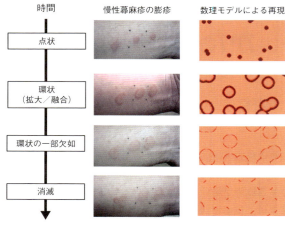

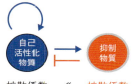
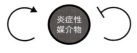

図1　パターン形成モデルにおける動物の皮膚模様とヒトの皮疹
　　　Turingパターン形成モデルと遷移パターン形成モデルの例．これらはそれぞれ異なる数学的構造をもつ．

膚疾患の病態解明や治療にどのような可能性をもたらすかについて考察する．

1 パターン形成論：動物の皮膚模様 vs ヒトの皮疹

　模様（空間的パターン）という概念は，数学的にどのように定義されるだろうか．まず，何も描かれていない真っ白なキャンバスを想像してみよう．この状態では，キャンバスのどの場所も全く違いがなく，空間的に一様であるといえる．次に，キャンバスの中央に赤い丸を絵の具で描いてみる．この瞬間，多くの人が日本の国旗を思い浮かべるだろう．同時に，キャンバスには「白い領域」と「赤い領域」という空間的に異なる非一様な状態が生じる．数学では，このように空間的に一様な状態から非一様な状態へ変化すること，すなわち空間的状態の対称性が破れて非対称性が生じる過程を「パターン形成」と定義する．

1）動物の皮膚模様におけるTuringパターン形成論

　生命科学における数学のパターン形成論は，アラン・チューリング（Alan Turing）が1952年に提唱した理論に端を発する[4]．チューリングは，組織内の細胞分化における空間的な非一様性が，シグナル伝達物質（モルフォゲン）の反応と拡散という非常にシンプルな仕組みで形成されることを示した．Turingパターン形成では，「自己活性をもつ物質と，それを抑制する，2種類以上のシグナル伝達物質が存在し，それらが異なる拡散係数をもつこと」が必要条件となる[5]．Turingパターンには，わずかな刺激で空間的対称性が破れる，模様に空間的規則性がある，空間サイズに応じて定常

状態の模様の数が決まる，といった特徴がある．例えば，タテジマキンチャクダイのストライプ模様は，Turingモデルで再現可能であり，体の成長に伴う（空間サイズに応じた）模様の変化もTuringモデルで説明できる[6)7)]（**図1**）．

Turingの理論以降，この構造を基盤としたさまざまな数理モデルが提案され，自然界や生命の発生過程における複雑な模様を説明しようとする研究がさかんに行われてきた．しかし，Turingパターン形成の必要条件を完全に満たす生物学的物質を定量的に証明することが困難であること，さらに生命のロバスト性に対するTuringモデル特有の弱点があることから[8)]，多くの研究において，数理モデルの一部を仮定として扱わざるを得ない課題が残されている．

2）ヒトの皮疹形状における新しいパターン形成論

周期的で定常的な動物の皮膚模様を記述するTuringパターン形成とは異なり，皮膚疾患における皮疹は空間周期的な規則性をもたず，比較的短時間で動的に変化するダイナミックな模様を示すことが多い．特に，蕁麻疹のように皮疹の境界が明瞭な疾患では，皮疹が拡大して融合した後，一定時間が経過すると自然に消失することがみられる[9)]（**図1**）．このような動的に変化する模様形成を「遷移のパターン形成（Transitional Pattern Formation）」と名づける．このパターン形成では，Turingパターンのように2つ以上の物質の相互作用を必ずしも必要とせず，「1つ」の物質のポジティブおよびネガティブフィードバックが独立して組合わさる双安定性[※1]の数学的構造だけで，多様な模様を生成できる（**図1**）．この知見は，蕁麻疹の膨疹ダイナミクスを記述した数理モデルによって初めて明らかになった[10)]．この数学的構造の発見は，動的で多様な皮疹形状が，炎症を引き起こす主要なメディエーターのポジティブおよびネガティブフィードバックのバランスによって形成されることを示しており，皮膚疾患全般に共通する普遍的な仕組みである可能性を示唆している．

※1　双安定性（bi-stability）

安定な定常状態が2つ存在している数学的構造をいう．例えば，健康な状態と病気の状態を2つの定常状態とみなすと，双安定の構造では一定以上の揺らぎ（刺激）が伝わると，片方の安定な定常状態（健康状態）からもう1つの安定な定常状態（病気状態）に推移する現象が起こる．

さらに，皮疹の形状は生体内の状態を反映していると考えられ，異なる皮疹の形状が異なる生体内状態を示している可能性がある．実際，特発性慢性蕁麻疹を記述する数理モデルを用いて，患者ごとの皮疹形状から生体内状態を推定する研究が進められている．以下では，この研究についてさらに詳しく見ていく．

2 慢性蕁麻疹の数理モデルと皮疹の形状

図2は，特発性慢性蕁麻疹の生体内病態を *in vitro* 実験データを基に推定した模式図である[11)12)]．わずかな刺激を受けると，好塩基球とマスト細胞（肥満細胞）がヒスタミンの放出を開始する．このとき，血管内を流れる好塩基球は血管内皮細胞に付着し，内皮細胞の組織因子（TF）発現を促す．TFはさらに血液凝固因子の経路を活性化し，好塩基球とマスト細胞のヒスタミン放出を一層促進することで，2つのポジティブフィードバックを形成する[13)]（**図2**，緑と青の矢印）．一方，ヒスタミンと同時に放出されるアデノシンは，ヒスタミン放出を部分的に抑制する[14)15)]．これらの相互作用の結果，ヒスタミン放出の活性と抑制のバランスによって血管内皮組織に隙間が生じ，血漿成分が漏れ出して膨疹が形成される．

この病態メカニズムを基に構築された数理モデルが膨疹形成を正確に捉えている場合，*in vitro* 実験で推定された病態（**図2**左）は *in vivo* 病態の秩序を反映していると考えられる．また，数理モデルを解析することで，膨疹の形状と病態ネットワークの関連性やそのダイナミクスの仕組みを解明する手がかりが得られる．**図2**右に示された数理モデルは，**図2**左のネットワークに基づいて構築されたものであり，すべての数式は *in vitro* 実験データで検証されている[12)]．以下では，この数理モデルが導き出す慢性蕁麻疹の膨疹形状について詳しく見ていく．

1）特発性慢性蕁麻疹における膨疹形状の分類

数理モデルのなかにあるパラメーター（各ネットワークの強度を示すもの）を変えてみると，実際の慢性蕁麻疹患者によくみられる膨疹の形状が再現され，膨疹形状が5つのタイプ（環状，途切れた環状，地図状，円形，点状）に分類されることが特定された[12)]（**図3**）．

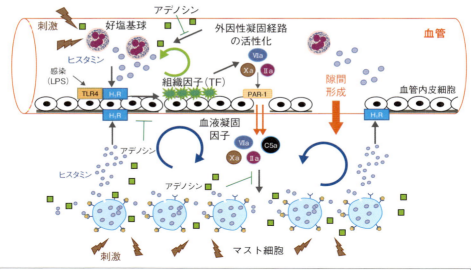

好塩基球から放出されるヒスタミン

$$\frac{d[H_B]}{dt} = \delta_B + \gamma_B[TF]\chi_B(\mathbf{x},t)\left(1 - \frac{\alpha_B[H_B]^2}{\alpha_{B0} + [H_B]^2}\right) - \mu_B[H_B]$$

血管内皮細胞の組織因子の発現

$$\frac{d[TF]}{dt} = \delta_T + \frac{\gamma_T([H_B] + [H_M])}{\gamma_{T0} + [H_B] + [H_M]}\left(1 - \frac{\alpha_T([H_B] + [H_M])^2}{\alpha_{T0} + ([H_B] + [H_M])^2}\right) - \mu_T[TF]$$

血液凝固因子と Gap formation

$$\frac{\partial[C]}{\partial t} = D_C \nabla^2[C] + \frac{\gamma_C}{1 + \exp[-\beta([TF] - T_{SW})]} - \mu_C[C]$$

マスト細胞から放出されるヒスタミン

$$\frac{\partial[H_M]}{\partial t} = D_M \nabla^2[H_M] + \delta_M + \gamma_M[C]\chi_M(\mathbf{x},t)\left(1 - \frac{\alpha_M[H_M]^2}{\alpha_{M0} + [H_M]^2}\right) - \mu_M[H_M]$$

図2 特発性慢性蕁麻疹の病態と数理モデル
in vitro 実験に基づいて推定された特発性慢性蕁麻疹の模式図と，それに基づいて構築された数理モデル．数理モデルの各パーツは，すべて実験データを用いて検証されている[12]．文献12をもとに作成．

そこで，臨床で観察された膨疹形状と数理モデルで再現された in silico 膨疹形状の共通特徴を反映した「膨疹形状分類基準表」が作成された（**表**）．この基準表を用いて，105名の患者の膨疹を分類した結果，87.6%の膨疹が5つの形状のいずれかに分類できることが示された[12]．つまり，特発性慢性蕁麻疹において，それぞれの5種類の膨疹形状を生体内の状態と結びつけることができれば，膨疹形状を基準とした慢性蕁麻疹のエンドタイプ（endotype）※2 の分類が可能になる．

2）膨疹の形状と生体内をつなげる

では，それぞれの皮疹形状タイプが生体内の状態と

> **※2 エンドタイプ（endotype）**
> 特定の疾患において，その病態の異なる生物学的または分子的な基盤に基づいて分類されたサブタイプで，症状や外見的特徴ではなく，遺伝的，分子的，または細胞レベルのメカニズムに基づいて分類される．

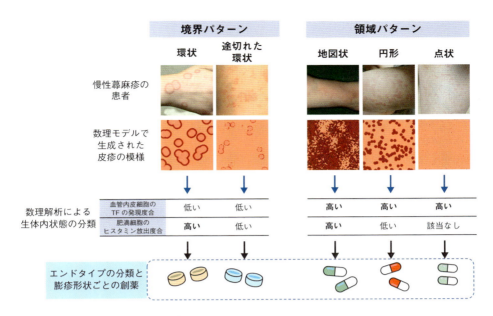

図3 特発性慢性蕁麻疹の膨疹形状タイプ
患者の膨疹と数理モデルで再現された膨疹は,5つのタイプに分類できる.将来的には,それぞれの形状に対応した創薬の可能性が期待される.

表 膨疹形状分類基準表（Eruption Geometry Criteria）

Class	特徴	Type	特徴	
境界パターン Boundary pattern	膨疹は比較的平坦な円弧で周辺の紅斑は見られない.	環状 Annular pattern	辺縁が1つの円弧で囲まれた環状皮疹,辺縁はシャープ,複数の円弧が癒合する.	
		途切れた環状 Broken-annular pattern	辺縁が複数の円弧で囲まれた花冠状,通常,複数の円弧の交点から先は皮疹を欠いて個々の円弧の連続性は途切れる.	
領域パターン Area pattern	盛り上がり（膨疹）のみのこともあれば周囲に盛り上がりのない均一な紅斑を伴うこともある.	地図状 Geographic pattern	基本単位は円形の膨疹だが,癒合傾向が強く,しばしば地図状となる.	
		円形 Circular pattern	円形を基本とするが,多くは正円になりきれずに断片化する.個々の皮疹は1cm以上の大きさになるが,癒合傾向が乏しい.	
		点状 Dot pattern	1cmより小さい均一な膨疹または盛り上がりのない紅斑.癒合傾向が乏しい.	

文献12より引用.

どのようにつながっているのかを見ていこう．現状ではこれに関する実験的アプローチはほぼ不可能であるため，数理モデルを用いた感度解析手法によって，病態ネットワークの強度を表すパラメーターが5つの皮疹形状の特徴量にどの程度影響を与えるのかを調べた[12]．その結果，領域パターン（Area pattern）や境界パターン（Boundary pattern）の分類には，血管内皮細胞の組織因子（TF）発現にかかわるネットワークが重要であることがわかった．一方，さらに下流の5つの皮疹分類には，マスト細胞によるヒスタミン放出にかかわるネットワークが主に関与していることが明らかになった（**表，図3**）．血管内皮細胞のTF発現ダイナミクスとマスト細胞のヒスタミンダイナミクスのバランスによって，多様な皮疹模様が生成されるのである．つまり，患者の皮疹形状がどのタイプに属するかによって，生体内の状態も5つの分類で推測することが可能になる．将来的には，特発性慢性蕁麻疹の診断精度を向上させるだけでなく，それぞれの皮疹形状タイプに対応した薬が開発されれば，より効果的な治療戦略が期待できるだろう．

3 皮疹のダイナミクスを生体内とつなげる：膨疹の発症（Onset）・拡大（Development）・消滅（Disappearance）フェーズ

数理モデルを用いることの利点は，入力（条件）に対して出力（結果）が「なぜ」そのような結果に至るのかを探ることができる点にある．これは，AIのブラックボックス的なアプローチとは異なり，力学的数理モデリング（mechanistic mathematical modeling）アプローチの大きな長所でもある．ここでは，膨疹形成を3つのフェーズに分け，それぞれのフェーズがどのように生体内の仕組みで制御されているのかを，慢性蕁麻疹の数理モデルの解析を通じて考察する．

1）膨疹の発症には好塩基球が要

膨疹の発端となる発症フェーズを理解するため，慢性蕁麻疹の数理モデルを2つに分解した．1つは，血管内での病態ネットワークを記述する部分で，好塩基球が血管内皮組織に付着し，TF（組織因子）と血液凝固因子の活性化によるポジティブフィードバック（**図2**

の緑矢印）を示すもの．もう1つは，マスト細胞のヒスタミン放出を促すポジティブフィードバック（**図2**の青矢印）を記述する部分である．これらのモデルを解析した結果，膨疹の発症にはマスト細胞よりも好塩基球が重要な役割を果たすことが明らかになった[16]．マスト細胞から放出されたヒスタミンは拡散によって空間一様に広がるため，マスト細胞のわずかな刺激だけではTFを局所的に十分発現させることができず，その結果，血管内皮組織の隙間形成（gap formation）が不十分になる．一方で，好塩基球の血管内皮組織への局所的付着と，それによるポジティブフィードバックがヒスタミンの放出を促進し，TFの発現を増強することで，血管内皮組織の隙間形成と膨疹発症に不可欠であることが示された．これらの結果は，好塩基球が慢性蕁麻疹発症の発端にかかわっている可能性を示しており，今後の実験的検証と，好塩基球を標的とした治療法の開発が期待される．

2）膨疹の形を生み出す血管内皮組織の隙間形成と形の多様性を生み出すマスト細胞

皮疹の形（空間的非一様性）が生まれる仕組みと，その多様性の起源について詳しく見てみよう．*in vitro*実験では，TFの発現が一定の閾値を超えると，血管内皮細胞間に穴が開くスイッチ的挙動によって隙間形成が起きることが示されている[12]．このスイッチ的挙動がどのような役割を果たしているのかを考察するため，閾値がなく徐々に隙間が形成される場合（linear gap formation）や，閾値がきわめて低く隙間が一気に形成される場合（saturated gap formation）の*in silico*実験を行った（**図4**）．すると，膨疹の局所的な形状（模様）は形成されず，アナフィラキシーショックのような全身的な反応が非常に短時間で起きる現象が観察された．これは，隙間形成の閾値が形状形成に不可欠であると同時に，閾値が低い場合には全身性反応を引き起こす原因となる可能性を示唆している．

次に，膨疹形状の多様性がどこから生まれるのかを検討する．この点については，マスト細胞によるヒスタミンの抑制と活性のバランスが形状の多様性を生むことが，概念的な数理モデルで示されている[10]．これが慢性蕁麻疹にも当てはまるかを確認するため，数理モデルの解析を行った結果，同様の結果が得られた[16]．一方で，慢性蕁麻疹では，点状の膨疹は他の膨疹タイ

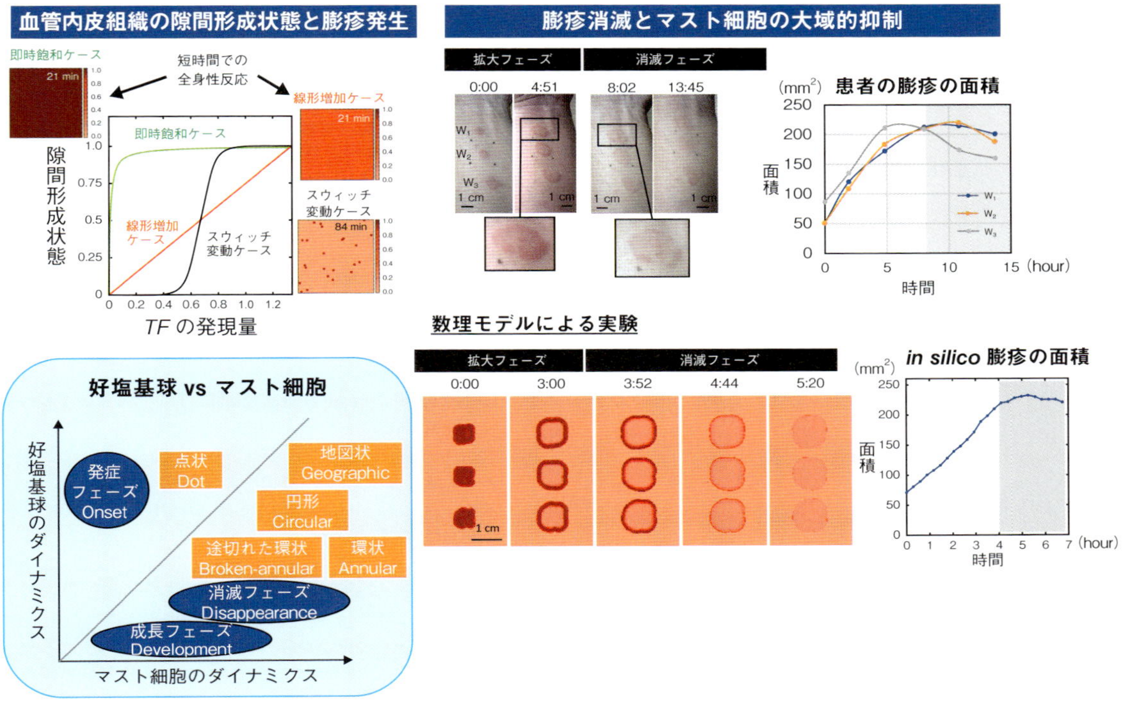

図4　特発性慢性蕁麻疹の発症・拡大・消滅フェーズにおける膨疹ダイナミクス
血管内皮組織の隙間形成のダイナミクスが膨疹発生に与える影響を示した図（左上）．慢性蕁麻疹患者における膨疹の拡大と消滅のダイナミクスを数理モデルで検証した図（右）．また，3つの膨疹フェーズと5つの膨疹タイプが，好塩基球とマスト細胞の関与度合いを示す概念図（左下）．

プと異なり，マスト細胞よりも好塩基球が重要な役割を果たすことが明らかになった（**図4**）．つまり，点状膨疹に対しては，好塩基球を標的とした治療薬が特に効果的である可能性が示唆される．現在，筆者と共同研究者らによって臨床データを用いた検証研究が進められている．

3）膨疹の消滅における新たな免疫抑制の可能性

蕁麻疹の膨疹は数分から数時間のスケールで自然に消えるが，その仕組みはまだ十分に理解されていない．従来，マスト細胞がヒスタミンを放出し切ることで膨疹が消えると考えられてきたが，数理モデルで，マスト細胞がヒスタミンを出し切っても膨疹が広がり続けることが確認されている[12)16)]．膨疹形成は，刺激を受けた細胞を起点として，ヒスタミンの拡散が未刺激のマスト細胞に波のように伝わり，反応が連鎖的に広がり続ける．つまり，未刺激のマスト細胞が存在する限り反応は止まらず，消滅フェーズには別の抑制機構が

関与している可能性を示唆している．そこで，患者の膨疹データを分析してみると，膨疹が消滅する際には以下の3つの特徴がみられた：

①同時に生成された膨疹は同時に消える

②環状の膨疹は部分的に壊れながら消える

③消滅フェーズにおいて，膨疹の拡大は止まる

これらの特徴を数理モデルを用いた *in silico* 実験と比較したところ，膨疹の消滅には，発症から一定時間が経過した後に，反応を起こしているマスト細胞とその周辺を広範囲に抑制する仕組みが必要であることが明らかになった[16)]．この結果は，免疫の抑制反応が広範囲に作用し，反応の波を抑えている可能性を示唆している．今後，膨疹の消滅期にかかわる主要な因子が特定されれば，画期的な治療法の発見につながるだろう．

おわりに

慢性蕁麻疹の全貌を膨疹の形状から紐解く研究は現在も進められており，患者個人の皮疹写真データを基に，生体内の病態状態を表す患者固有のパラメーターを推定する数理的ツールが構築されている（論文投稿中）．近い将来，このツールが実用化されれば，膨疹の形状を基に慢性蕁麻疹患者のより正確な診断を支援できる可能性が高い．さらに，患者固有のパラメーターが推定可能になることで，抗ヒスタミン薬や新薬の効果を数理モデルに組込むことにより，患者ごとの最適な治療薬や治療法を瞬時に提案することも可能になる．本研究では，*in silico* 上での実験が進められるとともに，数理的考察に基づいて患者の臨床データが集積されている．現在，数理モデルによる薬剤有効性の結果と臨床データの比較・検証が行える準備が筆者と共同研究者らによって進められている．これにより，皮疹の形状が的確な診断および治療の重要な指標となる可能性が，さらに現実味を帯びてくるだろう．

皮疹の状態は，医師が患者を診察する際に最初に得られる貴重な情報である．皮疹の形状から生体内の病態を詳細に理解することができれば，患者に負担をかけることなく，より的確な診断と最適な治療を提供できるという，まるで夢のような医療が実現するかもしれない．数理科学と皮膚医学の融合は，皮膚医学をこれまで以上に広大な可能性の海原へと導き，深海に潜む未知の領域に隠された皮膚医学の神秘を解き明かす力強いアプローチとなるかもしれない．

文献

1) Ramos R, et al：Cell, 187：3165-3186, doi:10.1016/j.cell.2024.05.016（2024）

2) Chuong CM, et al：Exp Dermatol, 15：547-564, doi:10.1111/j.1600-0625.2006.00448_1.x（2006）

3) Gilmore SJ：Exp Dermatol, 19：240-245, doi:10.1111/j.1600-0625.2009.01022.x（2010）

4) Turing A：Phil Trans R Soc Lond B, 237：37-72, doi:10.1098/rstb.1952.0012（1952）

5) Mathematical Biology II, 3rd edition（Murray JD），Springer（2003）

6) Kondo S & Asai R：Nature, 376：765-768, doi:10.1038/376765a0（1995）

7) Painter KJ, et al：Proc Natl Acad Sci U S A, 96：5549-5554, doi:10.1073/pnas.96.10.5549（1999）

8) Maini PK, et al：Interface Focus, 2：487-496, doi:10.1098/rsfs.2011.0113（2012）

9) Zuberbier T, et al：Allergy, 77：734-766, doi:10.1111/all.15090（2022）

10) Seirin-Lee S, et al：PLoS Comput Biol, 16：e1007590, doi:10.1371/journal.pcbi.1007590（2020）

11) Yanase Y, et al：Int J Mol Sci, 24：10320, doi:10.3390/ijms241210320（2023）

12) Seirin-Lee S, et al：Commun Med (Lond), 3：171, doi:10.1038/s43856-023-00404-8（2023）

13) Yanase Y, et al：J Allergy Clin Immunol, 147：1101-1104.e7, doi:10.1016/j.jaci.2020.08.018（2021）

14) Rudich N, et al：Front Immunol, 3：134, doi:10.3389/fimmu.2012.00134（2012）

15) Matsuo Y, et al：Allergol Int, 67：524-526, doi:10.1016/j.alit.2018.03.007（2018）

16) Seirin-Lee S, et al：Bull Math Biol, 87：1, doi:10.1007/s11538-024-01380-3（2024）

＜著者プロフィール＞

李 聖林：韓国釜山大学および大学院修士課程の数学科を卒業後に来日．2008年にJSPS DC1に採用され，博士課程在学中にOxford大学数理研究所に留学し，パターン形成の数理モデリングを本格的に学ぶ．'10年に岡山大学大学院環境学研究科にて博士後期課程を早期修了．学位取得後，JSPS PDとしてOxford大学，東京大学，理化学研究所を経て，'14年から広島大学数学科にて助教，准教授（JSTさきがけ兼任）を歴任．'20年に同大学数学科の教授に就任．'21年10月より京都大学高等研究院・教授，'23年1月より同大学医学研究科・教授（兼任）を務め，現在に至る．

第4章 大規模解析・テクノロジー──病態解明から治療・診断まで

5. 皮膚の体細胞ゲノム・エピゲノム異常モザイクと疾患

久保亮治，齋藤苑子

加齢とともにわれわれの組織はさまざまな体細胞バリアントをもつクローンの集合体（体細胞モザイク）へと変化していく．微量サンプルの網羅的遺伝学的解析が可能になったことで可視化されたこの現象が，ヒトの老化や疾患とどのようにかかわるのか，その解析はまだ端緒についたばかりである．われわれは今回，皮膚に多発し永続する皮疹を特徴とする「汗孔角化症」とよばれる疾患の解析を通じて，胎生期に生じた体細胞エピゲノム変異モザイクを背景として，セカンドヒットを生じた細胞が多発し，それぞれクローン性に拡大するという，新たな疾患原理を見出した．

はじめに

微量サンプルの網羅的なゲノム解析が可能になったことで，われわれの体細胞には加齢とともにさまざまな遺伝学的変化が蓄積していくことが明らかになってきた[1] [2]．組織を構成する細胞において，一つひとつの幹細胞に独立して体細胞バリアント（体細胞変異）が蓄積していくため，加齢とともにわれわれの組織はさまざまな体細胞バリアントをもつクローンの集合体（体細胞モザイク）へと変化していく．哺乳類のさまざまな種における体細胞バリアントの蓄積速度を調べた研究からは，体細胞バリアントの蓄積速度と平均寿命

[略語]
LOH：loss of heterozygosity
（ヘテロ接合性の消失）
UPD：uniparental disomy（片親性ダイソミー）

との間に相関関係があることもわかってきた[3]．加齢とともに体細胞モザイクが進行していくことが，ヒトの老化や疾患とどのようにかかわっているのか，その解析はまだ端緒についたばかりである．

1）皮膚における体細胞モザイク

皮膚においては，体細胞モザイクが「ほくろ」や「あざ」，母斑[※1]などの皮膚症状として目に見えるかたちで表れるため，古くから皮膚は体細胞モザイクの研究対象となってきた[4]．体細胞モザイクを引き起こす遺伝学的変化の代表的なものとして，ゲノム配列に生じた体細胞バリアントや，体細胞染色体組換えなどの染

> **※1　母斑**
> 生まれつきのあざを意味し，英語ではbirthmarkやnevus，中国語では胎斑とよばれる．和名だけが名称に「母」という文字を含み，原因が母親にあるのではという重大な誤解を与える恐れがあり，あまり良い用語とはいえない．

Somatic (epi-)genetic mosaicism in the skin and skin diseases
Akiharu Kubo[1] [2] /Sonoko Saito[2]：Division of Dermatology, Department of Internal Related, Kobe University Graduate School of Medicine[1] /Department of Dermatology, Keio University School of Medicine[2]（神戸大学大学院医学研究科内科系講座皮膚科学分野[1] /慶應義塾大学医学部皮膚科学教室[2]）

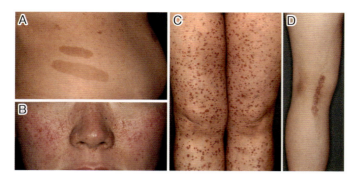

図1　セカンドヒットが生み出す症状
A）神経線維腫症1型でみられるカフェオレ斑．B）結節性硬化症でみられる，日光露光部（鼻背部と両頬部）に多発する血管線維腫．C）播種状汗孔角化症にみられる，多発し，徐々に増数し，永続する皮疹．D）線状汗孔角化症にみられる，小児期から線状に配列して存在する皮疹．いずれも自験例．

色体の構造変化が挙げられる．これらの変化をもった細胞が何らかの皮膚症状をつくるには，いくつかの条件が必要だと考えられる．①免疫などの排除機構から逃れて生き残ること，②周囲の細胞を押しのけてクローン性に拡大すること，③周囲の皮膚と異なる表現型を引き起こすこと，である．例えば①と②が生じても，③が起こらなければ，われわれはそこに異常クローンが集積していることに気づかないだろう．このような前提条件を考えたうえで，自分の顔を鏡に映してよく見てみると，さまざまな後天的な遺伝学的変化をもった多種多様な細胞がクローン性に増殖して，皮膚でせめぎ合っている様子を想像できるのではないかと思われる．特に皮膚の細胞は，紫外線などによる外的刺激によりゲノム変化を多く蓄積している．実際，眼瞼下垂の形成術により切除された上眼瞼の皮膚の表皮を用いた解析結果は，われわれにこの現実を突きつけている[2]．生まれたままのゲノム配列を一文字も変わらず保持している細胞など，1つもないのだ．

2）体細胞モザイクがつくる皮膚症状

発生期（特に発生初期）に生じた遺伝学的変化をもつ細胞が，皮膚に分布して何らかの皮膚症状をつくったものがbirthmark（nevus，母斑）である．皮膚を構成するどのような細胞が，その原因となる遺伝学的変化をもつかによって，それぞれに特徴的な分布と症状を示し，表皮母斑，色素性母斑，血管腫・血管奇形などの症状を形成する[5]．野生型の細胞と変異細胞とが1つの個体のなかに共存する状態であることから，これらはモザイク疾患とよばれる．一方，先天性にがん抑制遺伝子にヘテロ接合性に病的バリアントを有する場合は，ヘテロ接合性の消失（LOH）や体細胞バリアントなどのセカンドヒットによって両アレル欠損となった細胞が加齢とともに多発し，それぞれ均一な表現型をもつ病変が多発する．このような疾患は母斑症とよばれ，その代表が，神経線維腫症1型（レックリングハウゼン病）や結節性硬化症である．例えば神経線維腫症1型でみられるカフェオレ斑は，胎生期にセカンドヒットを生じたメラノサイトの分布をみており[6]，結節性硬化症で顔に多発する血管線維腫は，紫外線によるセカンドヒットにより多発することがわかっている[7]（図1）．

本稿では，これらの疾患とその解析手法について紹介するとともに，出生後に生じるセカンドヒットにより病変が多発する疾患であることが近年見出された「汗孔角化症」とよばれる皮膚疾患について紹介し，その解析からわれわれが見出した「発生期に生じたエピゲノム異常による発症機構」について紹介する．

1 臨床像に応じた遺伝学的検査

1）Germline（生殖細胞系列）バリアントによる全身性疾患の遺伝学的検査

いわゆる先天性疾患（遺伝性疾患）では，罹患者はその疾患の発症要因となった遺伝学的変化を受精卵の時点から有しており，すなわち全身のすべての細胞が

病原性の遺伝学的変化を有している．その受精卵を形成した1個の卵子または1個の精子のいずれか（顕性遺伝性疾患の場合），または両方（潜性遺伝性疾患の場合）が病的バリアントを有していたと基本的に考えられるため，このような遺伝学的要因をgermline（生殖細胞系列）バリアントとよぶ．このような疾患では，採取しやすい材料，すなわち血液（末梢血白血球）由来のゲノムDNAを用いて遺伝学的検査を行う．

さまざまな遺伝性皮膚疾患において，臨床診断に基づいた遺伝学的検査が外注可能になり，その一部は保険適応である．代表的な検査機関が公益財団法人かずさDNA研究所のかずさ遺伝子検査室である．報告書対象遺伝子について短鎖型シークエンサーを用いた解析結果が報告される．ただし，染色体部分欠失のような短鎖型シークエンサーでは原理的に検出できないような遺伝学的変化は検出できないため，それ以上の解析はMultiple Ligation-dependent Probe Amplification（MLPA）法や全ゲノムシークエンス解析などによる解析を研究として行う必要がある．

2）発生期に生じた遺伝学的変化によるモザイク疾患の遺伝学的検査

一方，出生時から身体の一部に遺伝学的変化をもつ細胞が分布して先天性の症状を形成しているモザイク疾患では，発生過程で生じた遺伝学的変化（体細胞バリアントなど）を有する細胞群と有しない細胞群が存在し，遺伝学的変化を有する細胞が分布する皮膚に症状が表れる．原因となる遺伝学的変化を同定するためには，その遺伝学的変化をもつ細胞が高い割合で含まれるサンプルを用いて，遺伝学的検査を行う必要がある．

例えば，Blaschko線に沿った皮疹を生じる疾患（列序性表皮母斑，脂腺母斑，面皰母斑など）では，表皮ケラチノサイトに原因となる遺伝学的変化が存在するため，病変部を皮膚生検し，プロテアーゼ処理により表皮と真皮を分離し，表皮からゲノムDNAを精製して検索することが必要になる[8]．一方，チェッカーボードパターンを示す色素性母斑の場合は，病変部に分布するメラノサイトや母斑細胞が原因となる遺伝学的変化をもつ．母斑細胞であれば，真皮からのゲノムDNA取得で検索可能である．一方，メラノサイトのみが遺伝学的変化をもつ疾患（カフェオレ斑，Spitz母斑な

ど）は，病変部の生検組織からメラノサイトを単離して初代培養し，十分に増殖したメラノサイトからゲノムDNAを精製して解析する必要がある．なおこの場合，メラニンがポリメラーゼ連鎖反応（polymerase chain reaction：PCR）を阻害するため，メラニンの除去が必要である．

3）出生後に生じた遺伝学的変化による疾患の遺伝学的検査

解析手法は基本的に上記と同じであるが，遺伝学的変化の探し方に注意する必要がある．例えばドミナントアクティブに働く単一の遺伝学的変化による表現型であれば，病変部と健常部のゲノムを比較して，病変部にのみ*de novo*に生じた体細胞バリアントを検索すれば，原因にたどり着けるはずである．一方，何らかの先天性の病的バリアントをヘテロ接合性にもつことを背景として，セカンドヒットが生じたところに症状が表れる場合（後述する播種状汗孔角化症がこれにあたる），*de novo*に生じた体細胞バリアントだけでなく，loss of heterozygosity（LOH）の検索が必要になる．例えば，健常部ではある体細胞バリアントが50％含まれており，病変部ではLOHが生じて同じ体細胞バリアントが80％含まれているような場合，単に*de novo*に生じた体細胞バリアントを検索するパイプラインでは，原因となった遺伝学的変化を見逃してしまう可能性がある．的確な診断から，検索すべき遺伝学的変化を予想して，正しく原因を検索することが重要である．

2 汗孔角化症の謎を解く

汗孔角化症は常染色体顕性遺伝性疾患であるが，孤発例も数多く存在するとされてきた〔この理由の1つが，後述する体細胞エピゲノム異常モザイクによる発症（非遺伝性の発症）であることをわれわれは明らかにした〕．病因遺伝子として，コレステロール生合成経路のなかのメバロン酸経路とその下流，すなわちメバロン酸からファルネシルピロリン酸に至る4段階の酵素反応を司る酵素をコードする遺伝子（*MVK, PMVK, MVD, FDPS*）が同定されてきた（**図2**）[9] [10]．2024年にわれわれはその1つ下流の反応，すなわちファルネシルピロリン酸からスクワレンを合成するスクワレン合成酵素をコードする遺伝子*FDFT1*を新たな病因遺

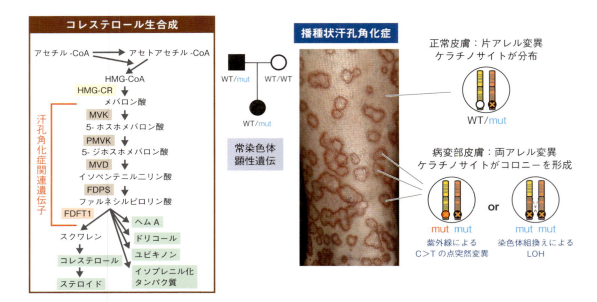

図2 汗孔角化症の基本的な発症原理
メバロン酸経路とその下流の酵素が病因遺伝子となる（左図）．先天性にヘテロ接合性に機能欠損バリアントをもつ人が発症するため，常染色体顕性遺伝性である．セカンドヒットが生じ，体細胞において生じた片親性ダイソミーにより機能欠損バリアントがホモ接合性に変化した細胞や，対側アレルに機能欠損を引き起こす体細胞バリアントが de novo に生じた細胞が生まれると，その細胞がクローン拡大して皮疹を形成する（右図）．

伝子として同定，FDFT1に先天性の病的バリアントをもたない人において，発生期に生じたFDFT1のエピジェネティックサイレンシングにより汗孔角化症を発症するという，新たな疾患発症機序を明らかにした[11]．

1）成人に多発する汗孔角化症と，小児期から線状に分布する汗孔角化症

汗孔角化症にはさまざまな病型があるが，代表的な2つが，壮年期に全身または日光露光部を中心に円形の皮疹が多発する播種状汗孔角化症と，小児期から身体の一部に皮疹が線状に連なって現れる線状汗孔角化症である（図1）．いずれにおいても多くの場合，血液ゲノムを調べると，病因遺伝子のいずれかにヘテロ接合性に機能喪失性のバリアントが見つかる．日本人に多い創始者バリアントとしてMVDのc.746T>C（p.Phe249Ser）が知られている[12]．ではなぜ，このように2つの異なる病型が表れるのだろうか？

われわれは，播種状汗孔角化症と線状汗孔角化症のそれぞれにおいて，1人の患者から複数の皮疹をバイオプシーし，酵素処理により表皮と真皮に分離して解析した．その結果，各皮疹の表皮ケラチノサイトでセカンドヒットが生じており，病因遺伝子を両アレル欠損した細胞が皮疹を形成していることが明らかになった[12]．興味深いことに，小児期から症状が表れる線状汗孔角化症では，複数箇所の生検からすべて同一のセカンドヒットが同定された．一方，壮年期に多発する播種状汗孔角化症では，複数箇所の生検においてそれぞれ異なるセカンドヒットが同定された[12]．すなわち，発生期に一度だけセカンドヒットが生じ，そのセカンドヒットをもつ細胞がケラチノサイトに分化して皮膚の一部に線状に分布したものが線状汗孔角化症である．一方，加齢とともに全身の皮膚のケラチノサイトにそれぞれ独立にさまざまな体細胞バリアントが生じていくなかで，生まれつき病因遺伝子が片アレル欠損しているためにセカンドヒットとなるバリアントが身体のあちこちで独立に生じ，両アレル欠損となった細胞がクローン性に増殖して皮疹を形成したものが，播種状汗孔角化症であると考えられた（図2）[12]．実際に親子で，父親には壮年期に始まった播種状汗孔角化症があり，子には幼少期から線状汗孔角化症があるうえに，

壮年期にさらに播種状汗孔角化症を合併した家族例において，播種状汗孔角化症からは皮疹ごとに異なるセカンドヒットが，線状汗孔角化症からは複数箇所で同一のセカンドヒットが同定され，本発症機序が裏づけられた[13]．

2）既知遺伝子に先天性の病的バリアントが見つからない汗孔角化症

汗孔角化症の皮疹を生検して，病変部の表皮のゲノムを調べているうちに，ある患者（リンパ腫に対する化学療法と骨髄移植後に身体の一部に汗孔角化症の皮疹が多発してきた患者）では，既知の病因遺伝子に明らかな病的バリアントを認めず，一つひとつの皮疹をSNP arrayにて解析すると，8番染色体の短腕に染色体異常があることに気づいた．しかし非常に複雑な染色体異常だったので，そのときはそれ以上深く追求しなかった．ある日，別の患者サンプルを解析していると，また8番染色体短腕に染色体異常が見つかり，汗孔角化症の新しい病因遺伝子が8番染色体短腕に存在することに気づいた．その後，いくつものサンプルで8番染色体短腕の小さな欠損が見つかった．一つひとつの欠損範囲は微妙に異なっており，それらを重ね合わせていくと，ある限られた範囲がすべての欠損で共通していた．その限られた範囲にある遺伝子のなかに，メバロン酸経路の酵素をコードする遺伝子*FDFT1*が位置していた（**図2**）．そこで，それまでに蓄積していた，既知の病因遺伝子に病的バリアントが見つからない6症例の病変部表皮ゲノムを解析したところ，すべての症例の皮疹から，*FDFT1*に *de novo* に生じた，片アレルの体細胞バリアント，*FDFT1*を含む染色体の片アレル部分欠損，*FDFT1*を含む染色体の部分片親性ダイソミー（UPD）※2のいずれかが同定された．1人の患者から皮疹ごとに異なる変化が同定されたため，*FDFT1*に生じたセカンドヒットを同定したと考えられた．そこで生まれつきのバリアントを*FDFT1*に探したが，全ゲノム解析まで行っても何も異常が見つからなかった．

※2　片親性ダイソミー

2つの染色体の全部あるいは一部が片親由来となること．体細胞においても生じることが明らかになっており，copy neutral loss of heterozygosityともよばれる．

3）発生期に生じた体細胞エピゲノム異常モザイクの同定

ここで，臨床像に立ち返ってみた．解析した6症例は，線状汗孔角化症2例，単発の汗孔角化症2例，化学療法後に身体の一部だけに汗孔角化症が多発した2例，であった．全員，身体の一部分にしか皮疹が分布していない．すなわち大元の原因はgermlineの病的バリアントではなく，体細胞モザイクなのではないか？しかし体細胞モザイクであれば，血液ゲノムからは原因が見つからなくても，病変部表皮のゲノム解析から原因が見つかるはずである．しかし見つからない．そこでこれはエピゲノム変異なのではないかと考えて，全遺伝子のプロモーター領域のメチル化を網羅的に解析できるInfinium Methylation EPIC array（イルミナ社）にて，各患者の病変部表皮と健常部表皮を解析して比較してみたところ，*FDFT1*プロモーター領域が病変部特異的に高率に高メチル化されていることがわかった（**図3**）．最終的に6人の患者から採取した病変部12カ所と健常部7カ所でEPIC arrayを行ったところ，全遺伝子のなかで*FDFT1*のプロモーターにのみ異常な高メチル化が生じていることがわかった（**図3**）．次に，同一患者の病変部皮膚と健常部皮膚のそれぞれからケラチノサイトの初代培養細胞を樹立して解析したところ，*FDFT1*プロモーターの異常な高メチル化は初代培養細胞においても維持されており，病変部表皮由来のケラチノサイトではFDFT1タンパク質が消失していた．さらに，両アレルの*FDFT1*プロモーターがメチル化されていた皮疹の生検サンプルを用いてFDFT1の免疫組織染色を行ってみたところ，病変部表皮特異的にFDFT1タンパク質が消失していた[11]．

以上をまとめると，胎生期に*FDFT1*プロモーターが両アレルとも異常メチル化された細胞が出現し，それが増殖してブラシュコ線に沿って身体の一部に線状に分布した線状汗孔角化症が2例．胎生期に*FDFT1*プロモーターの片アレルが異常メチル化された細胞が身体の一部に分布していたが症状は呈さず，その後セカンドヒットが生じて*FDFT1*両アレル欠損となった細胞が出現し，クローン性に拡大して単発の皮疹を形成した症例が2例．同様に*FDFT1*プロモーターの片アレルが異常メチル化された細胞があらかじめ身体の一部に分布していたところに，化学療法によりセカンドヒッ

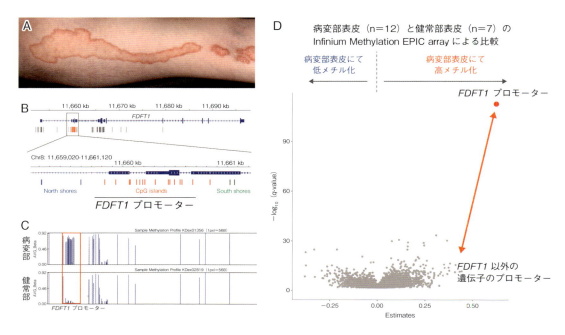

図3 *FDFT1*の体細胞エピゲノム異常モザイクの同定
A）*FDFT1*を病因遺伝子とする線状汗孔角化症．B）*FDFT1*プロモーターのCpGアイランドとその周辺に配置されたEPIC arrayのプローブ．C）EPIC array解析の結果，病変部特異的に*FDFT1*プロモーターの高メチル化が同定された．D）複数症例の健常部表皮と病変部表皮の全遺伝子プロモーターのメチル化状態を比較したvolcano plot．*FDFT1*プロモーターが病変部において特異的に高メチル化されていることがわかる．

トが多発したため，その体の一部にのみ汗孔角化症が多発した症例が2例，と考えられた[11]．

最後に，*FDFT1*プロモーターの片アレルが高メチル化された細胞があらかじめ存在していたという仮説を証明するため，化学療法後に皮疹が多発した症例において，皮疹多発部の健常皮膚と，皮疹が分布していない対側の健常皮膚を比較した．皮疹多発部の健常皮膚において，*FDFT1*プロモーターの中程度のメチル化が検出され，セカンドヒットは検出されなかった．すなわち，胎生期に生じたメチル化異常を片アレルにもつ表皮ケラチノサイトが，目に見えない模様を描きながら身体の一部分に存在しており，化学療法により全身の細胞で遺伝学的変化が生じたことで，そのなかからセカンドヒットを生じた細胞が生まれ，汗孔角化症の皮疹を形成したと考えられた（**図4**）[11]．

4）汗孔角化症におけるクローン拡大の特異性

汗孔角化症の皮疹は徐々に拡大する．これまでの病理観察において，拡大する皮疹の辺縁では表皮内で異常角化（細胞死）が生じ，異常角化細胞が堆積してコルノイドラメラ（錯角化円柱）とよばれる構造を形成することがわかっていた．今回，*FDFT1*両アレル野生型の表皮において，*FDFT1*両アレル欠損細胞がクローン拡大して汗孔角化症の皮疹をつくることがわかったため，病変部辺縁において異常な細胞死を起こしている細胞が，病変を形成する*FDFT1*両アレル欠損細胞なのか，それとも病変の周囲を取り囲んでいる野生型細胞なのかを調べることが可能となった．免疫組織染色を行った結果，驚いたことに細胞死を起こしているのは，皮疹の周囲を取り囲む野生型細胞であった[11]．すなわち，汗孔角化症の皮疹を形成する表皮ケラチノサイトは，周囲を取り囲む野生型細胞に細胞死を誘導しながらクローン拡大している可能性があり，細胞競合におけるスーパーコンペティター[14][15]であることが強く示唆された．モザイク病変の拡大やモザイククローン間の競争には，さまざまな生物原理が働いていると考えられるが，そのなかでも非常に特徴的なメカニズムの1つを捉えたものと考え，その分子機構の解析を現在進めている．

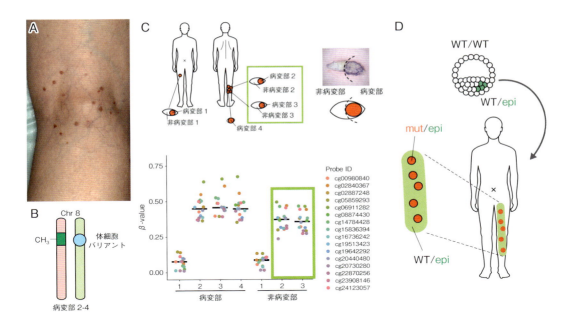

図4 化学療法後に身体の一部に多発した汗孔角化症
A）右膝裏に多発した汗孔角化症．B）病変部からは，*FDFT1*プロモーターの片アレル高メチル化と，対側アレルには皮疹ごとに異なる*FDFT1*の体細胞バリアントを同定した．C）皮疹と皮疹に隣接する正常皮膚の解析より，右膝裏の正常皮膚に*FDFT1*プロモーターの中程度のメチル化（すなわち片アレルのメチル化）をもつ細胞が分布していたことがわかった．なお対側に単発した病変部1の皮疹では両アレルに *de novo* に生じた*FDFT1*の体細胞バリアントが同定された．D）胎生期に生じた片アレルのプロモーターメチル化（epi）をもつ細胞が身体の一部にあらかじめ分布しており（緑），化学療法によりセカンドヒット（mut）を生じた細胞が皮疹（赤）を形成した．

おわりに

以上，皮膚におけるモザイクの解析について，特に最近われわれが発見した，胎生期エピゲノムモザイクによる汗孔角化症の発症原理について詳述した．胎生期に生じたエピゲノムモザイクと疾患とのかかわりは，リンチ症候群においても同定されており[16)17)]，今後さらに他の疾患でも見つかってくる可能性がある．さらに，モザイクにおいて遺伝学的にそれぞれ異なるクローンが拡大しせめぎ合う状態でどのような反応が生じるのか？ まだまだ解析は端緒についたばかりであるが，そのなかの1つに細胞競合がかかわる可能性を提示した．体細胞モザイクと老化，疾患とのかかわりの解析はまだ始まったばかりであり，現在までにわかっていることは氷山の一角に過ぎない．今後の研究の発展から多くの新事実が明らかになってくることを期待している．

本研究は，文部科学省の科学研究費補助金（JP20K08695，JP20H03704，JP23H02931），国立研究開発法人日本医療研究開発機構（AMED）の難治性疾患実用化研究事業（JP22ek0109489，JP23ek0109672，JP23ek0109549），AMED-BINDS（JP20am0101102），AMED-PRIME 早期ライフ（JP21gm6310026），武田科学振興財団，上原記念生命科学財団，JST SPRING（JPMJSP2123）からの補助を受けて行われた．

文献

1) Evans MA & Walsh K：Physiol Rev, 103：649-716, doi:10.1152/physrev.00004.2022（2023）
2) Martincorena I, et al：Science, 348：880-886, doi:10.1126/science.aaa6806（2015）
3) Cagan A, et al：Nature, 604：517-524, doi:10.1038/s41586-022-04618-z（2022）
4) Happle R：Arch Dermatol, 129：1460-1470, doi:10.1001/archderm.1993.01680320094012（1993）
5) Biesecker LG & Spinner NB：Nat Rev Genet, 14：307-320, doi:10.1038/nrg3424（2013）
6) Freret ME, et al：Neurol Genet, 4：e261, doi:10.1212/NXG.0000000000000261（2018）

7) Tyburczy ME, et al：Hum Mol Genet, 23：2023-2029, doi:10.1093/hmg/ddt597（2014）

8) Kubo A, et al：Curr Protoc, 2：e464, doi:10.1002/cpz1.464（2022）

9) Zhang SQ, et al：Nat Genet, 44：1156-1160, doi:10.1038/ng.2409（2012）

10) Zhang Z, et al：Elife, 4：e06322, doi:10.7554/eLife.06322（2015）

11) Saito S, et al：Am J Hum Genet, 111：896-912, doi:10.1016/j.ajhg.2024.03.017（2024）

12) Kubo A, et al：J Invest Dermatol, 139：2458-2466.e9, doi:10.1016/j.jid.2019.05.020（2019）

13) Shiiya C, et al：Br J Dermatol, 184：1209-1212, doi:10.1111/bjd.19824（2021）

14) Clavería C & Torres M：Annu Rev Cell Dev Biol, 32：411-439, doi:10.1146/annurev-cellbio-111315-125142（2016）

15) Di Gregorio A, et al：Dev Cell, 38：621-634, doi:10.1016/j.devcel.2016.08.012（2016）

16) Suter CM, et al：Nat Genet, 36：497-501, doi:10.1038/ng1342（2004）

17) Hitchins MP, et al：N Engl J Med, 356：697-705, doi:10.1056/NEJMoa064522（2007）

＜筆頭著者プロフィール＞

久保亮治：京都大学の故・月田承一郎教授のラボで大学院生および助教として約10年を過ごした後，慶應義塾大学皮膚科（天谷雅行教授）にて皮膚科の臨床に復帰し，月田教授の宿題である「重層上皮の細胞生物学」を中心に，臨床と基礎とを融合した研究を行っている．臨床医としてさまざまな遺伝性疾患の診療を行うとともに，研究者として特に皮膚のモザイク疾患の解析に注力し，ヒト検体を用いたヒト生物学を推し進め，臨床に還元できる成果を目標としている．

第4章 大規模解析・テクノロジー—病態解明から治療・診断まで

6. 日本皮膚科学会がつくる AI 開発の礎
—大規模画像データベースの今

志藤光介，藤澤康弘，藤本　学

日本皮膚科学会が推進する「皮膚疾患画像ナショナルデータベース（NSDD）」は，国内最大規模の皮膚疾患画像データを集積し，AI 診断技術を活用することで医療の質向上と均てん化をめざしている．2021 年時点で 50 万枚以上の画像が集積され，データの匿名化と標準化により国内での AI 研究に利用されている．このデータベースは，皮膚腫瘍，薬疹や病理組織診断など幅広い診断支援システムの AI 開発を支えている．また，深層学習技術を用いたモデルでは，高精度な診断結果が確認され，特に一次診療や医療格差の解消が期待される．産学連携プロジェクトである内閣府主導の「BRIDGE 事業」により，AI 技術の社会実装が進展している．技術開発や社会実装で遅れをとっている AI 開発において，NSDD という品質の高いデータに本法の優位性があると考えられる．

はじめに

　皮膚疾患は医療現場で非常に頻繁に対応が求められる疾患群の 1 つである．特に高齢化が進む日本においては，慢性皮膚疾患や腫瘍性疾患が増加しており，適切な診断と早期治療が患者の予後に直接的な影響を及ぼす．しかしながら，皮膚科専門医の数は限られており，地域間での医療格差が診療の質のばらつきにつながるという課題が存在する．この問題を解決するために，日本皮膚科学会が中心となり，皮膚疾患画像ナ

[略語]
AI：artificial intelligence（人工知能）
AUC：area under curve（ROC 曲線下面積）
BRIDGE：programs for Bridging the gap between R&d and the IDeal society（society 5.0）and Generating Economic and social value
CADx：computer-aided diagnosis（診断支援システム）
DCNN：deep convolutional neural network（深層畳み込みニューラルネットワーク）

FID：Fréchet inception distance（フレシェ距離）
NSDD：National Skin Disease Database（皮膚疾患画像ナショナルデータベース）
SJS：Stevens-Johnson syndrome（スティーブンス・ジョンソン症候群）
TEN：Toxic epidermal necrolysis（中毒性表皮壊死症）
UV：ultraviolet（紫外線）

Building the foundation of AI with the Japanese Dermatological Society: The evolution of large-scale image databases
Kosuke Shido[1][2] /Yasuhiro Fujisawa[3] /Manabu Fujimoto[4] ：Department of Dermatology, Tohoku University[1] /Aoba-dori Ichibancho Plastic and Dermatology[2] /Department of Dermatology, Ehime University[3] /Department of Dermatology, Osaka University[4]（東北大学大学院医学系研究科[1] /青葉通り一番町形成外科皮ふ科[2] /愛媛大学大学院医学系研究科[3] /大阪大学大学院医学系研究科[4]）

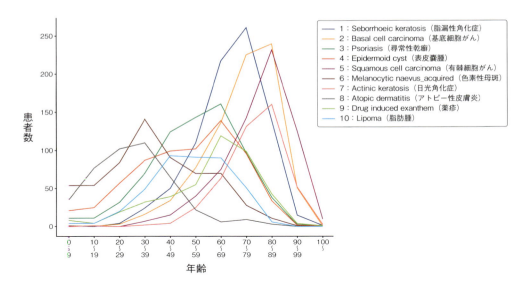

図1 症例数の上位10疾患における年齢別患者数分布
各疾患の年齢別患者数の分布を示している．脂漏性角化症，基底細胞がん，有棘細胞がん，日光角化症は高齢者に多くみられ，それぞれの受診時平均年齢は67歳，72歳，79歳，77歳であった．一方，脂肪腫や表皮囊胞は年齢による大きな変動がみられない．また，薬疹は60代以降に患者数が増加しており，多剤併用や薬剤使用量の増加が背景にあると考えられる．

ショナルデータベース（NSDD）プロジェクトが発足した．NSDDは膨大な皮膚疾患画像を集積し，AI技術を活用することで，医療の均てん化と効率化をめざす先駆的な取り組みである．本稿では，NSDDの構築過程とその成果，さらにBRIDGE事業との連携による最新のAI技術開発について詳述する．

本活動の主たる目的は以下の通りである．
・正解付き皮膚疾患画像のナショナルデータベース（NSDD）の構築
・NSDDを活用したAI診断補助システムの開発
・医療従事者が適切な診断を迅速かつ効率的に行える環境の整備

これらを通じて，医療の質の向上，高度化，効率化，均てん化を実現する．

1 日本人の大規模皮膚疾患データベース構築（NSDD）

NSDDプロジェクトの第一歩は，藤本 学（当時 筑波大学皮膚科教授，現 大阪大学皮膚科教授）が中心となり，全国15の大学病院を中心に皮膚疾患画像を集積することから始まった．収集された画像は，臨床画像，ダーモスコピー画像，皮膚病理画像の3種類に分類され，2021年時点で50万枚以上のデータが集積された．この大規模なデータベースは，日本国内では最大規模であり，世界的にも貴重な医療資源になる．NSDDの最大の特徴は，データの匿名化[※1]と標準化にある．個人情報（当時の個人情報保護法に配慮し，個人が特定可能な部位（顔，明らかにわかる指紋，掌紋，刺青など）が除外されると同時に，ICD-10およびICD-11[※2]の病名表記に準拠することで，国際的な医療データ基準を満たす構造が整えられた．この統一性により，データの活用範囲は国内外に広がり，AI技術開発においてもきわめて高い信頼性が担保されている．**図1**に集積

※1 匿名化
日本の個人情報保護法に基づき，特定の個人を識別できる情報（氏名，住所，顔写真など）を加工・削除し，個人が特定されないようにするプロセス．匿名化が徹底されることで，データの合法的かつ安全な二次利用が可能になる．

※2 ICD-10/ICD-11
世界保健機関（WHO）が策定した国際疾病分類基準．医療現場で統一的な診断用語を使用するための指針．

されたデータのなかから上位10疾患の年齢と患者数の分布を示す．脂漏性角化症（平均67歳），基底細胞がん（72歳），日光角化症（77歳），有棘細胞がん（79歳）は，いずれも加齢とともに受診率が上昇しており，紫外線曝露や酸化ストレスなどの高齢化が起因していると考えられる．日本の国立がん登録データ（2016〜2017年）でも，BCCは25,227例（37.2％），SCCは29,763例（43.9％）であり，BCCの発症ピークは80〜84歳，SCCは80〜85歳であるという報告に一致する[1]．

Lipoma（脂肪腫）やEpidermal cyst（表皮嚢腫）は，若年層から高齢層まで比較的均一に分布しており，これらの病変には環境要因よりも生物学的な要因が影響していると考えられる．一方で，良性腫瘍は，症状が軽微な場合には未受診なことも多いため，診断数が罹患率を正確に表せていない可能性も含む．薬疹が60代以降で多発している点は，加齢に伴う多疾患併存（multimorbidity）と薬剤使用量の増加が考えられる．特にポリファーマシー（5種類以上の薬剤を使用すること）による薬剤間相互作用が薬疹のリスクを増加させる報告[2]があり，高齢者における薬物療法の適正化や遺伝的背景の解明が重要と考える．

さらにこれらのデータは，皮膚腫瘍診断AIや薬疹診断AIなど，さまざまな診断補助システムの開発に活用された．特に，「Deep Ackerman Project」として知られる病理画像AIは，細胞分布をヒートマップ[※3]化し，病理診断の精度を大幅に向上させる可能性を示し，特許技術として2018年に申請されている．このような成果は，日本皮膚科学会の主導のもとで各大学と協力のもと進められ，データの提供やさらなるデータの整理を"All Japan"で取り組み，将来的な皮膚科診療の質的向上に寄与することを目的としている．下記に取り組みの概要を記載する．

データベースの概要：

- 各施設で収集した画像は匿名加工され，筑波大学・東北大学・愛媛大学のサーバーに保管
- 病名表記の統一化（Rook Dermatologyを参照し，各病名に関してICD-10およびICD-11対応）
- 匿名化：個人識別符号となる画像を排除し，データ解析時の安全性を確保
- 統合フォーマット：FileMakerを用いたフォーマットを採用し，画像と附随情報（年齢，性別，部位など）を統一的に管理

2 AIを利用した診断支援技術の開発の紹介

データベースの構築とともに最新の技術開発を行った．下記に概要を記載し，その詳細について簡単に述べる．

AI診断支援システム[※4]開発：

1）皮膚腫瘍診断AI：14種類の皮膚腫瘍を対象とし，臨床試験に向けたプロトタイプを開発
2）多様な皮膚疾患の鑑別診断モデル：59疾患の皮膚疾患を鑑別するAI開発
3）薬疹診断AI：重症薬疹（Stevens-Johnson症候群，中毒性表皮壊死症）の早期診断AIを開発
4）紫外線写真AI：カラーデジタル写真から紫外線写真を予測するモデルを構築

1）皮膚深層学習を活用した皮膚腫瘍分類器の開発とその診断能力の評価[3]（筑波大学：藤澤，藤本ら）

深層学習に基づく皮膚腫瘍分類器の開発に関する研究は，従来の診断技術を超える可能性を示すものであり，特に皮膚がんのスクリーニング分野において有望である．この研究は，筑波大学病院で撮影された臨床画像を用い，深層畳み込みニューラルネットワーク（DCNN）[※5]を訓練した．わずか4,867枚の画像を使用したこの分類器は，皮膚腫瘍を14種類の診断に分類し，熟練した皮膚科専門医よりも高い精度を達成した．このシステムの特筆すべき成果は，限られたデータセッ

※3 ヒートマップ

データの分布や重要な部分を視覚化するための図表．病理画像解析では，異常部位を直感的に把握するために利用される．

※4 AI診断支援システム

医療従事者が診断する際に，AIが病変の検出や分類を補助するシステム．特に疾患の早期発見や医師の負担軽減に寄与．

※5 畳み込みニューラルネットワーク（CNN）

ディープラーニングの一種で，画像認識に特化したアルゴリズム．画像の特徴を効率よく抽出し，分類や解析に使用される．

トでも十分な性能を発揮する点にある．既存の文献では，AIを用いた診断においては大規模なデータセットが不可欠とされてきたが，この研究では5,000枚未満の画像でのトレーニングで，皮膚腫瘍診断の精度を92.4％に到達させた．さらに，従来の機械学習では特徴量の抽出や設計が必要であったのに対し，DCNNは自動的に特徴を学習する能力を備えている．この効率性が，特に稀な皮膚疾患を含むより包括的な分類システムの開発を可能にした．この研究では，13名の皮膚科専門医および9名の研修医の協力のもと分類精度の評価を行った．結果として，皮膚科専門医が達成した精度（85.3％）を上回り，DCNNの精度は一貫して高い結果を示した．これらの技術開発は，単純にAIが人間の診断能力を超えたということだけでなく，診断におけるバイアスの軽減や標準化された結果の提供につながるものといえる．また，DCNNが診断にどのような内部特徴を使用しているのかを可視化する試みも行われた．t-SNEによる次元削減を用いて，疾患ごとの特徴がどのようにマッピングされるかを分析したところ，悪性腫瘍や良性腫瘍の特徴が明確に分離する傾向が確認された．

Limitationとしては，訓練データは主に腫瘍関連疾患に限定されており，炎症性皮膚疾患への適用は今後の課題となる．また，画像のみに基づいた診断であるため，臨床情報や患者背景を含めた統合的な診断精度についてはさらなる検証が必要である．研究対象のデータは特定の病院からのものであるため，一般診療所の患者分布と一致しない可能性がある．

2）大規模画像データベースを用いた多様な皮膚疾患の深層学習による分類[4]（東京農工大学：田中，清水ら）

この研究は，深層学習[※6]に基づく診断支援システム（CADx）を開発し，多様な皮膚疾患の写真画像を用いて59種類の疾患を分類することを目的とした．皮膚疾患の外観や写真撮影条件の多様性を考慮し，ResNet-18を基礎モデルとして利用し，メトリック学習[※7]を導入

することで分類性能を向上させた．患者単位での分類を可能にするため，複数の入力画像を集約して推論を行うしくみを採用している．研究では，NSDDのなかで13,038人の患者における70,196枚の画像を使用し，トレーニング，検証，テスト用に分割した．実験結果は，提案モデルが基準モデルを上回る分類精度を示し，画像単位のTop-1精度が0.492，患者単位のTop-1精度が0.579に達した．さらに，Top-3およびTop-5精度では0.793および0.863を記録し，非専門医による臨床診断支援にも有用性を示した．従来のモデルは，学習したデータに偏りがあると，新しい状況やデータに対応できないことがあった．しかし，一般化性能が向上したモデルを開発することで，訓練データに依存しすぎず，未経験の症例やデータでも適切な判断ができるようになる．また，メトリック学習を利用することで，モデルが異なるデータ同士の関係性を正確に理解し，似ているデータは近く，異なるデータは遠くなるように学習することを行った．例えば，皮膚疾患の画像データにおいて，同じ疾患の画像は互いに近い距離として認識され，異なる疾患の画像は遠い距離として認識されるように距離関数や特徴空間を調整している．

これらの工夫により，類似した疾患同士の誤分類を軽減することが可能になった．また，患者ごとの複数画像を統合して診断精度を高める手法が効果的であることも確認している．特に，診断が難しい疾患の分類や，非専門医の診断補助としての適用可能性が示唆された．

Limitationとしては，データセットがアジア人患者に偏っている点や，異なる人種や稀な疾患に対する分類精度の向上が必要であるといった課題も指摘されている．今後は，より多様なデータを収集し，皮膚鏡画像やメタデータを活用した統合的診断システムの開発を行うことで，臨床現場での診断支援ツールとしての実用性がさらに高まることが期待されている．

※6　深層学習（deep learning）
コンピューターが大量のデータから自動で特徴を学習し，パターンを認識する技術．画像分類や自然言語処理など多分野で活用されるAI技術の1つ．

※7　メトリック学習
データ間の距離や類似度を適切に計算するための距離関数を学習する手法である．特に，機械学習やパターン認識において，同じクラスのデータは近く，異なるクラスのデータは遠くなるように距離空間を最適化する．

3）AIを用いた重症薬疹の早期画像診断システムの開発と評価[5]（新潟大学：藤本，阿部ら）

Stevens-Johnson症候群（SJS）および中毒性表皮壊死症（TEN）は，稀ながら命にかかわる皮膚および粘膜の急性反応性疾患であり，主に薬剤が原因とされている．これらの疾患では，早期の診断が治療方針の決定に不可欠であるが，初期段階では症状が他の軽度な皮膚薬疹と類似しているため診断が困難である．この課題に対処するため，新潟大学を中心とした研究チームが深層学習技術を活用した画像診断システムを開発した．この研究では，深層畳み込みニューラルネットワーク（DCNN）を用いてSJS/TENの診断に特化したモデルを構築している．NSDDのなかで新潟大学，東北大学，筑波大学，大阪大学で診断された123名の患者から，合計26,661枚の皮膚病変画像を収集した．SJS/TENの確定診断を受けた29名と軽度な皮膚薬疹の診断を受けた94名の写真を利用した．収集画像は，2名の皮膚科医によって早期病変とされる紅斑や丘疹を中心にアノテーション[※8]が行われた．画像処理では，病変部位を224×224ピクセルにトリミングし，データ拡張としてランダムな回転を加えることで，モデルの汎化性能を向上させた．また，患者単位でデータを分割し，80％をトレーニング，10％をバリデーション，残りの10％をテスト用として使用した．この構造により，患者の偏りがモデルの学習に影響を与えないよう工夫がなされた．ImageNetで学習済みのGoogleNetモデルを使用し，最終分類層をSJS/TENと軽症薬疹の2クラス分類に特化させた．このモデルは転移学習[※9]とファインチューニングを経て最適化され，損失関数にはクロスエントロピー[※10]が採用された．トレーニングでは確率的勾配降下法を用い，エポック数は100，ミニバッチサイズは128，初期学習率は0.0001に設定した．完成したDCNNの性能は，感度，特異度，陽性的中率（PPV），陰性的中率（NPV），およびROC曲線[※11]下面積（AUC）を指標に評価された．結果として，DCNNは感度84.6％，NPV94.6％，AUC0.873を達成した．一方，特異度とPPVはそれぞれ74.0％と48.2％であり，これらの値は皮膚科専門医の特異度77.7％およびPPV41.9％と比較するとやや劣るものであった．ただし，DCNNは皮膚科専門医や研修医を上回るスクリーニング能力をもち，特に高い感度とNPVは，発生初期の薬疹を初期の画像で診断できる可能性を示唆している．このようなAIを利用した早期診断ができれば，早期治療介入が治療成績に直結するSJS/TENにおいてきわめて重要な役割を担うと期待されている．

4）Conditional GANを用いたUV写真生成技術[6]：UV-photo Netの開発と評価（東北大学：志藤，小島ら）

紫外線（UV）によるダメージは，色素沈着と関連しており，その評価には紫外線写真が用いられるが，紫外線写真の撮影には特殊な機器が必要である．そのため，一般的なデジタルカメラやスマートフォンで撮影したカラー写真からUV写真を推定する技術を開発し皮膚の紫外線ダメージを定量化するAI技術の開発を行った．conditional generative adversarial network（CGAN）[※12]を基盤とする新しい技術「UV-photo Net」を用いて，カラー写真からUV写真を生成することで，紫外線によるダメージや色素沈着を強調し，日常生活における皮膚の健康管理を可能にすることをめざした．UV-photo Netは，CGANフレームワークを用い，カラー写真を入力として合成UV写真を生成する．このモデルは，生成器と識別器の2つの構成要素からなる．生成器はU-net構造を用いて，画像の局所的および全体的な特徴を効果的に捉える．一方，識別器は，生成

※8　アノテーション（annotation）

データに対して説明やラベルを付与する作業．AIモデルの訓練に不可欠で，特に医療画像解析では重要．

※9　転移学習（transfer learning）

既存の学習済みモデルを別のタスクに再利用する手法．少量のデータでも精度を高めるために効果的．

※10　クロスエントロピー損失関数

AIモデルの学習における誤差を測る指標．出力結果と正解データの差を評価し，モデルの最適化を促す．

※11　ROC曲線（receiver operating characteristic curve）

診断モデルの性能を評価するための指標．感度と特異度のバランスを示し，AUC値が高いほどモデルの性能がよい．

※12　CGAN（conditional generative adversarial network）

特定の条件を与えたうえで画像を生成するAIモデル．カラー写真からUV写真を生成するなど，応用範囲が広い．

表　世界の皮膚科におけるAI医療機器

機器名	医療機器承認	企業設立	設立地	用途
Nia[*1]	CE mark（2019）	2019	ドイツ	アトピー，乾癬などの重症度スコア
Skinive[*2]	CE mark（2021）	2018	オランダ	50以上の鑑別診断，自宅でチェック
Legit.Health[*3]	CE mark	2019	スペイン	アトピー，乾癬などの重症度スコア
Derma AI[*4]	CE mark（2021）	2014	オーストラリア	腫瘍などの位置記録
Derm Assist[*5]	CE mark（2021）	2006	アメリカ	Googleのサービスの1つで鑑別診断
DermaSensor[*6]	FDA（2024）	2009	アメリカ	AIを利用した新規医療機器

＊1：https://www.niahealth.ai，＊2：https://skinive.com/ja/about/，＊3：https://legit.health/about-legit-health/，＊4：https://www.prnewswire.com/news-releases/derma-ai-earns-ce-mark-approval-301300644.html，＊5：https://www.medicaldevice-network.com/news/google-ai-tool-skin/．＊6：https://www.dermasensor.com/#tech．＊1〜＊5はアプリ，＊6はデバイスである．文献7より引用．

された合成UV写真が本物のUV写真にどれだけ近いかを判別する役割を果たしている．この2つの要素が相互に競合しながら学習することで，より現実的で高品質な合成UV写真を生成することが可能になる．また，モデルの訓練には顔の画像領域を256×256ピクセルの小さなパッチに分割して使用することで，計算負荷を軽減しつつ高精度な学習を実現している．研究のなかで，カラー写真とUV写真の間にはピクセルレベルでの不一致が存在し，このずれが合成UV画像の品質を低下させる原因となることがわかった．そのため，UV-photo Netでは，まず仮の合成UV画像を生成し，それを基準にカラー写真とUV写真の局所的なアライメントを行う手法を導入している．このプロセスにより，両者の画像特性を一致させ，より鮮明で歪みの少ない合成UV画像を生成することが可能になった．本研究では，UV-photo Netの性能を評価するため，従来のグレースケール画像や独立成分分析（ICA）に基づく画像生成手法と比較が行われた．その結果，UV-photo Netは画素単位のL1損失やフレシェ距離（FID）[※13]といった指標で最良の結果を示し，合成UV画像の質が大幅に向上していることが確認された．また，スマートフォンで撮影された写真にも適用し，その結果，適切な照明条件下で撮影された画像では，色素沈着領域が正確に強調され，臨床応用の可能性を見出した．ただし，照明条件の不一致や影響を受ける領域では，一部の精度低下がみられるという課題もある．

UV-photo Netは，特殊な機器を必要とせず，一般的なデジタルカメラやスマートフォンを利用して紫外線ダメージを自己評価できる可能性を大きく広げた．今後は，Cycle GANなどの技術を活用し，多様な条件下でのデータ拡充を図ることで，より頑健なモデルの開発が可能になると考えられる．

3 BRIDGE事業とAIの未来

BRIDGE事業は，皮膚科学会，愛媛大学と東北大学が連携して進めるAI活用の産学協同プロジェクトである．**表**に示すように医療機器承認が得やすいヨーロッパを中心にスマートフォンアプリの開発が進んでいる．この事業の目標は，AI診断補助技術を社会実装することで，医療現場の効率化と患者の利便性向上を実現することにある．そのためには，**図2**に示すように多くのステークホルダーが存在し，協力しながらプロジェクトを進めていく必要がある．大学や学会などのアカデミアで集積されたデータや研究成果をスムーズに産業化につなげるためには，日本においては個人情報保護法やPMDAなど規制の壁が高い．そのため，内閣府主導のBRIDGE事業を利用し産業化への架け橋となるようにプロジェクトを進めている．理想的には，**図3**にあるようなアプリケーションが日本のデジタル化医療を支えるのではと考えている．患者がスマートフォンを用いて日常的に皮膚状態を記録し，AIが治療方針を提案するしくみは，慢性疾患管理の効率を大幅に向

※13　フレシェ距離（FID：fréchet inception distance）

画像生成モデルの性能を測定する指標．生成画像と実画像の類似度を数値化し，モデルの品質を評価する．

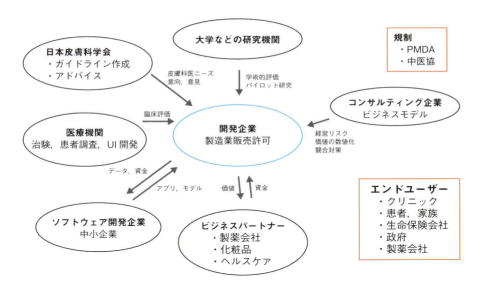

図2 皮膚科AI医療機器開発における関係者の構造
皮膚科AI医療機器の開発・運用にかかわる関係者の役割を示している.開発企業が中心となりながらも多くのステークホルダーが存在する.アカデミアだけでは成り立たず,ニーズやビジネスモデルなど市場原理が大きく働くなかで規制への対応なども求められる.

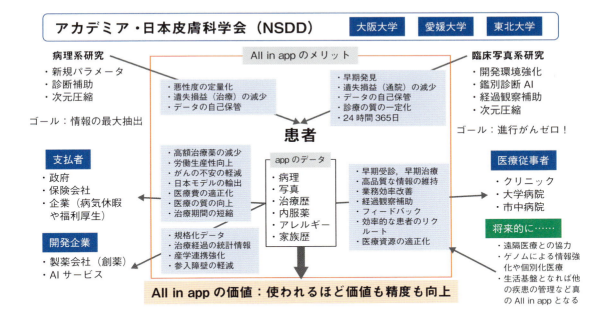

図3 NSDDを活用した皮膚疾患管理アプリの理想像
本図は,日本皮膚科学会(NSDD)による大規模データベースを基盤とした皮膚疾患管理アプリの構想を示している.アプリは病理画像,臨床写真,治療歴,内服薬,アレルギー,家族歴といった多様なデータを統合し,診断支援,経過観察補助,悪性度の定量化を可能にする.主なメリットとして,早期発見や通院・治療に伴う遺失損益の削減,データの自己保管,診療の質の均てん化が挙げられる.また,政府,保険会社,製薬企業,AIサービス企業が支援することで,医療費の適正化や労働生産性向上が期待される.将来的には,遠隔医療やゲノム情報を活用した個別化医療に発展し,他の疾患管理にも応用可能な「All in app」となることを期待できる.

上させる可能性がある．このようなアプローチは，患者の自己管理能力を高めるだけでなく，医療従事者の負担軽減にもつながる．

おわりに

　本稿で紹介したNSDDプロジェクトや関連研究は，深層学習技術を用いた医療診断の未来を切り開く先駆的な取り組みである．特に，深層学習による診断支援技術は，医療格差の解消や効率的な診断体制の構築に寄与し，医療現場における標準化と精度向上を可能にした．これにより，医師の負担軽減だけでなく，患者への迅速かつ的確な医療提供が実現しつつある．また，UV-photo Netなどの技術は，特殊な機器を必要とせずに患者が自己管理を行える新たなツール[※14]として期待されている．さらに，BRIDGE事業の産学協同の取り組みは，医療AI技術の社会実装を加速させ，医療の質の向上と患者の利便性を同時に追求できると考える．今後は，データの多様性を拡充し，国際的な視点でAI技術を進化させる必要がある．また，診断支援システムにおける透明性と説明可能性の向上も重要な課

※14　自己管理AIツール

患者が日常的に自身の健康状態を記録し，管理するためのデジタルツール．AIを活用して医療従事者と連携するケースが増加．

題である．これらの取り組みが進むことで，AIが医療において不可欠な役割を果たす時代が到来したときに日本の技術が中心となれるように取り組む必要がある．これからも研究と実装の連携を強化し，医療現場におけるAIの実用性をさらに高めていくことをめざす．

文献

1 ）Ogata D, et al：Cancer Sci, 114：2986-2992, doi:10.1111/cas.15823（2023）
2 ）Carneiro SC, et al：Clin Dermatol, 29：43-48, doi:10.1016/j.clindermatol.2010.07.006（2011）
3 ）Fujisawa Y, et al：Br J Dermatol, 180：373-381, doi:10.1111/bjd.16924（2019）
4 ）Tanaka M, et al：Int J Comput Assist Radiol Surg, 16：1875-1887, doi:10.1007/s11548-021-02440-y（2021）
5 ）Fujimoto A, et al：J Allergy Clin Immunol Pract, 10：277-283, doi:10.1016/j.jaip.2021.09.014（2022）
6 ）Kojima K, et al：Sci Rep, 11：1213, doi:10.1038/s41598-020-79995-4（2021）
7 ）志藤光介：皮膚科，7：6-11（2025）

＜筆頭著者プロフィール＞

志藤光介：2012年に東北大学を卒業後，皮膚科診療と研究に専念．東北メディカル・メガバンク機構におけるゲノム情報解析を通じて学位を取得し，その後，AIを活用した皮膚疾患診断支援システムの研究と開発に注力．特に「UV-photo Net」により紫外線ダメージ評価を簡便化する技術を開発．'22年には株式会社Athnomedicalを設立し，医療AIの社会実装を推進．趣味の囲碁では県代表クラスの実力をもち，囲碁でのAI活用をヒントに医療革新に挑む．

第4章 大規模解析・テクノロジー──病態解明から治療・診断まで

7. 栄養障害型表皮水疱症に対する新規治療法開発

玉井克人

> 栄養障害型表皮水疱症は生直後より皮膚に全身熱傷様皮膚症状をきたす重篤な遺伝性皮膚疾患である．表皮水疱症患者の剥離表皮内壊死細胞が放出する核タンパク質HMGB1（high mobility group box 1）は骨髄内間葉系幹細胞を壊死組織周囲に動員し，剥離表皮の再生を促進する．現在，HMGB1の骨髄間葉系幹細胞活性化ドメインペプチド医薬の再生誘導作用と安全性を検証する治験が進行中である．また重症栄養障害型表皮水疱症患者の水疱内に集積した間葉系幹細胞を標的としたⅦ型コラーゲン遺伝子治療の開発も進めている．

はじめに

　栄養障害型表皮水疱症は基底膜接着分子Ⅶ型コラーゲンの遺伝的欠損ないし機能不全により，日常生活の軽微な外力で皮膚および口腔・食道粘膜に水疱，びらん，潰瘍形成をくり返し，重症例では進行する瘢痕形成により手指の棍棒状癒着，開口障害，食道瘢痕狭窄，瘢痕がんを高率に合併する重篤な遺伝性疾患である（**図1**）．皮膚・粘膜症状の進行に伴い低栄養，貧血，心肥大，腎障害を合併し，進行すると青年期に拡張型心筋症や腎不全で致死の転機をたどることもあり，症状の進行をくい止める根治的治療法の開発は皮膚科学

における喫緊の課題である．われわれは，生直後から連日くり返す全身皮膚の表皮剥離とそれに続く著明な瘢痕形成により，しだいに表皮幹細胞も毛包幹細胞も喪失していることが明白な栄養障害型表皮水疱症患者皮膚が表皮再生能力を維持しているという臨床的観察事実に着目し，20年にわたり患者皮膚の表皮再生機序解明研究を進めた．その結果，剥離表皮内壊死細胞が放出する核タンパク質HMGB1（high mobility group box 1）の血中濃度上昇により骨髄内間葉系幹細胞が活性化を受け，骨髄内で増殖しつつ末梢血へ動員され，損傷・壊死組織周囲の血管内皮細胞が放出するケモカインCXCL12（SDF-1）の作用により水疱内へと誘導

［略語］
EMSC：ectodermal mesenchymal stem cell（外胚葉由来間葉系幹細胞）
GFP：green fluorescence protein（緑色蛍光タンパク質）

HMGB1：high mobility group box 1
PDGFRα：platelet-derived growth factor receptor alpha（血小板由来増殖因子受容体α）

Development of novel therapies for dystrophic epidermolysis bullosa
Katsuto Tamai：Department of Stem Cell Therapy Science, Graduate School of Medicine, Osaka University（大阪大学大学院医学系研究科再生誘導医学寄附講座）

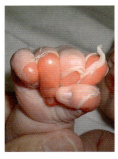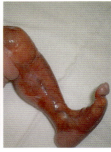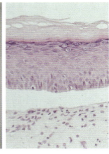

図1 栄養障害型表皮水疱症新生児の臨床像と組織像
表皮と真皮の間に位置する基底膜と真皮の接着を担うⅦ型コラーゲンの遺伝的欠損により，出生時に基底膜直下で表皮が剥離し手指や下腿皮膚の広範囲にびらんを形成している．

されること，水疱内に集積した間葉系幹細胞は強い抗炎症作用，瘢痕抑制作用，再生誘導作用により剥離表皮の再生を強く誘導することが，HMGB1ペプチド非臨床薬効薬理試験，第Ⅰ相および第Ⅱ相医師主導治験により明らかになった．しかしHMGB1ペプチド投与により再生した表皮にⅦ型コラーゲンの発現は伴わないため，特に重症例では外力による表皮剥離を防ぎえないことから，われわれは患者骨髄から水疱内に集積した間葉系幹細胞を採取・培養した後に，Ⅶ型コラーゲン発現レンチウイルスベクターを用いてⅦ型コラーゲン遺伝子をゲノムに組込み，Ⅶ型コラーゲン遺伝子導入間葉系幹細胞を再び患者水疱内に戻すことにより，抗炎症作用，抗線維化作用，再生誘導作用と同時に基底膜へのⅦ型コラーゲン安定供給を可能にする根治的遺伝子治療法開発を進め，AMEDグラントのサポートを得て2年後の重症栄養障害型表皮水疱症患者を対象とした遺伝子治療臨床試験開始をめざして準備を進めている．本稿では，上述した栄養障害型表皮水疱症の新規治療法開発の背景にある科学的妥当性について概説する．

1 骨髄内間葉系幹細胞による表皮水疱症剥離表皮再生機序

栄養障害型表皮水疱症患者は表皮直下に存在する基底膜と真皮を接続するⅦ型コラーゲンの遺伝子異常により基底膜・真皮間の接着機能が著しく低下する．生直後より日常生活の軽微な外力で表皮剥離をくり返す結果，患者皮膚はしだいに表皮幹細胞を喪失するが，真皮内の毛包幹細胞が代償性に表皮細胞を補充するため表皮再生能は維持される．しかし，くり返す表皮剥離によりしだいに真皮内瘢痕形成が著明となり，毛包組織は線維性瘢痕組織に置換される結果，代償性表皮細胞供給能も破綻する．しかし，栄養障害型表皮水疱症患者皮膚は表皮再生能を長期維持しているという臨床的観察事実から，皮膚外組織からの代償性表皮幹／前駆細胞供給機序の存在を想起した．折しも，種々の病態で他家骨髄移植を受けた患者皮膚にドナー骨髄由来細胞が生着しているという報告やマウス骨髄内に多分化能をもつ幹細胞が存在するという報告が相次いだことから[1]，表皮水疱症患者の表皮剥離部（水疱内）に末梢循環を介して骨髄由来幹細胞が集積し，剥離表皮の再生機序を活性化していると予想した．この仮説を証明するために，致死量の放射線を照射したマウスにGFP（green fluorescence protein）トランスジェニックマウス骨髄を移植した後，背部皮膚を全層（皮下脂肪レベル）で切除してⅦ型コラーゲン欠損マウス皮膚を移植し，その剥離表皮再生過程で骨髄由来GFP陽性細胞の寄与の有無を検証した．その結果，表皮内にGFP陽性かつケラチン5陽性の骨髄細胞由来表皮細胞が多数観察され[2]，表皮水疱症患者皮膚の再生に骨髄由来細胞が寄与している可能性が示された．一方，Ⅶ型コラーゲン欠損マウス皮膚を移植せずに切除皮膚の自然閉鎖を得た際には，再上皮化した表皮内にGFP陽性表皮細胞はほとんど観察されなかったこと，正常マウス皮膚移植でも移植皮膚の表皮内に骨髄由来表皮細胞が観察されたことから[2]，移植皮膚片が表皮分化能をもつ骨髄内多機能幹細胞集積を誘導する生体内メカ

ニズムの存在を想起した．そこで，マウスの切除皮膚片を一晩生理食塩水に浸し，翌日にその上澄み（皮膚抽出液）を採取してシリコンチューブ内に充填した後にGFP骨髄移植マウスの皮下に移植し，移植1週後に取り出してチューブ内に集積した細胞を採取・培養し，コロニー形成細胞の有無を検討した．その結果，チューブ内に集積したコロニー形成細胞はGFP陽性かつ間葉系細胞マーカであるPDGFRα（platelet-derived growth factor receptor alpha）が陽性の細胞で構成されていることが明らかとなった．次いで，GFPトランスジェニックマウス骨髄細胞からPDGFRα陽性細胞をFACSにて採取し，野生型マウス骨髄細胞とともに致死量放射線照射マウスに移植した後，背部にⅦ型コラーゲンノックアウトマウス皮膚を移植し，移植したGFP陽性かつPDGFRα陽性骨髄細胞が移植皮膚片における剥離表皮の再生に寄与していることを確認した[2]．当時，マウス外胚葉の発生過程で胎生8.5日に形成される神経襞（neural fold）の非神経外胚葉（表皮外胚葉）側から外胚葉性間葉系幹細胞（ectodermal mesenchymal stem cell：EMSC）が発生すること[3]，出生後のマウス骨髄内にPDGFRα陽性外胚葉性間葉系幹細胞が維持されていること[4] [5]が報告されたことから，表皮水疱症マウス（Ⅶ型コラーゲンノックアウトマウス）移植皮膚片の剥離表皮を再生する骨髄細胞は外胚葉由来間葉系幹細胞である可能性がある．現在われわれは，これら表皮分化能をもつ骨髄内外胚葉性間葉系幹細胞は非神経外胚葉（表皮外胚葉）由来であると予想し，その検証を進めている．

2 骨髄間葉系幹細胞の血中動員および皮膚集積機序

移植皮膚片は骨髄内間葉系幹細胞を末梢循環へと動員し，さらに移植皮膚片内への集積を誘導することが明らかとなったことから，移植皮膚片は骨髄内間葉系幹細胞動員活性分子を放出していると予想し，上述した皮膚抽出液を用いてその同定を試みた．皮膚抽出液内に骨髄間葉系幹細胞遊走促進活性の存在を確認し，これを指標としてカラムクロマトグラフィーにより皮膚抽出液を細分画し，質量分析により皮膚抽出液内の骨髄間葉系幹細胞遊走活性分子がHMGB1であること

を同定した[2]．HMGB1はすべての細胞において核内に存在する非ヒストンクロマチン結合タンパク質で，2つのDNA結合ドメイン（A-boxとB-box）でDNAに結合し，クロマチン構造を緩めて遺伝子発現や遺伝子修復機序を活性化するシャペロンタンパク質として知られていた[5]．その後，HMGB1は自然免疫活性化時に樹状細胞やマクロファージから能動的に放出されること，組織損傷時には壊死細胞からは受動的に細胞外に放出されること，細胞外に放出されたHMGB1は細菌やウイルス由来核酸分子や壊死細胞由来DNAと結合すると強く自然免疫を活性化し，好中球やマクロファージによる感染細胞や壊死細胞の除去反応を強く促進することが報告され[6]，生体内組織再生を調節するというHMGB1の新たな機能が明らかとなった（**図2**）．われわれは，移植皮膚片内壊死細胞や表皮水疱症患者の剥離表皮内壊死細胞がHMGB1を放出し，骨髄内間葉系幹細胞を活性化して末梢循環へと動員していると予想し，組換えHMGB1タンパク質をマウス尾静脈より投与した後経時的に末梢血を採取し，PDGFRα陽性CD44陽性間葉系幹細胞の出現を評価した．その結果，HMGB1投与12時間後に用量依存性のPDGFRα陽性CD44陽性間葉系幹細胞出現が確認された[2]．さらに，PDGFRαノックインマウス骨髄内のPDGFRα陽性生細胞の動態を二光子顕微鏡で観察した結果，HMGB1投与によりPDGFRα陽性細胞が血管内へと移動する様子が確認されたこと[2]，皮膚移植後に血中HMGB1濃度が著明に上昇したことから[7]，移植皮膚片内壊死細胞が放出するHMGB1が骨髄内間葉系幹細胞血中動員活性分子であると結論した．移植直後の皮膚片は血流が遮断され低酸素状態に曝露されるため急速に組織壊死が進行しHMGB1を放出すると同時に，低酸素誘導性ケモカインCXCL12（SDF-1）が真皮内血管内皮細胞より産生されることを見出した[7]．PDGFRα陽性骨髄細胞表面にCXCL12受容体であるCXCR4が発現していたことから，HMGB1により骨髄から末梢循環に動員された間葉系幹細胞はCXCR4/CXCL12の応答により移植皮膚片へと集積すると予想した．マウス皮膚移植後にCXCR4阻害剤であるAMD3100を投与した結果，移植皮膚片は著明な壊死と強い炎症が持続し，生着せずに脱落した[7]．すなわち，HMGB1により末梢循環に動員された骨髄由来間葉系幹細胞はCXCR4/

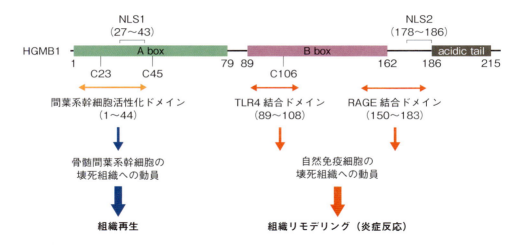

図2 壊死細胞から放出されたHMGB1の機能
HMGB1は遺伝子発現やDNA修復を制御して細胞内の恒常性を維持する非ヒストンクロマチンタンパク質である．壊死組織から細胞外に放出されたHMGB1は自然免疫を活性化して炎症反応を喚起し壊死組織除去反応を促進する一方，骨髄内間葉系幹細胞を活性化して血中へ動員し，壊死組織周囲への集積を促進することにより壊死組織の再生を促進する．

CXCL12の応答により低酸素状態にある移植皮膚片内の壊死組織周囲に集積し，炎症反応を抑制しつつ壊死組織の再生を促進していることが明らかとなった．これらの結果をもとに，われわれはHMGB1の骨髄内間葉系幹細胞動員活性を利用した組織再生誘導医薬開発を推進する大阪大学発バイオベンチャー・ステムリム（旧名ジェノミックス）を設立し，HMGB1の骨髄内間葉系幹細胞動員活性ドメインを化学合成したHMGB1ペプチドの物質特許，医薬用特許を取得した（**図2**）．その後の共同研究により，HMGB1ペプチドは表皮水疱症をはじめ，組織の損傷や線維化をきたす多くの疾患に対して治療効果を示すことが明らかとなった（**図3**）[8)〜14)]．再生誘導医薬HMGB1ペプチドはステムリムから塩野義製薬にライセンスされたことを受けて，塩野義製薬と共同研究者らは栄養障害型表皮水疱症をはじめ，急性期脳梗塞，虚血性心筋症（心筋梗塞），肝硬変，変形性膝関節症患者を対象とした第Ⅱ相臨床試験（医師主導治験を含む）を進めている．

3 水疱内間葉系幹細胞を標的とした栄養障害型表皮水疱症遺伝子治療

栄養障害型表皮水疱症患者は全身皮膚のいたるところで表皮剝離による水疱を形成している．剝離表皮は壊死してHMGB1を放出するため，表皮水疱症患者の水疱内容液と末梢血は常に高いHMGB1濃度を維持していることから[2) 7)]，骨髄内間葉系幹細胞は末梢血を介して水疱内に集積していると予想した．そこで，栄養障害型表皮水疱症患者の同意を得て水疱内容液を採取・培養し，間葉系幹細胞の存在を検証した．その結果，ほぼすべての患者水疱内容液から間葉系幹細胞の培養・増殖が可能であることが明らかとなった[15)]．そこで，Ⅶ型コラーゲン完全欠損患者より採取した水疱内容液由来間葉系幹細胞にレンチウイルスを用いてヒトⅦ型コラーゲン遺伝子を導入し，免疫不全マウス背部皮膚に移植したⅦ型コラーゲン欠損マウス皮膚の皮下，皮内，表皮直下それぞれに移植して，皮膚基底膜へのⅦ型コラーゲン供給程度を比較検討した．その結果，表皮直下に移植した場合にのみマウス皮膚基底膜へのヒトⅦ型コラーゲン供給が確認された[15)]．次に，同じⅦ型コラーゲン完全欠損患者より採取した皮膚から表皮角化細胞と真皮線維芽細胞を分離・培養後，三次元培養皮膚を作製し，陰圧による表皮剝離により水疱を形成させた後，Ⅶ型コラーゲン遺伝子導入前および導入後それぞれの水疱内容液由来間葉系幹細胞を水疱内に移植した．その結果，Ⅶ型コラーゲン遺伝子導

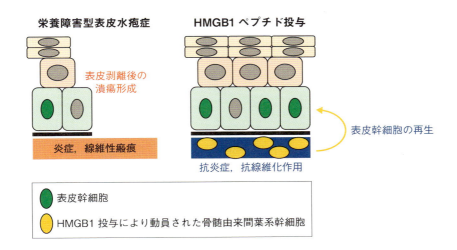

図3 HMGB1 ペプチド投与による剥離表皮の再生誘導作用
HMGB1 ペプチド投与により水疱部皮膚に動員された骨髄由来間葉系幹細胞は，真皮内で抗炎症作用，抗線維化作用を発揮して真皮の再生を誘導するとともに，その一部は間葉・上皮転換して表皮幹細胞を再生し，剥離表皮の再生機序を維持している．

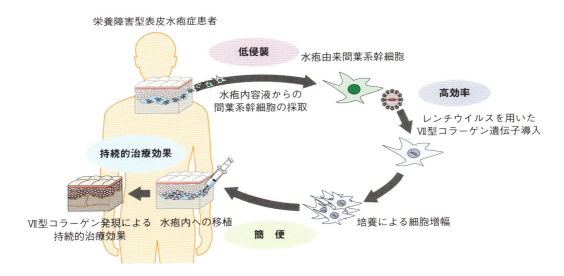

図4 低侵襲かつ高効率な栄養障害型表皮水疱症遺伝子治療
骨髄から水疱内に集積した間葉系幹細胞を低侵襲性に採取し，培養・増幅後にレンチウイルスベクターを用いてⅦ型コラーゲン遺伝子を導入した後，さらに培養・増幅し水疱内に移植する．生着したⅦ型コラーゲン遺伝子導入間葉系幹細胞は皮膚基底膜部にⅦ型コラーゲンを安定供給する．

入後の水疱内容液由来間葉系幹細胞を移植した場合にのみ，基底膜へのⅦ型コラーゲン供給による，陰圧による表皮剥離の抑制効果が確認された[15]．これらの結果をもとにして，われわれはAMEDグラントの採択を得たことから，重症栄養障害型表皮水疱症患者を対象とした遺伝子治療を2年後に開始する予定で準備を進めている（**図4**）．

おわりに

20年前に開始した表皮水疱症患者の剥離表皮再生機序解明研究は，HMGB1により動員された骨髄由来間

葉系幹細胞による壊死表皮再生機序の発見を契機とし
て，再生誘導医薬開発と間葉系幹細胞遺伝子治療開発
という2つの新規治療法創出の流れを生み出した．し
かしその道程は，知的財産確保，非臨床薬効薬理試験
や非臨床安全性試験の実施，健常成人を対象とした第
Ⅰ相医師主導治験実施，栄養障害型表皮水疱症患者を
対象とした第Ⅱ相医師主導治験実施，製薬企業との提
携といった多くの困難を乗り越える長い道のりを経て，
眼前には薬事承認という最大の山場が控えている．基
礎研究成果をもとに新規医療を社会実装することが強
く求められている現在，一人でも多くの若い医師や研
究者が難病治療の実現に怯むことなく挑戦し，難病に
苦しむ多くの患者を救う新たな治療法を開発されるこ
とを心から期待する．

文献

1）Kørbling M & Estrov Z：N Engl J Med, 349：570-582,
doi:10.1056/NEJMra022361（2003）
2）Tamai K, et al：Proc Natl Acad Sci U S A, 108：6609-6614,
doi:10.1073/pnas.1016753108（2011）
3）Weston J A, et al：Dev Dyn, 229：118-130, doi:10.1002/
dvdy.10478（2004）
4）Takashima Y, et al：Cell, 129：1377-1388, doi:10.1016/
j.cell.2007.04.028（2007）
5）Morikawa S, et al：J Exp Med, 206：2483-2496, doi:10.
1084/jem.20091046（2009）

6）Tang D, et al：Nat Rev Immunol, 23：824-841, doi:10.1038/
s41577-023-00894-6（2023）
7）Iinuma S, et al：J Immunol, 194：1996-2003, doi:10.4049/
jimmunol.1400914（2015）
8）Kido T, et al：PLoS One, 13：e0202838, doi:10.1371/journal.
pone.0202838（2018）
9）Goto T, et al：PLoS One, 15：e0230392, doi:10.1371/journal.
pone.0230392（2020）
10）Nojiri S, et al：Inflamm Regen, 41：28, doi:10.1186/s41232-
021-00177-4（2021）
11）Ishii Y, et al：Hepatol Res, 52：985-997, doi:10.1111/hepr.
13825（2022）
12）Hara T, et al：Biochem Biophys Res Commun, 671：357-
365, doi:10.1016/j.bbrc.2023.06.032（2023）
13）Hokkoku D, et al：J Gastroenterol, 59：744-757, doi:10.
1007/s00535-024-02112-z（2024）
14）Ogi Suzuki K, et al：Regen Ther, 26：415-424, doi:10.1016/
j.reth.2024.06.017（2024）
15）Kikuchi Y, et al：J Invest Dermatol, 143：2447-2455.e8,
doi:10.1016/j.jid.2023.05.021（2023）

＜著者プロフィール＞
玉井克人：1986年弘前大学医学部卒業，同年弘前大学医
学部皮膚科学教室に所属，同時に第2生化学教室の大学院
生として研究活動を開始，'90年に医学博士号取得．'91〜'93
年まで米国ジェファーソン医科大学皮膚科学教室に留学し
表皮水疱症遺伝子研究を開始．2003年より大阪大学大学院
医学系研究科遺伝子治療学教室助教授，'06年に再生誘導医
薬開発を目的として株式会社ステムリムを創設，'10年に再
生誘導医学寄附講座教授，'23年より大阪大学招聘教授とな
りステムリム最高科学責任者に就任．

第4章　大規模解析・テクノロジー——病態解明から治療・診断まで

8. 皮膚領域の創薬動向

大塚篤司

本論文では皮膚領域における創薬動向について概説する．皮膚疾患は生活の質に大きく影響し，近年の治療法開発が患者のQOL向上に寄与している．アトピー性皮膚炎ではデュピルマブを先駆けとする分子標的薬の登場により治療パラダイムが変化した．乾癬領域ではIL-17/IL-23阻害薬が従来治療を超える効果を示している．悪性黒色腫ではBRAF阻害薬や免疫チェックポイント阻害薬により予後が大幅に改善された．これら新規治療薬の登場により市場は拡大し，2026年には3,171億円規模に達すると予測される．今後は精密医療，AI・デジタル技術の活用によりさらなるイノベーションが期待される．PROMs導入など患者中心のアプローチも重視され，治療の個別最適化が進むであろう．

はじめに

皮膚は身体最大の臓器であり，その健康状態は生活の質（quality of life：QOL）に大きく影響する．近年，皮膚領域ではアトピー性皮膚炎，乾癬，皮膚がん（特に悪性黒色腫）をはじめ，幅広い疾患に対する治療法が急速に進歩している．特に2018年以降，アトピー性皮膚炎には新薬ラッシュともいえる状況がみられ，従来の外用ステロイドや免疫抑制剤では不十分だった中等症～重症患者に対して，新たな分子標的薬やJAK阻害薬，PDE4阻害薬などが続々と登場し，治療パラダ

[略語]
AD：atopic dermatitis（アトピー性皮膚炎）
ICIs：immune checkpoint inhibitors（免疫チェックポイント阻害薬）
PROMs：patient-reported outcome measures（患者報告アウトカム尺度）
QOL：quality of life（生活の質）

イムは大きく変化した．

同様に，乾癬領域ではIL-17やIL-23を標的とした新しい生物学的製剤が相次ぎ，従来の治療抵抗性患者に対しても高い有効性を示している．また，悪性黒色腫を中心とした皮膚悪性腫瘍においては，分子標的薬や免疫チェックポイント阻害薬の登場が画期的な治療成果をもたらし，予後改善に寄与している．

本稿では，こうした疾患別の創薬動向や市場拡大要因，技術革新，および患者中心の開発方針，さらには今後の課題と展望について論じる．

1 市場拡大と需要増加の背景

皮膚科領域の治療薬市場はグローバルに拡大中である．日本国内では，2026年には市場規模が3,171億円に達し，2017年比で約50％の成長が見込まれている．この増加要因には，高齢化社会による医療需要の増加，皮膚疾患患者数の拡大，新規治療薬の相次ぐ投入が挙

Recent trends in drug development for dermatological disorders
atsushi Otsuka：Department of Dermatology, Kindai University Hospital（近畿大学医学部皮膚科学教室）

げられる.

皮膚疾患は炎症性疾患（アトピー性皮膚炎，乾癬など）から，皮膚腫瘍（悪性黒色腫，基底細胞がん，有棘細胞がんなど），創傷，希少疾患まで幅広く，多面的な医療ニーズが存在する．この多様性が，各領域での創薬アプローチを刺激し，新技術導入や市場拡大を促している．

2 アトピー性皮膚炎治療のパラダイムシフト

アトピー性皮膚炎（atopic dermatitis：AD）は，遺伝的素因，皮膚バリア機能異常，Th2系免疫応答の恒常的亢進，および環境因子が複雑に関与する慢性炎症性皮膚疾患である[1]．ADの病態生理には，皮膚角層バリアを破綻させる種々のサイトカイン（IL-4，IL-13，IL-31，IL-22など）が寄与し，顕著な瘙痒や皮疹形成につながる[1]．これらサイトカインに対する分子標的薬および内因性炎症経路を修飾する低分子薬の登場は，2018年以降のAD治療における大きな転換点となった（図）．

1）デュピクセント®（デュピルマブ）によるブレイクスルー

このパラダイムシフトを端緒として明確に示したのが，抗IL-4Rαモノクローナル抗体であるデュピクセント®（デュピルマブ）の登場である．デュピルマブはIL-4およびIL-13シグナルを二重遮断することで，Th2型炎症反応の中核を抑制し，中等症〜重症AD患者に顕著な皮疹軽減，瘙痒改善，そしてQOL向上をもたらした．第Ⅲ相試験（SOLO1/2）および長期拡張試験で示された有効性・安全性は，従来の免疫抑制治療が不十分だった患者群にも新たな治療選択肢を提示した[2]．これにより，ADにおける分子標的治療戦略が確立し，以後多数の標的分子および作用機序をもつ薬剤が開発・承認に至った．

2）JAK阻害薬による多面的アプローチ

JAK阻害薬は，JAK-STAT経路を介して伝達される複数のサイトカインシグナル（IL-4，IL-13，IL-31，IL-22など）を包括的に抑制することで，ADの多面的な炎症経路を制御する[3]．経口JAK阻害薬であるバリシチニブ（JAK1/2阻害），ウパダシチニブ（JAK1選択的阻害），アブロシチニブ（JAK1選択的阻害）や，外用JAK阻害薬デルゴシチニブは，すみやかな瘙痒軽減や皮疹改善を示し，重症患者や既存治療耐性例への新たな選択肢となりつつある．これらJAK阻害薬は，数週間以内に顕著な症状改善を示すことが報告され，長期投与における有効性・安全性プロファイルについても検証が進められている．

3）PDE4阻害薬による局所的炎症制御

PDE4（ホスホジエステラーゼ4）阻害薬は，細胞内cAMPレベルを増加させ，プロ炎症性サイトカイン産生を抑制することで抗炎症効果を発揮する．ジファミラストは，外用PDE4阻害薬としてAD治療に応用され，非ステロイド性の外用療法として，軽度〜中等症AD患者への新たな治療オプションとなった．臨床試験では，皮疹評価指標（EASI，IGA）および患者報告アウトカムの改善が示されており，ステロイド外用薬依存度の軽減や副作用低減が期待されている[4]．

4）IL-31受容体A標的薬による瘙痒制御

ADの中核症状である強い瘙痒には，IL-31シグナルが重要な役割を果たす．ネモリズマブ（Nemolizumab）はIL-31受容体Aを標的とするヒト化モノクローナル抗体であり，IL-31による神経線維刺激と炎症増幅を阻害する．第Ⅱ／Ⅲ相試験では，ネモリズマブは頑固な瘙痒を有意に軽減し，睡眠障害を改善することでAD患者のQOL向上をもたらした[5]．これにより，コントロール困難な瘙痒に対して新たな治療戦略が確立されつつある．

5）IL-13阻害薬による標的型炎症抑制

IL-13はAD病態で中心的役割を担うTh2サイトカインの1つであり，バリア機能障害や炎症惹起に寄与する．トラロキヌマブ（Tralokinumab）やレブリキズマブ（Lebrikizumab）はIL-13を特異的に中和することで，より選択的なTh2炎症抑制を図る[6]．これらIL-13阻害薬は，デュピルマブと同様に皮疹や瘙痒，患者報告アウトカムを改善するが，IL-4シグナルには直接作用しないため，安全性や副作用プロファイル，長期的有効性，特定患者集団への最適化が今後の研究課題である．

6）タピナロフ（ブイタマー®クリーム）によるAhR経路修飾

タピナロフ（Tapinarof，Vtama®クリーム）は，ア

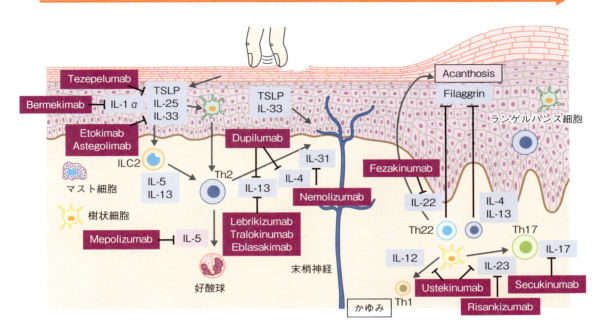

図　アトピー性皮膚炎（AD）の病態と治療ターゲット
ADの初期段階ではバリア機能の破綻が起こり，これによりアレルゲンが皮膚に侵入しやすくなる．損傷を受けたケラチノサイトは，TSLP，IL-25，IL-33などのサイトカインを産生する．これらのサイトカインはTh2細胞やILC2を活性化し，Th2型サイトカインの産生を引き起こす．また，TSLPは表皮のランゲルハンス細胞（LC）の成熟を促し，Th2細胞の誘導を助ける．急性期では皮膚バリアの劣化がさらに進行し，損傷したケラチノサイトからCCL17（胸腺および活性化調節ケモカイン），CCL22（マクロファージ由来ケモカイン），TSLP，IL-1β，IL-25，IL-33などのケモカインやサイトカインが放出される．これらのメディエーターは，病変部位でILC2およびTh2細胞を活性化する．ILC2細胞はIL-5およびIL-13を産生し，Th2細胞はIL-4，IL-13，IL-31，IL-5を産生する．慢性期には，Th2細胞のみならず，Th22およびTh17細胞も増加する．これにより，IL-4，IL-13，IL-22によってフィラグリン発現が抑制され，表皮バリア機能がさらに悪化する．また，IL-4およびIL-13はAMP（抗菌ペプチド）の産生を抑制し，微生物に対するバリア機能を弱める．さらに，Th17およびTh22細胞が産生するIL-22は，表皮の肥厚を引き起こす．文献6をもとに作成．

リールハイドロカーボン受容体（AhR）を介した新規作用機序を有する非ステロイド性外用剤である．本剤はAhRを活性化することで，上皮バリア関連遺伝子（filaggrin, loricrin等）の発現を増強し，酸化ストレス防御機構や抗炎症作用を通じてAD病変の改善をめざす．タピナロフはすでに乾癬治療薬として有効性が示されており，ADに対する臨床試験でも皮疹評価指標（EASI，IGA）の改善が報告されている[7]．ステロイドとは異なる作用経路により，長期使用における皮膚萎縮リスク低減などが期待されており，外用治療の選択肢拡大に大きく貢献する可能性がある．

7）個別化治療へ向けての展望

これら多様な機序をもつ新規治療薬の登場により，ADの治療は，患者ごとの病態特性，年齢，重症度，併存疾患，治療歴，そして患者報告アウトカムを考慮したテーラーメイド治療へと進化しつつある．デュピルマブは生後6カ月以降の小児患者への適応拡大となり，これによりライフステージに応じた早期介入や重症化予防が可能となる．さらなるバイオマーカー研究や病態エンドタイプ分類の進展により，JAK阻害薬，IL-31阻害薬，IL-13阻害薬，PDE4阻害薬，AhRモジュレーターを含む各治療薬の最適適用条件が明確になれば，AD患者の予後改善や長期のQOL向上が一層期待される．

総じて，アトピー性皮膚炎治療のパラダイムシフトは，デュピルマブを先駆けとする分子標的薬の普及と多様な作用機序をもつ新規治療法の相次ぐ登場によって，より精緻な免疫制御とバリア機能改善，瘙痒緩和を実現し，患者中心の個別化医療へと前進している．

3 乾癬領域における新規治療薬の台頭

乾癬（psoriasis）は慢性炎症性角化症として知られ，Th1/Th17軸を中心とした免疫学的異常がその病態形成に深く関与している[8]．角化細胞の過剰増殖および炎症細胞の浸潤を特徴とし，対人関係や心理社会的因子を含む生活の質（QOL）を著しく損なうことから，新規治療薬の開発は切実な医療ニーズに基づくものである．近年，分子標的治療薬（biologics）の登場によって乾癬治療は大きな変革を遂げており，これらは従来のメトトレキサート，シクロスポリン，光線療法（PUVA，NB-UVB）などを中心とした治療と比較して，より高い有効性と安全性プロファイルを示す．

1）生物学的製剤の進展：IL-17 および IL-23 阻害薬

乾癬病態の中核には，IL-23によって誘導・維持されるTh17細胞群およびその下流で産生されるIL-17Aが位置づけられる．IL-17およびIL-23シグナル経路は角化細胞増殖・炎症性サイトカイン産生を促し，乾癬性病変の形成・維持を支える．

IL-17経路を標的とするセクキヌマブ（secukinumab）やイキセキズマブ（ixekizumab）は，IL-17Aに対する高い特異性と強力な中和能を有し，中等度乾癬患者においてPASI（Psoriasis Area and Severity Index）スコアの顕著な改善と長期的な症状コントロールを実現した．また，IL-17Fを含むより広範なIL-17ファミリー阻害をめざしたブロダルマブ（brodalumab）やビメキズマブ（bimekizumab）などの抗体製剤も開発が進み，異なるIL-17アイソフォーム阻害戦略により，さらなる有効性・安全性最適化が期待されている[8]．

一方，IL-23特異的阻害薬であるグセルクマブ（guselkumab）やリサンキズマブ（risankizumab），チルドラキズマブ（tildrakizumab）は，IL-23p19サブユニットを標的としてTh17細胞の維持そのものを阻害する戦略であり，持続的な寛解誘導と高い安全性を特徴とする．これらIL-23阻害薬は投与間隔が長く，患

者アドヒアランスやQOLの向上にも寄与する点で臨床上の意義が大きい[9]．

2）TNF-α 阻害薬との比較と位置づけ

乾癬治療における生物学的製剤としては，先行してTNF-α阻害薬（インフリキシマブ，アダリムマブ）も実用化されており，高い有効性を示す[10]．しかし，IL-17およびIL-23を標的とする新規生物学的製剤は，より特異的なサイトカイン経路への干渉によって，より高い改善率と良好な安全性・忍容性を示すことが多く，TNF-α阻害薬よりも優れた治療反応性を示す症例も少なくない．結果として，IL-17・IL-23阻害薬は乾癬治療ガイドラインにおいても重要な位置を占めつつあり，新たなスタンダードとして確立されている．

3）経口治療の多様化：PDE4 阻害薬と Tyk2 阻害薬

従来，内服治療は免疫抑制薬や合成レチノイドなどが中心であったが，新規メカニズムを有する経口薬の開発が進行中である．PDE4（ホスホジエステラーゼ4）阻害薬であるアプレミラスト（apremilast）は，cAMP分解を阻害して抗炎症作用を発揮し，軽度〜中等症乾癬患者を対象とした安全性・有効性が確認されている[9]．今後，新規PDE4阻害薬によるさらなる有効性向上や副作用軽減が期待される．

また，Tyk2（tyrosine kinase 2）阻害薬の登場は乾癬治療において新たな局面を開く可能性がある．デュークラバシチニブ（deucravacitinib，商品名ソーティクツ®錠）はTyk2を選択的に阻害し，IL-23およびIL-12，IFN-αなどのシグナル伝達を制御することでTh17を含む炎症性経路を効果的に抑制する[11]．第Ⅲ相試験において，デュークラバシチニブは中等度乾癬患者で優れたPASI改善率と持続的寛解を示し，経口製剤としての利便性も併せ，患者アドヒアランス向上に貢献する．

4）新規モダリティ：IL-17，IL-23 ペプチド製剤

生物学的製剤はモノクローナル抗体を主体として発展してきたが，近年はペプチドベースの治療薬開発も注目されている[12]．IL-17，IL-23経路を標的としたペプチド製剤は，抗体とは異なる安定性，組織透過性，製造コスト，投与経路などの特性をもち，乾癬治療の選択肢をさらに拡大する可能性がある．これら新規ペプチド治療薬は臨床開発段階にあり，有望な結果が得られれば，より多様な病態・重症度の患者に対する個

別化戦略が実現可能となる.

4 皮膚悪性腫瘍（悪性黒色腫）の治療薬開発動向

皮膚悪性腫瘍のなかでも悪性黒色腫はきわめて悪性度が高く，転移性黒色腫は治療困難な疾患として知られてきた．しかし近年，分子標的薬や免疫チェックポイント阻害薬（ICIs：immune checkpoint inhibitors）の登場により，悪性黒色腫の治療成績は飛躍的に改善している[13].

代表的な分子標的薬としては，BRAF変異を有する悪性黒色腫に対するBRAF阻害薬（ベムラフェニブ，ダブラフェニブ）やMEK阻害薬（トラメチニブ，コビメチニブ）がある．これらは，腫瘍増殖に関与するMAPキナーゼシグナルを遮断することで，腫瘍縮小効果を示す．また，免疫チェックポイント阻害薬としては，CTLA-4阻害薬（イピリムマブ），PD-1阻害薬（ペムブロリズマブ，ニボルマブ），PD-L1阻害薬（アテゾリズマブ）などが適応を拡大しており，免疫機能を賦活化することで，転移性悪性黒色腫患者に長期生存をもたらす可能性が示されている.

さらに，悪性黒色腫では腫瘍変異負荷（TMB）が高いことが多く，免疫療法の効果増大につながりやすいといった特徴があり，今後はバイオマーカーに基づく治療選択がより精密化されると考えられる[14].加えて，CAR-T細胞療法などの革新的な細胞治療，ウイルス療法，ワクチン療法も研究段階にあり，将来的には従来治療と組合わせた包括的アプローチが可能になるだろう.

5 創薬革新の広がりと課題

近年，創薬は低分子や抗体だけでなく，核酸医薬，mRNA，遺伝子治療，細胞治療などへと多様化し，2030年には核酸医薬市場が約2.1兆円に到達すると見込まれる．mRNA技術は感染症からがん，自己免疫疾患まで応用領域を広げ，再生医療ではbFGFや幹細胞を用いた難治性創傷治療など，新たなアプローチが進行中だ．AI・機械学習は創薬標的探索・候補物質スクリーニングや個別化医療計画を加速させ，マイクロニードルやスマートパッチ，ナノキャリアなど経皮送達技術は有効成分の効率的な局所投与を可能にしている．これらは遠隔診療との組合わせにより，地域や国境を越えた医療サービスの拡張にもつながる．さらに，患者中心のアプローチが重視されるなか，PROMsを取り入れた臨床試験や簡便な投与方法の開発，デジタルツールとの連動によって，治療継続性・満足度の向上が実現しつつある.

一方で，希少・難治性疾患への有効策はいまだ限られ，高額先端治療へのアクセス改善や適正価格設定，保険償還制度整備など，健康経済面の課題も山積している．安全性・有効性を担保しつつ迅速な承認を図るため，産官学の連携や適切な制度設計が求められる．これら多面的な課題への対応は，皮膚領域創薬の次なる飛躍へ向けて不可欠である.

おわりに

皮膚領域の創薬は，ここ数年で大きな転換期を迎えている．アトピー性皮膚炎では新薬ラッシュが，乾癬では生物学的製剤による治療効果の飛躍的向上が，悪性黒色腫では免疫療法や分子標的薬による予後改善が実現し，患者のQOLは著しく向上した.

創薬モダリティは低分子薬や抗体医薬にとどまらず，核酸医薬，mRNA，細胞治療，再生医療などへ広がり，AIやデジタル技術の活用は効率的で精密な創薬プロセスを可能にしている．一方で，希少疾患や難治性疾患への対応，コストとアクセスの問題，迅速かつ安全な承認プロセスの整備など，克服すべき課題も少なくない.

今後は，学界・産業界・行政が連携し，技術革新を活かしながら患者中心の創薬を推進することで，皮膚領域におけるさらなるイノベーションが生まれるだろう．アトピー性皮膚炎，乾癬，悪性黒色腫を含む多様な疾患に対応するための新規治療薬開発は，皮膚科学の深化した理解と先端技術の融合によって加速し，より多くの患者が健康的で豊かな生活を送れる未来を切り拓くと期待される.

文献

1）Otsuka A, et al：Immunol Rev, 278：246-262, doi:10.1111/imr.12545（2017）

2) Simpson EL, et al：N Engl J Med, 375：2335-2348, doi:10.1056/NEJMoa1610020（2016）

3) Nakashima C, et al：Allergol Int, 71：40-46, doi:10.1016/j.alit.2021.10.004（2022）

4) Guttman-Yassky E, et al：Exp Dermatol, 28：3-10, doi:10.1111/exd.13808（2019）

5) Kabashima K, et al：N Engl J Med, 383：141-150, doi:10.1056/NEJMoa1917006（2020）

6) Yamamura Y, et al：Front Med (Lausanne), 11：1342176, doi:10.3389/fmed.2024.1342176（2024）

7) Furue M：Int J Mol Sci, 21：5382, doi:10.3390/ijms21155382（2020）

8) Di Cesare A, et al：J Invest Dermatol, 129：1339-1350, doi:10.1038/jid.2009.59（2009）

9) Sbidian E, et al：Cochrane Database Syst Rev, 5：CD011535, doi:10.1002/14651858.CD011535.pub5（2022）

10) Hwang JK, et al：Am J Clin Dermatol, 24：695-720, doi:10.1007/s40257-023-00786-4（2023）

11) Yilmaz O, et al：Drugs Context, 13：2024-5-6, doi:10.7573/dic. 2024-5-6（2024）

12) Shores LS, et al：Front Immunol, 11：1855, doi:10.3389/fimmu.2020.01855（2020）

13) Seidel JA, et al：Trends Immunotherapy, 1：2-9, doi:10.24294/ti.v1.i1.20（2017）

14) Valdez-Salazar F, et al：Biomedicines, 12：1851, doi:10.3390/biomedicines12081851（2024）

＜著者プロフィール＞

大塚篤司：2003年，信州大学医学部卒業．'04年，島根県立中央病院皮膚科．'06年，京都大学大学院医学研究科博士課程．'10年，京都大学医学部AKプロジェクト 特定研究員．'12年，チューリッヒ大学病院皮膚科 客員研究員．'14年，京都大学医学部皮膚科 助教．'15年，京都大学医学部附属病院メラノーマユニット ユニットリーダー．'17年，京都大学医学部外胚葉性疾患創薬医学講座（皮膚科兼任）特定准教授．'21年，近畿大学医学部皮膚科学教室 主任教授，現在に至る．

※**太字**は本文中に『用語解説』があります

索　引

数字

Ⅰ型（即時型）アレルギー反応	169
2型炎症	90
2型ヘルパーT細胞	90
2型ILC	91
Ⅳ型（遅延型）アレルギー反応	169
Ⅶ型コラーゲン	197
8番染色体短腕	185

和文

あ〜お

アグー	18
悪性黒色腫	207
アクチン線維	47
アシルセラミド	60
アストロサイト	81
アトピー性皮膚炎	34, 36, 38, 60, 89, 151, 158, 204, 205
アノクタミン1	70
アノテーション	**193**
アポトーシス	113
アポトソーム	120
アレルギー性接触皮膚炎	27
痛み	12
一次求心性感覚神経	76
一様な状態	174
一酸化窒素	130
遺伝学的検査	182
遺伝性疾患	182
遺伝多型	151
イメージング	143
陰圧閉鎖療法	86
インターフェロン	136
インフラマソーム	119, 120, 121
ウマ	19, 23
衛生仮説	**40**
栄養障害型表皮水疱症	197
液-液相分離	**32**
エクリン汗腺	16, 18
エピゲノム	136
エピゲノム異常	182
エピジェネティック	136
エピジェネティックサイレンシング	184

エフェクター分子	48
エラスチン	53
炎症性サイトカイン	130
エンドタイプ	**176**
黄色ブドウ球菌	34, 38, 92
オートファジー	50
オープンサイエンス	163, **164**
オキシタラン線維	53
オミクス	**158**
オルガノイド	149
オルムステッド症候群	70
温度感受性TRPチャネル	68, 69

か〜こ

角化細胞	31
角質細胞	32
角質細胞脂質エンベロープ	61
角質層	9
角層	31
角層間脂質	32
角層pH三層構造	34, 35
獲得免疫応答	91
獲得免疫系	27
画像解析	143
片親性ダイソミー	**185**
形の多様性	178
かゆみ	12, 92
かゆみと搔破の悪循環	82
かゆみ符号化	77
可溶性FasL	114
カリクレイン関連ペプチダーゼ	35
顆粒層	9, 31
カルシウム	131
カルシウム活性化クロライドチャネル	69
加齢	126, 127
加齢関連疾患	133
加齢皮膚	56
感覚神経	68
環境因子	11, 92
汗孔角化症	181
幹細胞	123, 124, 145
幹細胞ニッチ	141
汗腺	74
乾癬	**95**, 206
乾癬性関節炎	98
乾燥肌	64
眼皮膚白皮症	50

器官の多様性	146
キズ	20
基底細胞がん	108
基底層	9
基底膜	**148**
基底膜の拡張	149
逆行性輸送	49
強度理論	77
魚鱗癬	**61**
魚鱗癬未熟児症候群	65
筋線維芽細胞	102
クオラムセンシング（QS）システム	40
グリア細胞	81
クリオピリン関連周期熱症候群	119
グリセリ（Griscelli）症候群	49
クローン拡大	186
クローン進化	**107**
クロスエントロピー損失関数	**193**
クロマチン	136
クロロキン	80
経皮水分蒸散量	64
血管	168
血管系ニッチ	129
血管透過性	169
血管内皮	102
血管内皮間葉転換	**105**
血管内皮組織	178
結合型セラミド	60
齧歯類	16, 20, 22
ゲノム	136, 159
ケラチノサイト	45, 134
ケラチン	24
ケロイド	84, 85
コアグラーゼ陰性ブドウ球菌	39
好塩基球	178
恒温性	16
膠原線維	52
抗原提示細胞	168
抗線維化薬	103
構造多型	156
好中球	96
広範囲熱傷	138
個別化医療	162
個別化治療	205
コラーゲン	52
コラーゲンⅣ	148
コラーゲンⅣのターンオーバー	148

索引

コルネオトーシス・・・・・・・・・・・・・・・・・・・・ 32
コルノイドラメラ・・・・・・・・・・・・・・・・・・・・ 186

さ～そ
細菌叢の乱れ・・・・・・・・・・・・・・・・・・・・・・ 38
再上皮化・・・・・・・・・・・・・・・・・・・・・・・・ 19
再生・・・・・・・・・・・・・・・・・・・・・・ 123, 124
再生医療・・・・・・・・・・・・・・・ **124**, 138, 149
サイトカイン・・・・・・・・・・・・・・・・・・・・・・ 128
細胞外マトリクス・・・・・・ 52, 144, **145**
細胞競合・・・・・・・・・・・・・・・・・・・・・・・・ 187
細胞老化・・・・・・・・・・・・・・・・・・・・・・・・ 134
錯角化円柱・・・・・・・・・・・・・・・・・・・・・・・ 186
三次元皮膚モデル・・・・・・・・・・・・・・・・・ **142**
三次リンパ様構造・・・・・・・・・・・・・ 28, 168
自家培養表皮シート・・・・・・・・・・・・・・・・ 138
色素細胞・・・・・・・・・・・・・・・・・・・・・・ 16, 17
自己炎症症候群・・・・・・・・・・・・・・・・・・・・ 118
自己管理AIツール ・・・・・・・・・・・・・・・ **196**
自己組織化原理・・・・・・・・・・・・・・・・・・・・ 144
自己末梢血幹細胞移植・・・・・・・・・・・・・・・ 104
脂質ラメラ・・・・・・・・・・・・・・・・・・・・・・・ 61
次世代シークエンサー・・・ 38, 40, 153
自然免疫応答・・・・・・・・・・・・・・・・・・・・・・ 91
自然免疫系・・・・・・・・・・・・・・・・・・・・・・・ 27
疾患感受性遺伝子・・・・・・・・・・・・・・・・・・ 151
周期的パターン・・・・・・・・・・・・・・・・・・・・ 146
周辺帯・・・・・・・・・・・・・・・・・・・・・・ 61, **62**
終毛性毛包・・・・・・・・・・・・・・・・・・・・・・ **15**
樹状細胞・・・・・・・・・・・・・・・・・・・・・・・・ 96
樹状突起・・・・・・・・・・・・・・・・・・・・・・・・ 46
順行性輸送・・・・・・・・・・・・・・・・・・・・・・・ 49
常染色体潜性先天性魚鱗癬・・・・・・・・・・・ 64
上皮－間充織相互作用・・・・・・ 144, 148
小胞輸送・・・・・・・・・・・・・・・・・・・・・・・・ 47
初期パターン・・・・・・・・・・・・・・・・・・・・・ 146
シラミ・・・・・・・・・・・・・・・・・・・・・・・・・ 18
進化・・・・・・・・・・・・・・・・・・・・・・・・・・ 15
シングルセル解析・・・・・・・・・・・・・・・・・・ 135
神経・・・・・・・・・・・・・・・・・・・・・・・・・・ 168
神経栄養因子・・・・・・・・・・・・・・・・・・・・・ 81
神経襞・・・・・・・・・・・・・・・・・・・・・・・・・ 199
人工真皮・・・・・・・・・・・・ 138, **139**, 143
人工皮膚・・・・・・・・・・・・・・・・・・・・・・・ 139
尋常性乾癬・・・・・・・・・・・・・・・・・・・・・・・ 39
尋常性ざ瘡・・・・・・・・・・・・・・・・・・・・・・・ 39
尋常性天疱瘡・・・・・・・・・・・・・・・・・・・・・ 29
深層学習・・・・・・・・・・・・・・・ 140, **192**
真皮・・・・・・・・・・・・・・・・・・・・・・・・・・ 9
蕁麻疹・・・・・・・・・・・・・・・・・・・・・・・・・ 169
水棲化・・・・・・・・・・・・・・・・・・・・・・・・・ 23
水素結合・・・・・・・・・・・・・・・・・・・・・・・・ 63
スーパーコンペティター・・・・・・・・・・・・・ 186
数理科学・・・・・・・・・・・・・・・・・・・・・・・・ 173

数理皮膚医学・・・・・・・・・・・・・・・・・・・・・ 173
スキンケア・・・・・・・・・・・・・・・・・・・・・・・ 42
ステムセルエイジング・・・・・・・・・・・・ **123**
生殖細胞系列バリアント・・・・・・・・・・・・・ 182
成長因子・・・・・・・・・・・・・・・・・・・・・・・・ 128
静電容量・・・・・・・・・・・・・・・・・・・・・・・・ 64
精密医療・・・・・・・・・・・・・・・・・・・・・・・・ 162
脊髄後角・・・・・・・・・・・・・・・・・・・・・・・・ 77
接触皮膚炎・・・・・・・・・・・・・・・・・ 27, 168
セマフォリン3A ・・・・・・・・・・・・・・・・・・ 81
セラミド・・・・・・・・・・・・・・・・・・・・・・・・ 60
線維化・・・・・・・・・・・・・・・・・・・・・・・・・ 101
線維芽細胞・・・・・・・・・・・・・・・・・・・・・・・ 136
線維性コラーゲン・・・・・・・・・・・・・・・・・ **52**
遷移のパターン形成・・・・・・・・・・・・・・・・ 175
線状汗孔角化症・・・・・・・・・・・・・・・・・・・・ 184
全身性硬化症・・・・・・・・・・・・・・・・・・・・・ 101
選択性理論・・・・・・・・・・・・・・・・・・・・・・・ 77
先天性疾患・・・・・・・・・・・・・・・・・・・・・・・ 182
双安定性・・・・・・・・・・・・・・・・・・・・・・ **175**
創収縮・・・・・・・・・・・・・・・・・・・・・・・・・ 19
創傷治癒・・・・・・・・・ 19, 21, 84, 85, 86
層板顆粒・・・・・・・・・・・・・・・・・・・・・・・ **61**
層別化・・・・・・・・・・・・・・・・・・・・・・・・ **160**
創薬・・・・・・・・・・・・・・・・・・・・・・・・・・ 203
掻痒受容性・・・・・・・・・・・・・・・・・・・・・・・ 77
組織幹細胞・・・・・・・・・・・・・・・・・・・・・・・ 138

た～と
体細胞エピゲノム異常モザイク・・・ 183
体細胞バリアント・・・・・・・・・・・・・・・・・・ 181
体細胞モザイク・・・・・・・・・・・・・・・・・・・・ 181
タイトジャンクション・・・・・・・・・・・・・・・ 31
体毛・・・・・・・・・・・・・・・・・・・・・・・・・ **15**
畳み込みニューラルネットワーク・・・ **191**
タピナロフ・・・・・・・・・・・・・・・・・・・・・・・ 204
弾性線維・・・・・・・・・・・・・・・・・・・・・・・・ 52
弾性線維形成タンパク質・・・・・・・・・・・・・ 53
タンデム質量分析・・・・・・・・・・・・・・・・・・ 62
チェディアック・東 (Chédiak-
　Higashi) 症候群・・・・・・・・・・・・・・・・ 50
中毒性表皮壊死症・・・・・・・・・・・ 113, 193
長鎖塩基・・・・・・・・・・・・・・・・・・・・・・・・ 62
腸内微生物叢・・・・・・・・・・・・・・・・・・・・・ 105
チロシナーゼ・・・・・・・・・・・・・・・・・・・・・ 47
チンパンジー・・・・・・・・・・・・ 15, 17, 18
低分子量Gタンパク質RAB ・・・・・・ **48**
データ駆動・・・・・・・・・・・・・・・・・・・・・・・ 158
データの匿名化・・・・・・・・・・・・・・・・・・・・ 190
デュピクセント®・・・・・・・・・・・・・・・・・・・ 204
デュピルマブ・・・・・・・・・・・・・・・・・・・・・ 204
テレスコープモデル・・・・・・・・・・・・・・・・ 147
転移学習・・・・・・・・・・・・・・・・・・・・・・ **193**
糖化ストレス・・・・・・・・・・・・・・・・・・・・・ 136

同心円状のプレパターン・・・・・・・・ 147
動態・・・・・・・・・・・・・・・・・・・・・・・・・・ 148
ドーパミン神経・・・・・・・・・・・・・・・・・・・・ 23
特異性理論・・・・・・・・・・・・・・・・・・・・・・・ 77
特発性後天性全身性無汗症・・・・・・・・・・・ 74
特発性慢性蕁麻疹・・・・・・・・・・・ 173, 175
匿名化・・・・・・・・・・・・・・・・・・・・・・・・ **190**
特許技術・・・・・・・・・・・・・・・・・・・・・・・・ 191
ドライバー・・・・・・・・・・・・・・・・・・・・・・・ 108

な～の
ナトリウム利尿ペプチドB・・・・・・・・・ 77
軟毛性毛包・・・・・・・・・・・・・・・・・・・・・ **15**
二光子励起顕微鏡・・・・・・・・・・・・・・・・・・ 166
日光弾性線維症・・・・・・・・・・・・・・・・・・・・ 56
乳頭層・・・・・・・・・・・・・・・・・・・・・・・・・ 10
乳房外パジェット病・・・・・・・・・・・・・・・・ 110
ニューロメジンB・・・・・・・・・・・・・・・・・・ 79
ネクロプトーシス・・・・・・・・・・・・・・・・・・ 114
ノックアウトマウス・・・・・・・・・・・・・・・・ 65

は～ほ
バイオマーカー・・・・・・・・・・・・・・・・・・・・ 160
培養環境のモニタリング・・・・・・・・ 141
培養表皮シート・・・・・・・・・・・・ 139, 143
パイロトーシス・・・・・・・・・・・・・・・・・・ **121**
播種状汗孔角化症・・・・・・・・・・・・・・・・・・ 184
パスウェイ解析・・・・・・・・・・・・・・・・・・・・ 152
パターン・・・・・・・・・・・・・・・・・・・・・・・・ 174
パターン形成・・・・・・・・・・・・・・・・・・・・・ 174
パターン理論・・・・・・・・・・・・・・・・・・・・・ 77
白血球クラスター・・・・・・・・・・・・ 28, 29
発症年齢・・・・・・・・・・・・・・・・・・・・・・・・ 155
発生・・・・・・・・・・・・・・・・・・・・・・・・・・ 146
発生初期の薬疹・・・・・・・・・・・・・・・・・・・・ 193
バリア・・・・・・・・・・・・・・・・・・・・・・・・・ 10
バリア機能異常・・・・・・・・・・・・・・・・・・・・ 89
反応拡散機構・・・・・・・・・・・・・・・・・・・・・ 145
非一様な状態・・・・・・・・・・・・・・・・・・・・・ 174
ヒートマップ・・・・・・・・・・・・・・・・・・・・ **191**
皮下組織・・・・・・・・・・・・・・・・・・・・・・・・ 10
光老化・・・・・・・・・・・・・・・・・・・・・・・・・ 136
肥厚性瘢痕・・・・・・・・・・・・・・・・・・ 84, 85
非コードRNA・・・・・・・・・・・・・・・・・・・・ 154
微小管・・・・・・・・・・・・・・・・・・・・・・・・・ 47
皮疹形状・・・・・・・・・・・・・・・・・・・・・・・・ 173
皮疹の状態・・・・・・・・・・・・・・・・・・・・・・・ 180
ヒスタミン・・・・・・・・・・・・・・・・・・・・・・・ 169
ヒスタミンH1受容体・・・・・・・・・・・・・・ 80
ビッグデータ・・・・・・・・・・・・・・・・・・・・・ 158
ヒトの体毛・・・・・・・・・・・・・・・・・・・・・ **15**
ヒト表皮角化幹細胞・・・・・・・・・・・・・・・・ 138
皮膚悪性腫瘍・・・・・・・・・・・・・・・・・・・・・ 207
皮膚医学・・・・・・・・・・・・・・・・・・・・・・・・ 180

皮膚がん……………………………… 107
皮膚幹細胞…………………… 124, 126
皮膚がんのスクリーニング…… 191
皮膚恒常性………………………… 11
皮膚細菌叢…………………… 34, 38
皮膚再生…………………………… 123
皮膚弛緩症………………………… 54
皮膚疾患画像ナショナルデータベース
……………………………………189
皮膚の厚さ………………… 17, **18**
皮膚の恒常性………………… 10, 11
皮膚の構造…………………… 9, 10
皮膚の進化………………………… 15
皮膚バリア………………………… 60
皮膚付属器官……………………… 144
皮膚免疫…………………… 11, 26
皮膚模様…………………………… 173
皮膚老化…………………………… 123
病態解明…………………………… 151
表皮………………………………… 9
表皮角化幹細胞…………………… 138
表皮幹細胞………………… 125, 127
表皮ケラチノサイト……………… 68
表皮細胞…………………………… 96
表皮神経終末……………………… 36
表皮バリア………………………… 133
平爪………………………………… 16
品質管理法………………………… 140
ブイタマー®………………………… 204
フィラグリン…… 10, 32, 36, 89, 90
フェノタイプ……………………… 159
プラコード………………………… 145
プラコード形成…………………… 146
フレシェ距離……………………… **194**
プレバイオティクス……………… 43
プロバイオティクス……………… 42
プロフィラグリン………………… 32
分裂不均一性……………………… 124
ペプチド製剤……………………… 206
ヘルマンスキー・パドラック症候群
……………………………………… 48
変異シグネチャー解析…………… **110**
膨疹形状…………………………… 176
膨疹の形…………………………… 178
膨疹の消滅………………………… 179
膨疹の発症………………………… 178
保湿剤……………………………… 42
母斑………………………………… **181**
母斑症……………………………… 182

ま〜も

マイクロバイオーム……………… 11
マイトファジー…………………… **33**
マウス……………………… 18, 20

マスト細胞………………… 178, 179
末梢循環障害……………………… 101
マルチオミクス解析……………… **135**
慢性炎症…………………………… 134
慢性蕁麻疹………………………… 180
ミクロフィブリル………………… 53
水チャネル AQP5………………… 74
メカノセラピー…………… 86, 87
メカノバイオロジー…… 86, 131
メチル化異常……………………… 186
メトリック学習…………………… **192**
メバロン酸経路…………………… 183
メラニン…………………………… 45
メラニンキャップ………………… 45
メラニン合成酵素………………… 47
メラノーマ………………………… 109
メラノコア………………………… 49
メラノサイト……… 16, 45, 134
メラノソーム……………………… 45
免疫の抑制反応…………………… 179
免疫抑制薬………………………… 102
免疫老化…………………………… 134
網状層……………………………… 10
毛乳頭……………………………… 145
毛包………………………… 15, 144
毛包幹細胞………………………… 129
毛包間表皮幹細胞………………… 129
モザイク疾患……………………… 182

や〜よ

有棘細胞がん……………………… 108
有棘層……………………………… 9

ら〜ろ

ライブイメージング………… 32, 148
らせん腺腫………………………… 111
ラパマイシン……………………… 141
ランゲルハンス細胞…… 35, 134, 167
力学的刺激………………………… 83
リシルオキシダーゼ……………… 54
リソソーム関連オルガネラ……… **45**
リピート…………………………… 156
リポカリン2……………………… 81
鱗屑………………………………… 64
リンチ症候群……………………… 187
リンパ管…………………………… 168
リンパ上皮 Kazal 型関連阻害因子
……………………………………… 35
類人猿……………………… **15**, 17
冷却能……………………… 16, 19
霊長類……………………… **16**, 17, 22
老化………………………… 123, 133
老化細胞…………………………… **134**

欧 文

A〜C

AD（atopic dermatitis）………… 38
AFF1……………………………… 152
AGEs……………………………… 136
agr（accessory gene regulator）… 40
Agr-QS システム………………… **40**
AI…………………………………… 143
AI診断支援システム…………… **191**
AJ（adherens-junction）………… 73
All Japan………………………… 191
annexin A1……………………… 115
annotation……………………… **193**
ANO1……………………………… 70
ape………………………………… **15**
β-アラニン……………………… 79
bi-stability……………………… **175**
Blaschko 線……………………… 183
Blau 症候群……………………… 120
BLOC……………………………… 48
BRIDGE 事業…… 189, 190, 194
CAGE シークエンス…………… 154
CAPS……………………… 119, 120, 122
CAR-T…………………………… 103
CAR-T 細胞療法………… 103, **104**
CCDC80………………………… 154
CD207…………………………… 152
CGAN（conditional generative
adversarial network）……… **193**
collagen XVII…………………… 131
CoNS（coagulase negative
Staphylococcus）…………… 39
CNN……………………………… **191**
Cutibacterium（旧 Propionibacterium）
acnes…………………………… 39
cutis laxa………………………… 54
CXCL12………………………… 199

D〜H

δ-toxin…………………………… 40
Deep Ackerman Project……… 191
deep learning…………………… **192**
DIRA……………………………… 122
Dlx1……………………………… **125**
dysbiosis………………………… 38
ECM（extracellular matrix）… **145**
EGR2……………………………… 152
EndoMT………………………… **105**
endotype………………………… **176**
engrailed1……………………… 21, 23
FDFT1…………………………… 183
Fibulin-4………………………… 54
Fibulin-5………………………… 53

索引

FID (fréchet inception distance) ········· **194**
FLG ································· 152
FPR1 (formyl peptide receptor 1) ······· **115**
granulysin ························· 115
Green 型自家培養表皮シート ··· **139**
GRP ······························· 77
Heritability ······················· 151
HMGB1 (high mobility group box 1) ························· 197

I〜L

ICD-10/ICD-11 ··············· **190**
IKSHD 症候群 ··················· 65
IL-13 ····················· 82, 153
IL-13 阻害薬 ··················· 204
IL-17 ··················· 39, 41, 95
IL-17 阻害薬 ··················· 206
IL18R1 ························· 154
IL18RAP ························· 154
IL-23 ··························· 95
IL-23 阻害薬 ··················· 206
IL-31 ··························· 80
IL-31 受容体 A 標的薬 ········· 204
IL31RA ·························· 80
IL-4 ···························· 82
IL-4/13 受容体 ·················· 82
IL-6 ························· 81, 103
ILC2 ···························· 91
Infinium Methylation EPIC array ························· 185
Intensity theory ················· 77
iSALT ··························· 28
ISQMR 症候群 ··················· 65
JAK ····························· 81
JAK 阻害薬 ····················· 204
JAK/STAT［系］ ········· **116**,136
JAK-STAT パスウェイ ········· 152
KID 症候群 ····················· 111
KLF6 ··························· 135
KLK ····························· 35
LCN2 ···························· 81
LEKTI ··························· 35
LOH (loss of heterozygosity) ··· 183
LOX ····························· 54
LRRC32 ························· 152
LTBP-4 ························· 54

M・N

Marfan 症候群 ··················· 53
Mas 関連 G タンパク質共役型受容体 ·························· 77
melanophilin ···················· 49

MENTR ·························· 154
monkey ························· **16**
MRGPRA3 ···················· 77, 80
MRGPRC11 ····················· 80
MRGPRD ···················· 78, 79
mTORC1 ························ 141
Myd88 ························· 122
myosin-Va ······················ 49
neural fold ······················ 199
NF-κB ·························· 130
NK T 細胞 ······················· 152
NLR 遺伝子 ····················· **119**
NLRP10 ························ 153
NLRP3 ························· 119
NMB ····························· 79
NMB 受容体 ···················· 80
NO ····························· 130
NP1 神経 ························ 79
NP2 神経 ························ 80
NP3 神経 ························ 80
NPPB ························· 77, 80
NPPB 受容体 ···················· 80
NPRA ························· 77, 80
NPTX2 (neuronal pentraxin 2) ··· 81
NSDD ····················· 189, 190

O〜R

omics ························· **158**
P2X3 受容体 ····················· 80
Pattern theory ··················· 77
PDE4 阻害薬 ················ 204, 206
PDGFRα (platelet-derived growth factor receptor alpha) ········· 199
pH ····························· 33
Piezo1 ························· 131
PIEZO2 ························· 80
PMEL ···························· 46
primate ························· **16**
PSMα ···························· 41
Ptx3 ··························· 131
pyroptosis ····················· **121**
QS (quorum sensing) システム··· 40
RAB ····························· 48
RAB27A ························· 49
resident memory T 細胞 (T_RM) ··· **95**
rete ridge ······················· 16
RIP3 ··························· 116
RNA シークエンス ··············· 161
ROC 曲線 (receiver operating characteristic curve) ········· **193**
ROS ···························· **130**

S

SASPase ························· 34

scRNA seq ····················· **129**
SDF-1 ·························· 199
Selectivity (Population coding) theory ························· 77
SHG (second harmonic generation) ························· 170
SIRT1 ·························· 130
SJS (Stevens-Johnson 症候群) ························· 113, 193
Slc1a3 ························· **125**
SNARE ··························· 48
Specificity (Labeled line) theory ························· 77
SspA ···························· 41
Staphylococcus aureus ············· 38
Staphylococcus epidermidis ······· 39
STAT3 ··························· 81
stiff skin syndrome ·············· 53

T

T 細胞 ······················· 96, 168
TEN (toxic epidermal necrolysis) ························· 113, 193
Th1 ··························· 152
Th2 ··························· 152
Th2 炎症 ························ 41
Th2 細胞 ························ 90
Thermal Gradient Ring ········· 71
TJ (tight-junction) ·············· 73
TLS (tertiary lymphoid structure) ························· 28, 29, 30
TMEM79 ························ 71
TNF-α 阻害薬 ··················· 206
transfer learning ··············· **193**
TRP チャネル ··············· 69, 141
TRPA1 ························· 69, 70
TRPC5 ························· 69
TRPM2 ························· 70
TRPM3 ························· 69
TRPM8 ························· 69
TRPV1 ······················· 69, 77
TRPV3 ························· 70
TRPV4 ························· 70
Turing パターン形成 ··········· 175
Tyk2 阻害薬 ··················· 206

U〜Z

UPD ···························· 185
UV-photo Net ·················· 193
V8 プロテアーゼ ················· 41
vasculature niche··············· 129
VEDOSS ························ 105
Z 形成術···························· 85

執筆者一覧

●編　集

椛島健治　　京都大学大学院医学研究科皮膚科学

●執　筆（五十音順）

阿部理一郎　新潟大学大学院医歯学総合研究科分子細胞医学専攻細胞機能講座皮膚科学分野

天谷雅行　　理化学研究所生命医科学研究センター皮膚恒常性研究チーム／慶應義塾大学医学部皮膚科学教室

李　聖林　　京都大学高等研究院／京都大学大学院医学研究科

石田雄大　　ウェルカム サンガー研究所／京都大学皮膚科

一條　遼　　京都大学医生物学研究所生命システム研究部門組織恒常性システム分野

岩田　萌　　名古屋市立大学なごや先端研究開発センター温度生物学研究室

植木瑶子　　京都大学大学院医学研究科皮膚科学

上田敬博　　鳥取大学医学部附属病院高度救命救急センター

江川形平　　鹿児島大学大学院医歯学総合研究科皮膚科学

大塚篤司　　近畿大学医学部皮膚科学教室

小川　令　　日本医科大学形成外科

椛島健治　　京都大学大学院医学研究科皮膚科学

川崎　洋　　慶應義塾大学医学部皮膚科学教室／理化学研究所生命医科学研究センター免疫器官形成研究チーム

神戸直智　　京都大学大学院医学研究科皮膚科学／京都大学医学部附属病院アレルギーセンター

木原章雄　　北海道大学大学院薬学研究院生化学研究室

久保亮治　　神戸大学大学院医学研究科内科系講座皮膚科学分野／慶應義塾大学医学部皮膚科学教室

桑名正隆　　日本医科大学大学院医学研究科アレルギー膠原病内科学分野

齋藤苑子　　慶應義塾大学医学部皮膚科学教室

佐田亜衣子　九州大学生体防御医学研究所

志藤光介　　東北大学大学院医学系研究科／青葉通り一番町形成外科皮ふ科

高橋健造　　琉球大学大学院医学研究科皮膚科学講座

玉井克人　　大阪大学大学院医学系研究科再生誘導医学寄附講座

玉井昌和　　大阪大学大学院医学系研究科皮膚科学教室

津田　誠　　九州大学大学院薬学研究院薬理学分野

寺尾知可史　理化学研究所生命医科学研究センターゲノム解析応用研究チーム／静岡県立総合病院臨床研究部／静岡県立大学薬学部ゲノム病態解析講座

富永真琴　　名古屋市立大学なごや先端研究開発センター温度生物学研究室

豊島文子　　東京科学大学総合研究院難治疾患研究所恒常性医学分野

中島沙恵子　京都大学大学院医学研究科炎症性皮膚疾患創薬講座

中溝　聡　　京都大学大学院医学研究科皮膚科学講座

中邨智之　　関西医科大学医学部薬理学講座

難波大輔　　鳥取大学医学部再生医療学分野

長谷川瑛人　新潟大学大学院医歯学総合研究科分子細胞医学専攻細胞機能講座皮膚科学分野

長谷川達也　資生堂グローバルイノベーションセンター

福田桂太郎　理化学研究所生命医科学研究センター皮膚恒常性研究チーム／慶應義塾大学医学部皮膚科学教室

福田光則　　東北大学大学院生命科学研究科膜輸送機構解析分野

藤澤康弘　　愛媛大学大学院医学系研究科

藤本　学　　大阪大学大学院医学系研究科

藤原裕展　　理化学研究所生命機能科学研究センター細胞外環境研究チーム／大阪大学大学院医学系研究科医学専攻発生・再生医学

本田哲也　　浜松医科大学皮膚科学講座

待田大輝　　理化学研究所生命機能科学研究センター細胞外環境研究チーム／大阪大学大学院医学系研究科医学専攻発生・再生医学

松岡悠美　　大阪大学免疫学フロンティア研究センター皮膚アレルギー生体防御学

松田智子　　京都大学大学院医学研究科皮膚科学

栁田のぞみ　慶應義塾大学医学部皮膚科学教室

渡邉　玲　　順天堂大学医学部皮膚科

◆ 編者プロフィール

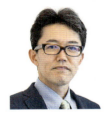

椛島健治（かばしま　けんじ）

1996年に京都大学医学部を卒業し，その後，米国海軍横須賀病院，京都大学（今村貞夫，宮地良樹，成宮周教授），ワシントン大学，UCSF（Jason Cyster教授），産業医科大学（戸倉新樹教授）などで研鑽を積む．アトピー性皮膚炎などの炎症性皮膚疾患の病態解明と創薬応用を中心とする皮膚免疫学の分野に従事．医学の領域を越えて，マラソン（自己ベスト2時間54分38秒）やトレイルランニング（UTMB完走），ゴルフなどが趣味．

実験医学　Vol.43 No.7（増刊）

生体内外をつなぐ動的な臓器　皮膚
健康と疾患のサイエンス

免疫・代謝・バリアの恒常性から個々の病態と老化を理解し，最適な治療へ

編集／椛島健治

実験医学 増刊

Vol. 43　No. 7　2025〔通巻755号〕
2025年5月1日発行　第43巻　第7号
ISBN978-4-7531-0426-5
定価6,160円（本体5,600円＋税10％）［送料実費別途］
年間購読料
　定価30,360円（本体27,600円＋税10％）
　　［通常号12冊，送料弊社負担］
　定価79,640円（本体72,400円＋税10％）
　　［通常号12冊，増刊8冊，送料弊社負担］
　※海外からのご購読は送料実費となります
　※価格に改定される場合があります

© YODOSHA CO., LTD. 2025
Printed in Japan

発行人	一戸敦子
発行所	株式会社　羊　土　社 〒101-0052 東京都千代田区神田小川町2-5-1 TEL　03（5282）1211 FAX　03（5282）1212 E-mail　eigyo@yodosha.co.jp URL　www.yodosha.co.jp/
印刷所	三美印刷株式会社
広告取扱	株式会社　エー・イー企画 TEL　03（3230）2744（代） URL　http://www.aeplan.co.jp/

本誌に掲載する著作物の複製権・上映権・譲渡権・公衆送信権（送信可能化権を含む）は（株）羊土社が保有します．
本誌を無断で複製する行為（コピー，スキャン，デジタルデータ化など）は，著作権法上での限られた例外（「私的使用のための複製」など）を除き禁じられています．研究活動，診療を含み業務上使用する目的で上記の行為を行うことは大学，病院，企業などにおける内部的な利用であっても，私的使用には該当せず，違法です．また私的使用のためであっても，代行業者等の第三者に依頼して上記の行為を行うことは違法となります．

JCOPY ＜（社）出版者著作権管理機構　委託出版物＞
本誌の無断複写は著作権法上での例外を除き禁じられています．複写される場合は，そのつど事前に，（社）出版者著作権管理機構（TEL 03-5244-5088，FAX 03-5244-5089，e-mail：info@jcopy.or.jp）の許諾を得てください．

乱丁，落丁，印刷の不具合はお取り替えいたします．小社までご連絡ください．

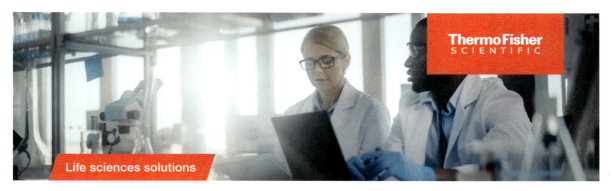

Life sciences solutions

ヘルスケアの未来を創る：
遺伝子解析の最前線セミナー

現代のライフサイエンス研究は、私たちの理解を深め、革新的な技術を生み出す原動力となっています。本セミナーでは、ライフサイエンスの基礎研究と産業応用の橋渡しに貢献するための最新の知見や実践的なアプローチをご紹介いたします。

あぶら取りフィルム1枚を用いた皮脂RNAモニタリング® 技術
〜Ion Ampliseq Transcriptomeによる網羅的遺伝子発現解析〜

花王株式会社
スキンケア研究所　室長　ライフケア事業開発部　主席開発員
井上　高良　様

花王株式会社では皮脂中にヒトに由来するmRNAが存在することを発見し、約10,000種のmRNAを網羅的に分析する独自の皮脂RNAモニタリング® 技術を構築しました。本技術は、あぶらとりフィルム1枚で顔の皮脂を拭き取るだけでサンプリングが完了するという、採取の簡便性と非侵襲性が特徴です。皮脂RNAモニタリング技術を活用し、アトピー性皮膚炎などの皮膚疾患やパーキンソン病などの神経変性疾患の特徴を分子レベルで解析することが可能となっています。

Ion AmpliSeq Transcriptomeを用いた遺伝子発現解析

サーモフィッシャーサイエンティフィック　ライフテクノロジーズジャパン株式会社
テクニカルサポート
藤田　智也

次世代シーケンサを用いた遺伝子発現解析は生体内の情報を網羅的に観測できる強力な手法ですが、サンプルの質によっては良好な結果が得られないといった課題や、解析にバイオインフォマティクスの知識を要することが参入の障壁となっています。
今回はこれらの問題を克服したIon AmpliSeq™ Transcriptome Human Gene Expression Kitについてご紹介いたします。

開催概要
開催方式：オンデマンド配信

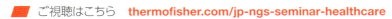

ご視聴はこちら　thermofisher.com/jp-ngs-seminar-healthcare

© 2024 Thermo Fisher Scientific Inc. All rights reserved.
皮脂RNAモニタリングは、花王株式会社の登録商標です。
実際の価格は、弊社販売代理店までお問い合わせください。
価格、製品の仕様、外観、記載内容は予告なしに変更する場合がありますのであらかじめご了承ください。
標準販売条件はこちらをご覧ください。thermofisher.com/jp-tc　CSD500-A2501OB

サーモフィッシャーサイエンティフィック
ライフテクノロジーズジャパン株式会社

お問い合わせはこちら　thermofisher.com/contact

RWD
レーザースペックルコントラストイメージングシステム
RFLSI ZW/HR

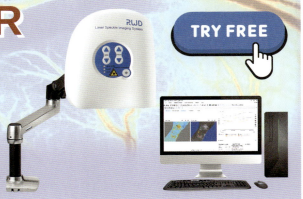

RFLSIは、非接触で組織の血流をリアルタイムに画像化できる装置です。レーザー光を組織に照射し、スペックルパターンの変化を解析することで血流を画像化し、定量的に示します。

RFLSIは、オートフォーカス機能とズーム機能を備え、血流をリアルタイムで高解像度に画像化します（最大フレームレート100 fps）

安全面に配慮された設計で、皮膚の炎症や血管疾患、血行促進効果などの評価を生体で行うことが可能になります。

■アプリケーション例

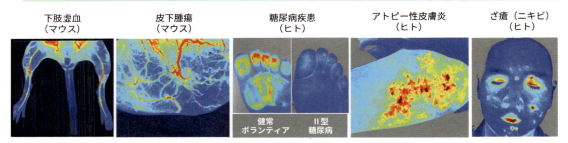

下肢虚血（マウス） / 皮下腫瘍（マウス） / 糖尿病疾患（ヒト） / アトピー性皮膚炎（ヒト） / ざ瘡（ニキビ）（ヒト）

■スペック比較

機種	RFLSI ZW	RFLSI HR (ZWへのアップグレード可)
ピクセル分解能（最大）	3.9μm	
視野サイズ（cm）	0.57 × 0.75 - 22.5 × 30	0.57 × 0.75 – 3.8 × 5.0
ワーキングディスタンス	10 – 40 cm	10 – 25 cm
最大フレームレート	100 fps	50 fps
ズーム	10 x	3 x

製品の詳細HPはこちら

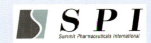

住商ファーマインターナショナル株式会社
研究推進部 バイオサイエンスグループ
TEL：03-5220-1520
E-Mail：biosupport@summitpharma.co.jp